21 世纪特殊教育创新教材

主编单位

华东师范大学学前与特殊教育学院

南京特殊教育师范学院

华中师范大学教育科学学院

陕西师范大学教育学院

总主编：方俊明

副主编：杜晓新　雷江华　周念丽

学术委员会

主　任：方俊明

副主任：杨广学　孟万金

委　员：方俊明　杨广学　孟万金　邓　猛　杜晓新　赵　微
　　　　刘春玲

编辑委员会

主　任：方俊明

副主任：丁　勇　汪海萍　邓　猛　赵　微

委　员：方俊明　张　婷　赵汤琪　雷江华　邓　猛　朱宗顺
　　　　杜晓新　任颂羔　蒋建荣　胡世红　贺荟中　刘春玲
　　　　赵　微　周念丽　李闻戈　苏雪云　张　旭　李　芳
　　　　李　丹　孙　霞　杨广学　王　辉　王和平

21 世纪特殊教育创新教材·理论与基础系列

主编：杜晓新　　　　　　审稿人：杨广学　孟万金

- 特殊教育的哲学基础(华东师范大学：方俊明)
- 特殊教育的医学基础(南京特殊教育师范学院：张婷、赵汤琪)
- 融合教育导论(华中师范大学：雷江华)
- 特殊教育学(雷江华、方俊明)
- 特殊儿童心理学(方俊明、雷江华)
- 特殊教育史(浙江师范大学：朱宗顺)
- 特殊教育研究方法(华东师范大学：杜晓新、宋永宁)
- 特殊教育发展模式(纽约市教育局：任颂羔)

21 世纪特殊教育创新教材· 发展与教育系列

主编：雷江华　　　　　　审稿人：邓　猛　刘春玲

- 视觉障碍儿童的发展与教育(华中师范大学：邓猛)
- 听觉障碍儿童的发展与教育(华东师范大学：贺荟中)
- 智力障碍儿童的发展与教育(华东师范大学：刘春玲)
- 学习困难儿童的发展与教育(陕西师范大学：赵微)
- 自闭症谱系障碍儿童的发展与教育(华东师范大学：周念丽)
- 情绪与行为障碍儿童的发展与教育(华南师范大学：李闻戈)
- 超常儿童的发展与教育(华东师范大学：苏雪云;北京联合大学：张旭)

21 世纪特殊教育创新教材·康复与训练系列

主编：周念丽　　　　　　审稿人：方俊明　赵　微

- 特殊儿童应用行为分析(天津体育学院：李芳;武汉麟洁健康咨询中心：李丹)
- 特殊儿童的游戏治疗(华东师范大学：周念丽)
- 特殊儿童的美术治疗(南京特殊教育师范学院：孙霞)
- 特殊儿童的音乐治疗(南京特殊教育师范学院：胡世红)
- 特殊儿童的心理治疗(华东师范大学：杨广学)
- 特殊教育的辅具与康复(南京特殊教育师范学院：蒋建荣、王辉)
- 特殊儿童的感觉统合训练(华东师范大学：王和平)

21世纪特殊教育创新教材·康复与训练系列

特殊儿童的游戏治疗

周念丽 著

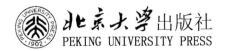

北京大学出版社
PEKING UNIVERSITY PRESS

图书在版编目(CIP)数据

特殊儿童的游戏治疗/周念丽著.—北京： 北京大学出版社，2011.11
(21世纪特殊教育创新教材·康复与训练系列)
ISBN 978-7-301-19647-2

Ⅰ.①特… Ⅱ.①周… Ⅲ.①特殊教育—儿童—游戏—精神疗法—高等学校—教材 Ⅳ.①G76
②R749.055

中国版本图书馆 CIP 数据核字（2011）第 225367 号

书　　　　名	特殊儿童的游戏治疗
	TESHU ERTONG DE YOUXI ZHILIAO
著作责任者	周念丽　著
丛 书 策 划	周雁翎
责 任 编 辑	李淑方
标 准 书 号	ISBN 978-7-301-19647-2
出 版 发 行	北京大学出版社
地　　　　址	北京市海淀区成府路 205 号　　100871
网　　　　址	http://www.pup.cn　　新浪微博:@北京大学出版社
微信公众号	通识书苑（微信号：sartspku）　科学元典（微信号：kexueyuandian）
电 子 邮 箱	编辑部 jyzx@pup.cn　总编室 zpup@pup.cn
电　　　　话	邮购部 010-62752015　发行部 010-62750672　编辑部 010-62767857
印 刷 者	三河市北燕印装有限公司
经 销 者	新华书店
	787 毫米×1092 毫米　16 开本　12.5 印张　250 千字
	2011 年 11 月第 1 版　2024 年 12 月第 11 次印刷
定　　　　价	42.00 元

顾明远序

去年国家颁布的《国家中长期教育改革和发展规划纲要(2010—2020年)》专门辟一章特殊教育,提出:"全社会要关心支持特殊教育"。这里的特殊教育主要是指"促进残疾人全面发展、帮助残疾人更好地融入社会"的教育。当然,广义的特殊教育还包括超常儿童与问题儿童的教育。但毕竟残疾人更需要受到全社会的关爱和关注。

发展特殊教育(这里专指残疾人教育),首先要对特殊教育有一个认识。所谓特殊教育的特殊,是指这部分受教育者在生理上或者心理上有某种缺陷,阻碍着他的发展。特殊教育就是要帮助他排除阻碍他发展的障碍,使他得到与普通人一样的发展。残疾人并非所有智能都丧失,只是丧失一部分器官的功能。通过教育我们可以帮助他弥补缺陷,或者使他的损伤的器官功能得到部分的恢复,或者培养其他器官的功能来弥补某种器官功能的不足。因此,特殊教育的目的与普通教育的目的是一样的,就是要促进儿童身心健康的发展,只是他们需要更多的爱护和帮助。

至于超常儿童教育则又是另一种特殊教育。超常儿童更应该在普通教育中发现和培养,不能简单地过早地确定哪个儿童是超常的。不能完全相信智力测验。这方面我没有什么经验,只是想说,现在许多家长都认为自己的孩子是天才,从小就超常地培养,结果弄巧成拙,拔苗助长,反而害了孩子。

在特殊教育中倒是要重视自闭症儿童。我国特殊教育更多的是关注伤残儿童,对于自闭症儿童认识不足、关心不够。其实他们非常需要采取特殊的方法来矫正自闭症,否则他们长大以后很难融入社会。自闭症不是完全可以治愈的。但早期的鉴别和干预对他们日后的发展很有帮助。国外很关注这些儿童,也有许多经验,值得我们借鉴。

我在改革开放以后就特别感到特殊教育的重要。早在1979年我担任北京师范大学教育系主任时就筹办了我国第一个特殊教育专业,举办了第一次特殊教育国际会议。但是我个人的专业不是特殊教育,因此只能说是一位门外的倡导者,却不是专家,说不出什么道理来。

方俊明教授是改革开放后早期的心理学家,后来专门从事特殊教育二十多年,对特殊教育有深入的研究。在我国大力提倡发展特殊教育之今天,组织五十多位专家编纂这套"21世纪特殊教育创新教材"丛书,真是恰逢其时,是灌浇特殊教育的及时雨,值得高兴。方俊明教授要我为丛书写几句话,是为序。

中国教育学会理事长

北京师范大学副校长

2011年4月5日于北京求是书屋

沈晓明序

由于专业背景的关系,我长期以来对特殊教育高度关注。在担任上海市教委主任和分管教育卫生的副市长后,我积极倡导"医教结合",希望通过多学科、多部门精诚合作,全面提升特殊教育的教育教学水平与康复水平。在各方的共同努力下,上海的特殊教育在近年来取得了长足的发展。特殊教育的办学条件不断优化,特殊教育对象的分层不断细化,特殊教育的覆盖面不断扩大,有特殊需要儿童的入学率达到上海历史上的最高水平,特殊教育发展的各项指标均位于全国特殊教育前列。本市中长期教育改革和发展规划纲要,更是把特殊教育列为一项重点任务,提出要让有特殊需要的学生在理解和关爱中成长。

上海特殊教育的成绩来自于各界人士的关心支持,更来自于教育界的辛勤付出。"21世纪特殊教育创新教材"便是华东师范大学领衔,联合四所大学,共同献给中国特殊教育界的一份丰厚的精神礼物。该丛书全篇近600万字,凝聚中国特殊教育界老中青50多名专家三年多的心血,体现出作者们潜心研究、通力合作的精神与建设和谐社会的责任感。丛书22本从理论与基础、发展与教育、康复与训练三个系列,全方位、多层次地展现了信息化时代特殊教育发展的理念、基本原理和操作方法。本套丛书选题新颖、结构严谨,拓展了特殊教育的研究范畴,从多学科的角度更新特殊教育的研究范式,让人读后受益良多。

发展特殊教育事业是党和政府坚持以人为本、弘扬人道主义精神和保障人权的重要举措,是促进残障人士全面发展和实现"平等、参与、共享"目标的有效途径。《国家中长期教育改革和发展规划纲要(2010—2020年)》明确提

1

出,要关心和支持特殊教育,要完善特殊教育体系,要健全特殊教育保障机制。我相信,随着我国经济的发展,教育投入的增加,我国特殊教育的专业队伍会越来越壮大,科研水平会不断地提高,特殊教育的明天将更加灿烂。

沈晓明

上海交通大学医学院教授、博士生导师

世界卫生组织新生儿保健合作中心主任

上海市副市长

2011 年 3 月

丛书总序

特殊教育是面向残疾人和其他有特殊教育需要人群的教育,是国民教育体系的重要组成部分。特殊教育的发展,关系到实现教育公平和保障残疾人受教育的权利。改革和发展我国的特殊教育是全面建设小康社会、促进社会稳定与和谐的一项急迫任务,需要全社会的关心与支持,并不断提升学科水平。

半个多世纪以来,由于教育民主思想的渗透以及国际社会的关注,特殊教育已成为世界上发展最快的教育领域之一,它在一定程度上也综合反映出一个国家或地区的政治、经济、文化和国民素质的综合水平,成为衡量社会文明进步程度的重要标志。改革开放30多年以来,在党和政府的关心下,我国的特殊教育也得到了前所未有的大发展,进入了我国历史上最好的发展时期。在"医教结合"基础上发展起来的早期教育、随班就读和融合教育正在推广和深化,特殊职业教育和高等教育也有较快的发展,这些都标志着我国特殊教育的发展进入了一个全球化、信息化的时代。

但是,作为一个发展中国家,由于起点低、人口多、各地区发展不均衡,我国特殊教育的整体发展水平与世界上特殊教育比较发达的国家和地区相比,还有一定的差距,存在一些亟待解决的主要问题。例如:如何从狭义的仅以视力、听力和智力障碍等残疾儿童为主要服务对象的特殊教育逐步转向包括各种行为问题儿童和超常儿童在内的广义的特殊教育;如何通过强有力的特教专项立法来保障特殊儿童接受义务教育的权利,进一步明确各级政府、儿童家长和教育机构的责任,使经费投入、鉴定评估等得到专项法律法规的约束;如何加强对"随班就读"的支持,使融合教育的理念能被普通教育接受并得到充分体现;如何加强对特教师资和相关的专业人员的培养和训练;如何通过跨学科的合作加强相关的基础研究和应用研究,较快地改变目前研究力量薄弱、学科发展和专业人员整体发展水平偏低的状况。

为了迎接当代特殊教育发展的挑战和尽快缩短与发达国家的差距,三年前,我们在北京大学出版社出版意向的鼓舞下,成立了"21世纪特殊教育创新教材"的丛书编辑委员会和学术委员会,集中了国内特殊教育界具有一定教学、科研能力的高级职称或具有本专业博士学位的专业人员50多人共同编写了这套丛书,以期联系我国实际,全面地介绍和深入地探讨当代特殊教育的发展理念、基本原理和操作方法。丛书分为三个系列,共22本,其中有个人完成的专著,还有多人完成的编著,共约600万字。

理论与基础系列

本系列着重探讨特殊教育的理论与基础。讨论特殊教育的存在和思维的关系,特殊教育的学科性质和任务,特殊教育学与医学、心理学、教育学、教学论等相邻学科的密切关系,力求反映出现代思维方法、相邻学科的发展水平以及融合教育的思想对现代特教发展的影响。本系列特别注重从历史、现实和研究方法的演变等不同角度来探讨当代特殊教育的特点和发展趋势。本系列由以下 8 种组成：

《特殊教育的哲学基础》《特殊教育的医学基础》《融合教育导论》《特殊教育学》《特殊儿童心理学》《特殊教育史》《特殊教育研究方法》《特殊教育发展模式》。

发展与教育系列

本系列从广义上的特殊教育对象出发，密切联系日常学前教育、学校教育、家庭教育、职业教育和高等教育的实际，对不同类型特殊儿童的发展与教育问题进行了分册论述。着重阐述不同类型儿童的概念、人口比率、身心特征、鉴定评估、课程设置、教育与教学方法等方面的问题。本系列由以下 7 种组成：

《视觉障碍儿童的发展与教育》《听觉障碍儿童的发展与教育》《智力障碍儿童的发展与教育》《学习困难儿童的发展与教育》《自闭症谱系障碍儿童的发展与教育》《情绪与行为障碍儿童的发展与教育》《超常儿童的发展与教育》。

康复与训练系列

本系列旨在体现"医教结合"的原则，结合中外的各类特殊儿童，尤其是有比较严重的身心发展障碍儿童的治疗、康复和训练的实际案例，系统地介绍了当代对特殊教育中早期鉴别、干预、康复、咨询、治疗、训练教育的原理和方法。本系列偏重于实际操作和应用，由以下 7 种组成：

《特殊儿童应用行为分析》《特殊儿童的游戏治疗》《特殊儿童的美术治疗》《特殊儿童的音乐治疗》《特殊儿童的心理治疗》《特殊教育的辅具与康复》《特殊儿童的感觉统合训练》。

"21 世纪特殊教育创新教材"是目前国内学术界有关特殊教育问题覆盖面最广、内容较丰富、整体功能较强的一套专业丛书。在特殊教育的理论和实践方面，本套丛书比较全面和深刻地反映出了近几十年来特殊教育和相关学科的成果。一方面大量参考了国外和港台地区有关当代特殊教育发展的研究资料；另一方面总结了我国近几十年来，尤其是建立了特殊教育专业硕士、博士点之后的一些交叉学科的实证研究成果，涉及 5000 多种中英文的参考文献。本套丛书力求贯彻理论和实际相结合的精神，在反映国际上有关特殊教育的前沿研究的同时，也密切结合了我国社会文化的历史和现实，将特殊教育的基本理论、基础理论、儿童发展和实际的教育、教学、咨询、干预、治疗和康复等融为一体，为建立一个具有前瞻性、符合科学发展观，具有中国历史文化特色的特殊教育的学科体系奠定基础。本套丛书在全面介绍和深入探讨当代特殊教育的原理和方法的同时，力求阐明如下几个主要学术观点：

1. 人是生物遗传和"文化遗传"两者结合的产物。生物遗传只是使人变成了生命活体和奠定了形成自我意识的生物基础；"文化遗传"才可能使人真正成为社会的人、高尚的人、成为"万物之灵"，而教育便是实现"文化遗传"的必由之路。特殊教育作为一个联系社会学科和自然学科、理论学科和应用学科的"桥梁学科"，应该集中地反映教育在人的种系发展和个体发展中所发挥的巨大作用。

2. 当代特殊教育的发展是全球化、信息化教育观念的体现，它有力地展现了人类社会发展过程中物质文明与精神文明之间发展的同步性。马克思主义很早就提出了两种生产力的概念，即生活物资的生产和人自身的繁衍。伴随生产力的提高和社会的发展，人类应该有更多的精力和能力来关注自身的繁衍和一系列发展问题，这些问题一方面是通过基因工程来防治和减少疾病,实行科学的优生优育,另一方面是通过优化家庭教育、学校教育和社会教育的环境,来最大限度地增加教育在发挥个体潜能和维护社会安定团结与文明进步等方面的整体功能。

3.人类由于科学技术的发展、生产能力的提高,已经开始逐步地摆脱了对单纯性、缓慢性的生物进化的依赖,摆脱了因生活必需的物质产品的匮乏和人口繁衍的无度性所造成"弱肉强食"型的生存竞争。人类应该开始积极主动地在物质实体、生命活体、社会成员的大系统中调整自己的位置,更加注重作为一个平等的社会成员在促进人类的科学、民主和进步过程中所应该承担的责任和义务。

4.特殊教育的发展,尤其是融合教育思想的形成和传播,对整个教育理念、价值观念、教育内容、学习方法和教师教育等问题,提出了全面的挑战。迎接这一挑战的方法只能是充分体现时代精神,在科学发展观的指导下开展深度的教育改革。当代特殊教育的重心不再是消极地过分地局限于单纯的对生理缺陷的补偿,而是在一定补偿的基础上,积极地努力发展有特殊需要儿童的潜能。无论是特殊教育还是普通教育都应该强调培养受教育者积极乐观的人生态度和做人的责任,使其为促进人类社会的进步最大限度地发挥自身的潜能。

5.当代特殊教育的发展,对未来的教师和教育管理者、相关的专业人员的学识、能力和人格提出了更高的要求。未来的教师和教育管理者、相关的专业人员不仅要做到在教学相长中不断地更新自己的知识,还要具备从事普通教育和特殊教育的能力,具备新时代的人格魅力,从勤奋、好学、与人为善和热爱学生的行为中,自然地展示出对人类未来的美好憧憬和追求。

6.从历史上来看,东西方之间思维方式和文化底蕴方面的差异,导致对残疾人的态度和特殊教育的理念是大不相同的。西方文化更注重逻辑、理性和实证,从对特殊人群的漠视、抛弃到专项立法和依法治教,从提倡融合教育到专业人才的培养,从支持系统的建立到相关学科的研究,思路是清晰的,但执行是缺乏弹性的,综合效果也不十分理想,过度地依赖法律底线甚至给某些缺乏自制力和公益心的人提供了法律庇护下的利己方便。东方哲学特别重视人的内心感受、人与自然和人与人之间的协调,以及社会的平衡与稳定,但由于封建社会落后的生产力水平和封建专制,特殊教育长期停留在"同情""施舍""恩赐""点缀""粉饰太平"的水平,缺乏强有力的稳定的实际支持系统。因此,如何通过中西合璧,结合本国的实际来发展我国的特殊教育,是一个需要深入研究的问题。

7.当代特殊教育的发展是高科技和远古人文精神的有机结合。与普通教育相比,特殊教育只有200多年的历史,但近半个世纪以来,世界特殊教育发展的广度和深度都令人吃惊。教育理念不断更新,从"关心"到"权益",从"隔离"到"融合",从"障碍补偿"到"潜能开发",从"早期干预""个别化教育"到终身教育及计算机网络教学的推广,等等,这些都充分地体现了对人本身的尊重、对个体差异的认同、对多元文化的欣赏。

本套丛书力求帮助特殊教育工作者和广大特殊儿童的家长:① 进一步认识特殊教育的本质,勇于承担自己应该承担的责任,完成特殊教育从慈善关爱型向义务权益型转化;② 进一步明确特殊教育和普通教育的目标,促进整个国民教育从精英教育向公民教育转化;③ 进一步尊重差异,发展个性,促进特殊教育从隔离教育向融合教育转型;④ 逐步实现特殊教育的专项立法,进一步促进特殊教育从号召型向依法治教的模式转变;⑤ 加强专业人员的培养,进一步促进特殊教育从低水平向高质量的转变;⑥ 加强科学研究,进一步促进特殊教育学科水平的提高。

我们希望本套丛书的出版能对落实我国中长期的教育发展规划起到积极的作用,增加人们对当代特殊教育发展状况的了解,使人们能清醒地认识到我国特殊教育发展所取得的成就、存在的差距、解决的途径和努力的方向,促进中国特殊教育的学科建设和人才培养。在教育价值上进一步体现对人的尊重、对自然的尊重;在教育目标上立足于公民教育;在教育模式上体现出对多元文化和个体差异的认同;在教育方法上本着实事求是的精神实行因材施教,充分地发挥受教育者的潜能,发展受教育者的才智与个性;在教育功能上进一步体现我国社会制度本身的优越性,促进人类的科学与民主、文明与进步。

在本套丛书编写的三年时间里,四个主编单位分别在上海、南京、武汉组织了二次有关特殊教育发展的国际论坛,使我们有机会了解世界特殊教育最新的学科发展状况。在北京大学出版社和主编单位的资助下,丛书编委会分别于 2008 年 2 月和 2009 年 3 月在南京和上海召开了两次编写工作会议,集体讨论了丛书编写的意图和大纲。为了保证丛书的质量,上海市特殊教育资源中心和华东师范大学特殊教育研究所为本套丛书的编辑出版提供了帮助。

本套丛书的三个系列之间既有内在的联系,又有相对的独立性。不同系列的著作可作为特殊教育和相关专业的教材,也可供不同层次、不同专业水平和专业需要的教育工作者以及关心特殊儿童的家长等读者阅读和参考。尽管到目前为止,"21 世纪特殊教育创新教材"可能是国内学术界有关特殊教育问题研究的内容丰富、整体功能强、在特殊教育的理论和实践方面覆盖面最广的一套丛书,但由于学科发展起点较低,编写时间仓促,作者水平有限,不尽如人意之处甚多,寄望更年轻的学者能有机会在本套丛书今后的修订中对之逐步改进和完善。

本套丛书从策划到正式出版,始终得到北京大学出版社教育出版中心主任周雁翎和责任编辑李淑方、华东师范大学学前教育学院党委书记兼上海市特殊教育资源中心主任汪海萍、南京特殊教育师范学院院长丁勇、华中师范大学教育科学学院院长邓猛、陕西师范大学教育科学学院副院长赵微等主编单位领导和参加编写的全体同人的关心和支持,在此由衷地表示感谢。

最后,特别感谢丛书付印之前,中国教育学会理事长、北京师范大学副校长顾明远教授和上海市副市长、上海交通大学医学院教授沈晓明在百忙中为丛书写序,对如何突出残疾人的教育,如何进行"医教结合",如何贯彻《国家中长期教育改革和发展规划纲要(2010—2020 年)》等问题提出了指导性的意见,给我们极大的鼓励和鞭策。

"21 世纪特殊教育创新教材"

编写委员会

(方俊明执笔)

2011 年 3 月 12 日

前　言

当接到北京大学出版社要出一套特殊教育创新丛书,并让我负责撰写有关特殊儿童的游戏治疗一书的通知时,虽有兴奋,但更多的是不安,徘徊于能否承接任务的思虑之中。

兴奋的是终于能为特殊儿童尽绵薄之力。尽管"游戏是儿童的天职"一说已被众人达成共识,然而,在我国研究特殊儿童游戏的理论及实践的论文为数不多,关于特殊儿童游戏治疗的书籍更是遍寻不遇。在近十年的学前融合教育研究中,我深切地感受到将游戏作为对特殊儿童进行干预的手段是最直接和行之有效的。因为爱玩游戏对特殊儿童来说,同样是他们的天性使然! 更为重要的是,智力发展障碍、言语发展障碍等特殊儿童由于可将玩具作为词汇,以游戏作为语言,这样就有了打开自己心窗的机会,获取了与他人交流的途径。但是,主观感受并没有能够化成客观的文字,因为总是那么行色匆匆,就像一辆疾驶的跑车一直在赛程中,无暇回顾自己走过的路。现在,终于能够借着北京大学出版社的东风,将单纯的感受变化为有形的文字,使更多的特殊教育工作者以及特殊儿童家长能通过这样的书籍来交流和沟通,兴奋之情难以言表!

不安的是自己的专业和知识背景,似乎难以承受书写本书之重。学前教育是我的专业,通常我们都会把普通儿童作为自己的研究对象,研究特殊儿童就好像有越俎代庖之嫌。同时,由于非专攻游戏理论研究,也恐在同仁面前有"关公门前舞大刀"之感。

就在踌躇不决之时,有一个声音,穿过约两千年的时光隧道在我耳畔回响:"做一个世界公民。一个人不能只谋求自己的最高利益而不同时促使他人获得利益。使他人受益是必须的。"古罗马哲学家爱比克泰德的话语使我警醒。是的,我应当成为一个世界公民!

为能使特殊儿童以及养育和教育他们的家长及特殊教育工作者有所获益,我当努力面前、忘记背后! 三年多来,为撰写本书,从浩瀚数据堆里搜寻些许有用的信息;顶着风霜雨雪,在给特殊儿童实施游戏治疗的实践里撷取对本书有益的图像和数据。

经过反复的思考和斟酌,最后将本书的中心定位于从实际需要出发:既要满足特殊教育工作者或家长掌握游戏治疗的一般通识之需要,也要满足其能根据不同类型特殊儿童的特征而采取有的放矢游戏治疗方法的需要。因此,本书的前4章主要围绕着游戏治疗的基本概念、主要理论流派和主要的游戏治疗方法展开详尽的阐述和探讨;后3章则介绍针对智力发展障碍儿童、学习困难儿童以及自闭症谱系障碍儿童开展游戏治疗的策略和方法。

感谢丛书的总主编方俊明教授的一路指引和提携,方能在尺寸之间定下文字乾坤;感谢北京大学出版社周雁翎、李淑方老师的宽厚容忍之心,给予足够的时间让我得以几易其稿。特别感谢福建儿童发展职业学院的林洵怡老师,当计算机出错致吞噬了我辛苦写就3万字文稿后,我因气馁而欲放弃全书写作,她重写了第1章的初稿,给予了我精神上支持。此外,感谢张文文撰写了第4章初稿;王桂岐、徐芳芳、王宇、周平和左本琴为本书收集了大量的相关资料。

不揣浅陋地呈现本书之时,正是欣然接受同仁和特殊儿童家长鞭笞之际。恳请赐教!

周念丽

2009年9月17日于诺亚小居

目　　录

第1章 儿童游戏治疗概述

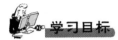 **学习目标**

1. 了解游戏治疗的概念以及它与儿童游戏、心理治疗之间的联系和区别。

2. 理解作为治疗手段的游戏所具有的心理学意义和教育效果。

3. 掌握游戏治疗的一般模式,了解游戏治疗的具体操作方法以及运用游戏评估的具体方法。

弗洛伊德(S. Freud)认为个体心理的发展深受其早期经验的影响,从生涯发展的角度来看,儿童期是一个非常特别的年龄阶段,它对个体健康心理的形成和发展具有不可替代的意义。在成长的过程中,不少儿童曾经经历或正在经历创伤事件如性侵犯、家庭暴力、意外失去亲人等,他们会出现社会适应等诸多问题。除此,各类特殊儿童,不管是因遗传或基因突变等问题而导致的自闭症谱系障碍和智力障碍,还是因外在因素与个人能力结合而导致学习困难的儿童,也常常遭遇到同伴关系不良、亲子冲突、父母或日常主要养育者离异等心理困扰。

20 世纪 90 年代我国 22 个城市的协作调查表明,我国儿童青少年心理行为问题的检出率已达到 12.9%,而且此检出率呈逐年上升的趋势。[①]

可以说重视儿童的心理健康,特别是特殊儿童的心理健康,及早地纠正其心理障碍与不当行为,已经成为当今教育工作者时不我待的社会责任。

尽管对于各种心理疾患或心理问题,理论和实践中已有诸多流派和疗法,但对于年龄相对幼小、心理发展水平比较低下或严重低下的特殊儿童来说,以语言为主要手段的心理治疗,显然会使他们在接受治疗时感到力不从心,而以感觉运动为主要手段的心理治疗,在提高他们认知能力、宣泄其内心负面情绪等方面又可能很难起到直接明了之效。游戏是儿童的另一种语言,是他们自然沟通的媒介。因此,借助儿童喜欢的游戏,作为治疗的主要手段,既可以减轻特殊儿童的心理压力,又可以了解特殊儿童的心声,起到事半功倍的治疗之效。

在本章中,将围绕游戏治疗的基本点,通过对游戏与游戏治疗的关系之阐释、对游戏治疗构成的解析、对游戏治疗实施过程之说明,使大家对游戏治疗有一个概括性的了解。

---

① 全国 22 城市协作调查组. 儿童行为问题影响因素分析——22 城市协作调查24013名儿童少年报告[J]. 中国心理卫生杂志,1993,7:13-16.

☯ 第 1 节　游戏与游戏治疗

游戏是幼儿内心世界的折射,是通往儿童意识和无意识的一条大道。在儿童缺乏使用语言工具以表达内心感受能力的情况下,通过游戏活动可以较好地把握儿童的心智水平和情感状况。因此如果想帮助特殊儿童,关注他们的成长和心理健康,我们应首先了解儿童的游戏。

一、儿童游戏

游戏,一直被认为是儿童的天职。儿童之喜欢游戏,似乎是与生俱来的,这是因为他们的游戏完全出于自发性的内驱力,在游戏中他们可以尽情地表现自我,宣泄不快情绪,达成未竟的愿望。作为游戏治疗的引言部分,我们有必要首先对儿童游戏的表现和分类,以及有关儿童游戏的各家之说做一个初步了解。

（一）游戏和游戏的类型

游戏始终伴随着人类的发展以及人的成长过程。从婴儿期的"拨浪鼓",到幼儿期的"过家家"、"警察捉小偷",再到青少年时期各种竞争和比赛,以及成年的休闲娱乐,游戏以各种表现形式贯穿人的一生。

儿童的游戏世界丰富多彩,为了表述和研究的需要,人们采用不同的参照系对游戏进行分类,其中较为典型的有以认知性、社会性和功能性为区分标准的三种分类。

1. 儿童游戏的认知分类

皮亚杰(J. Piaget)从认知的角度理解儿童的游戏,他认为每一类游戏对认知发展水平的要求是不一样的。因此,与儿童认知发展的感觉运动阶段、前运算阶段和具体运算阶段相对应,他把儿童的游戏分为三类:练习游戏、象征性游戏和规则游戏。第一类练习游戏,在儿童 0～2 岁时占主导地位,该游戏的主要表现形式为徒手游戏或重复地操作物体,在反复的成功的摆弄和练习中,儿童获得愉快的体验,为儿童运动技能的发展做准备;第二类是象征性游戏,它是 2～7 岁儿童最典型的游戏形式,主要特征是模仿和想象,把一种东西当做另外一种东西来使用,即"以物代物",把自己假装成另外一个人,即"以人代人";第三类是规则游戏,这种游戏适合于 7～11 岁的儿童,规则游戏按照一定的规则进行,常带有竞争性质,游戏中冲动性行为减少,体现社会性和教育性的行为增加,比如儿童之间的下棋、体育比赛、戏剧表演等。

2. 社会性发展分类

心理学家帕顿(M. B. Parten)根据儿童社会性发展的状况,把游戏分为以下五种形式:第一类为"旁观游戏",即儿童观看同伴游戏,偶尔会同同伴交谈,但行为上并不介入。第二类为"单独游戏",儿童独自一个人游戏。第三类为"平行游戏",即儿童在同伴游戏时做自己的游戏,各玩各的、同步进行,即使在同一时空下,他们也没有进行互动性游戏,但所使用的玩具与附近的同伴相同或相近。第四类为"联合游戏",即和同伴一起玩,但没有形成共同的目标,相互之间也没有明确的分工与合作,每个儿童都是根据自己的愿望来游戏。第五类为"合作游戏",儿童形成并围绕共同的主题,采取分工合作、有组织的方式进行游戏。

3．功能性分类

心理学家史密兰斯基(S. Smilansky)曾根据游戏活动中占优势的心理成分的不同,将儿童的游戏分为四类:第一类是机能性游戏,该类游戏着重于儿童身体机能的发展,其中主要包括手足运动和口耳运动,前者如跳舞、跳绳等,后者如唱儿歌、讲故事等。第二类是体验性游戏,儿童在游戏中虚拟和体验现实生活中不能实现的事情,通过想象和操作来进行,如过家家、玩电脑游戏等。第三类是艺术性游戏,主要指可以使儿童的艺术能力得到发展的游戏,如看动画、演戏、演木偶剧等;第四类是创造性游戏,儿童通过自己动手进行创造,例如工艺品制作、剪纸、搭积木等。

(二)游戏的心理学意义

虽然理论家们对游戏的分类持不同的见解,但他们一致认同游戏对儿童成长和心理健康的重要作用。游戏是快乐的,积极参加游戏活动是儿童生理、心理发展上的需要。游戏不仅促进了儿童各种感知运动能力的发展,促进其语言、注意、记忆、想象、创造性思维等心理机能的提高和完善,而且促使儿童能够尝试对他们的想法、感受以及行为进行控制,这种控制对儿童的自我意识和自信心的建立很有帮助。[①]

除了对认知和自我意识的发展有帮助,游戏还提供了儿童表达想法和感受的机会,儿童通过游戏表达和释放厌恶、恐惧和压抑等负面情绪,尝试用新的方法解决过去的问题,并综合到自己的经验中去。随着儿童的成长和发展,游戏的社交性质使儿童学习如何和其他儿童相处,练习和他人建立关系的必要技巧,模仿社会所接受的行为,遵守游戏规则并顺利完成游戏,也为他们将来良好的人际关系打下基础。

对于儿童游戏的形成与作用以及儿童游戏的心理治疗和教育的价值,不同的理论从不同角度出发来理解,心理学家们提出了不同的观点和学说。

1．关于儿童游戏的形成与作用

游戏理论家们从个体能量和儿童适应社会两方面,分别对儿童游戏的形成与作用进行了讨论。

从个体的能量分析,主要有"剩余能量说"和"休养说"两个对立的论点。

剩余能量说:该学说认为,儿童体内满足其生存需要的能量若有剩余,会形成压力。因此必须通过游戏等活动,来实现能量消耗的目的。游戏是儿童消耗体内多余能量的方式。

休养说:与剩余能量说相反,休养说认为游戏是为了储存能量。该学说认为人的工作是要消耗能量的,需要不断补充,而游戏是一种比较理想的能量补充方式。游戏不单纯是为了消耗剩余能量,还是儿童对学习生活的调剂,是儿童为身心修养而进行的活动。

着眼于儿童与社会生活的关系,有"重现说"和"预演说"两个对立的论点。

重现说:重现说认为儿童游戏是承袭祖先在进化过程中未被淘汰的行为,其目的在于通过游戏消除原始本能,以适应现代文明生活。

预演说:与重现说相反,预演说认为游戏的目的是帮助儿童强化日后所需的本能。儿童通过遗传,继承了一些不够完善的本能,需要通过游戏的方式加以演练,使这些本能趋于完善,以适应今后的生活。

[①] 方富熹,方格,林佩芬.幼儿认知发展与教育[M].北京:北京师范大学出版社,2005:68-69.

2. 关于儿童游戏在心理治疗中的作用①

除了上述对游戏作用的一般论述外,游戏理论家还专门对儿童游戏在心理治疗中的作用加以阐述,主要有下列四个学说。

(1) 净化说

这一学说认为,儿童在日常生活和学习中常常会产生不安和紧张的情况,但他们的不安、紧张和被压抑的情绪以及内心的矛盾和冲突,通过游戏可以得到消解和净化。净化也是精神分析学的重要概念之一,主要指通过宣泄以达到思想、观念的安定和调控。

(2) 补偿说

这一学说的主要观点是儿童在日常生活中具有某种痛苦、苦恼以及失败的焦虑,作为解决的办法,儿童用游戏作为补偿失败和达成愿望的手段。

"净化说"和"补偿说"的共同之处在于都认为游戏对儿童的紧张、压抑和焦虑等负面情绪具有宣泄作用,同时也能较好地调节心理。

(3) 自我表现说

这一学说指出,儿童的游戏不仅仅具有消极的净化和矫治作用,还具有积极的创造作用。游戏能给儿童提供自我创造的机会,他们在日常生活和学校学习中的某种不能保证或不能实现的成功感和创造欲望,可以在游戏中获得满足。儿童经常想显示自己具有保护自身的力量,但在现实生活中,他们往往是被保护的对象,因此他们的愿望可以通过游戏实现。与此同时,儿童游戏有其自身的规则,不被大人操纵,他们可以通过游戏把自我的欲望创造性地表现出来。游戏为儿童架起了从非现实到现实的桥梁,对他们的心理发展有积极作用。

(4) 儿童动力学说

儿童动力学说认为,游戏活动是儿童与环境之间,在自我身心发展与环境互动中一种动力学关系的体现。通过游戏,儿童能更好地学习新知,促进自我的发展,同时控制情绪。除此之外,因着智力、积极情绪得到促进,儿童的行为可从不适应逐渐走向适应。

(三) 作为治疗手段的游戏

游戏对于孩子而言,恰如语言对于成人——它是儿童表达情感、探索关系、描述经历及表达愿望的媒介。游戏何以成为治疗的手段之一? 其原因可能就在于它在很大程度上解决了儿童心理治疗或咨询中的两大技术难题 ——如何更好地了解儿童的内心世界? 如何使儿童主动地参与到心理治疗中来?②

儿童不是成人的缩影,他们有自己的世界。心理治疗作为一项帮助成人解除心理障碍的专业方法,在适用于儿童时常常收效甚微,甚至无法实施。因为在对儿童进行心理治疗的过程中,儿童往往缺少成年人心理治疗和咨询的某些重要因素,比如对心理不适的觉知、主动求助的愿望、希望咨询的动机等。同时有效的成人心理治疗往往以语言交流为媒介展开,接受治疗的一方当事人必须具备一定的语言认知,能用语言形式将内心深处的矛盾和苦恼表达出来,而儿童限于认知能力,常常很难理解治疗师的话,也不能准确清晰地表达自己的经历和体验。因此,使用一种非语言媒介的方法更能胜任对儿童的心理辅导和对其异常行

① 徐光兴. 儿童游戏疗法心理案例集[M]. 上海:上海教育出版社,2007:5-6.
② 毛颖梅. 游戏治疗的内涵及其对智力障碍儿童心理发展的意义[J]. 中国特殊教育,2006,10:36-39.

为的矫治。

如果说玩具是儿童的词汇,那么游戏就是儿童的语言。当儿童自发地参与游戏过程时,会比用语言更能直接表达自我。游戏和语言在本质上是相对的,表达形式是相反的,当儿童被迫将自己的认知转换为口语化的媒介时,不可避免地受到诸多语言发展上的先天制约。通过游戏,儿童可以自然、自发地表达许多他们还不能用言语清楚表达的感觉和经验。

此外,由于儿童心理活动的有意性水平较低,不愿参与无兴趣的和活动性低的活动,游戏作为治疗的手段可以增加儿童的兴趣度与参与度。当儿童在治疗中产生阻抗时,游戏的自发性、非强迫性可以让他们自己决定是否继续游戏。同时,游戏没有成人的评判与批判,使得儿童能够自在地犯错误而不必担心失败或成人的嘲笑。游戏还鼓励幻想和运用想象力,使得儿童能在虚构的世界中满足和表现控制性的需求,通过真实而强大起来的自我去建立自信、解决生活中的具体困难。正如兰德雷思(Landreth,1991)强调,当游戏被儿童视为他们的自然沟通媒介时,游戏效果才会真正地显现出来,在儿童玩出自己的经验和感受的过程中,已经潜在地发生着自我治疗的功效。[1]

二、游戏治疗的概念

通过了解游戏,我们实现了解游戏治疗的第一步。如前所述,游戏不仅是儿童的天职,同时还可作为心理治疗的一种手段。虽然我们每个人都很熟悉游戏活动,可是要给游戏治疗下一个确切的定义,却是一件比较困难的事情。什么是游戏治疗概念之内涵? 游戏与游戏治疗的关联何在? 下面就这两个问题加以陈述。

(一)什么是游戏治疗(play therapy)

早期的游戏治疗着重于游戏对儿童真实生活的投射和宣泄。不少的心理治疗工作者认为,儿童在游戏情境中的行为能显示出其特殊情绪和社会交往困难的模式,于是他们把游戏环境看做是为儿童被抑制的情绪情感提供自由表达的场所。如谢弗和里德(Schaefer & Reid,1986)把游戏治疗界定为"游戏治疗师以游戏手段来矫正儿童心理行为障碍的一种治疗方法,通过譬喻、象征等方式,使儿童自然地进行心理投射和升华,让儿童能够释放紧张情绪,以缓和他们在情绪方面受到的困扰"[2]。

近年来,随着游戏治疗日益广泛地被应用和得到发展,国外心理学界对游戏治疗的认识也出现了变化,学者们越来越推崇通过游戏,来给儿童创设一种温和、信任及完全自由的环境,让儿童在游戏中察觉自身存在的问题,挖掘自己的潜力,从而发生内心世界的变化。如我国台湾学者何长珠认为:"游戏治疗是游戏治疗师在游戏室的环境中,提供一种安全、信任、容许和责任的态度,与儿童发展出一种正向的关系,并借由儿童自由选择玩具和扮演活动中,达到治疗上支持和重整的结果。"[3]

综合各家之说,我们不揣浅陋地提出这样的观点:游戏治疗是指游戏治疗师通过创设一个自然、自由和宽松的游戏环境,与需要接受心理治疗的儿童建立信任之关系,使这些儿

---

① Landreth, G., Play Therapy: The art of the relationship [M]. PA: Accelerated Development Inc. 1991: 13-15.

② C. E. Schaefer & S. E. Reid (Eds.), Game play: The therapeutic use of childhood games. New York: John Willy & Sons, 1986.

③ B. L. Boik, E. A. Goodwin. 沙游治疗[M]. 陈碧玲、陈信昭,译. 台北:心理,2000:2.

童能在自然、和谐的游戏环境中真实地表现自己,既宣泄内心的负面情绪,又可获得增强发展感觉运动能力、言语能力、认知能力、情绪调控能力、社会交往技能等的机会。除了理论上的界定,若对游戏治疗进行操作定义,那么在儿童心理治疗和咨询中凡是选择和运用游戏作为主要的沟通媒介者,都可称为游戏治疗。确切地说,游戏治疗是心理治疗方式的一种,是以心理咨询理论为基础,以游戏为媒介,对需要帮助解决行为障碍和心理困扰的儿童进行观察、测量、分析并实施矫治或疏导的方法。

(二)游戏治疗中的游戏特点

游戏治疗的突出特点是在心理治疗中应用游戏作为沟通媒介,在游戏治疗中,游戏本身不是治疗的目的,仅仅是治疗的一种手段或方式。虽然在实践中,游戏治疗包含一定的教育因素,但其作为一种心理治疗的方法,与游戏教学又有所区别。下面我们将对游戏治疗和游戏、游戏治疗和游戏教学之间的关联和异同进行分析比较。

1. 游戏治疗中的游戏活动

游戏治疗和一般的游戏活动既有联系又有区别,游戏治疗中的游戏具有以下特点。[1]

第一,游戏治疗中的游戏是经过精心设计的。与儿童游戏活动具有较强自发性的特点有所不同,在第一次或前几次和来访儿童见面后,游戏治疗师就要针对该儿童自身的特点和存在的问题,制定一个长期的、渐进的发展目标,以帮助他们逐步克服障碍向前发展。治疗师应根据每一个儿童的具体情况,特别是来访的特殊儿童,如听障儿童、弱智儿童、自闭症儿童等特点各不相同,分别设计个别游戏计划,以适合不同类型儿童的需要,使儿童从中受益。与此同时,通过精心设计游戏,治疗师能通过儿童在游戏中的表现来获得有关儿童兴趣、态度、信念、价值观、防御和家庭动力等方面的信息,加深对个案儿童内心想法、情感和行为的了解。

第二,游戏治疗中的游戏是自主的。虽然游戏治疗师为儿童事先制定发展目标并精心设计游戏,但在游戏治疗的过程中,治疗师应提供机会让儿童自己做出选择和决定,如较自由地选择游戏活动的形式、玩具材料,按自己的意愿进行游戏,自由操纵游戏过程等,以最大限度地发挥其自主性和主动性。要特别注意在整个过程中,避免或减少来自外界的批评、指责、建议和干涉。因为只有当游戏中儿童的主动性、积极性没有受到压抑时,他们才更倾向于表达开放、诚实的一面,很多无意识的心理内容也会随之被投射出来,真实情感袒露无遗,以便于治疗师洞悉儿童特别是特殊儿童心理行为障碍的深层心理机制,进一步采取措施,进行矫治。同时,在这种安全的环境气氛中,儿童常常能获得良好、愉快的心境和情绪上的松弛,充分地发现自我、认识自我价值,增强自尊和自信,以促进健全人格的发展。

第三,游戏治疗中的游戏包含着充分的教育因素。游戏治疗通过游戏中角色、动作、语言、玩具材料等直观具体的活动,对儿童的认知、情感和社会性交往等方面起到促进作用,或使儿童积累了相关生活的知识经验;或使儿童体验、表露和发泄情感,以调整消极情感,建立积极情感;或使儿童身体力行,不断地发展自身的各种能力。对于不同需要的特殊儿童,游戏情景中的教育意义也有所不同,如自闭症儿童在玩"妈妈抱娃娃"的游戏中,体验到妈妈及老师对自己的关爱之心。攻击性行为的儿童在游戏中发泄自己的内心冲动后,减少了情感

① 邱学青. 游戏治疗在我国特殊儿童教育实践中的运用[J]. 中国特殊教育,1996,3;37-38.

上的失调,能慢慢掌握一定的行为规范,理解自己乃至他人的行为是否符合标准。智障儿童,由于自身发展水平迟缓,加之父母或平时主要的养育者过分溺爱或放弃不管,社会适应能力低下,在与同伴的交往时多表现为被动接受或孤僻退缩,通过设计的游戏,让儿童在模仿现实的过程中,练习如何与同伴交往、如何控制疏导自己适宜地表现愿望、克服自卑心理,促进其社会性的发展。

2. 游戏治疗与游戏教学

教师应用游戏教学也可以促进儿童心理发展、维护儿童心理健康,但是游戏治疗作为一种心理治疗的方法,与游戏教学又有所区别。[①]

首先,游戏治疗以解决儿童的心理问题为目标,帮助儿童宣泄消极的情绪体验,矫正儿童的问题行为,使儿童学会解决心理问题的方法。而游戏教学主要服务于儿童智能的发展,教学中非智力因素的参与是为了使儿童更好地掌握知识技能。

其次,游戏治疗以心理治疗理论为行动指导,强调移情、共情、具体化等心理技术的应用,以及游戏治疗师温暖、尊重等态度的作用。而游戏教学以教育心理学和认知心理学的理论为指导,强调信息加工的过程。

再次,游戏治疗重在通过游戏解读儿童的内心世界,注重儿童内心的真实表达。而游戏教学重视儿童对社会经验特别是知识经验的内化,以具备个体社会化所必需的知识基础。

最后,游戏治疗赋予儿童较大的游戏自主权,可以自己决定做什么游戏,停止或继续游戏。而游戏教学由教师统一设计和组织,以集体活动为主,个体是否参与或退出不影响其他人继续游戏、学习。

三、游戏治疗的基本模式

基于不同的治疗理论和技术,游戏治疗存在很多具体的方法(详见第 2 章和第 3 章),但总体上可归纳为两种主要模式,即指导性游戏治疗和非指导性游戏治疗。

(一)指导性游戏治疗

指导性游戏治疗模式认为陷于某些困难中的儿童没有自我发现挖掘的能力,强调儿童更需要游戏治疗师而不是游戏伙伴。这时,指导性游戏治疗强调游戏治疗师要肩负起指导和解释的责任,在治疗前对患儿心理问题进行诊断,针对儿童各种各样的心理问题和障碍,预先设计不同的游戏方案来帮助儿童释放能量。由于不同的游戏有不同的最适合的治疗对象,游戏治疗师必须深入了解儿童的问题所在,才能选择出能够帮助儿童将所压抑的情绪释放出来的最恰当的结构式游戏。指导性游戏治疗模式中,治疗师的角色更像一名挑战者,积极创设游戏环境,解除儿童的防御机制,力图引发他们潜意识领域的问题。

(二)非指导性游戏治疗

非指导性游戏治疗模式的治疗师则强调充分相信儿童的内在能力,深信儿童有能力自我指导和走向成熟。在游戏治疗过程中,儿童被认为是有能力自我发展的,游戏治疗师可以将指导和责任赋予儿童,因而主张由儿童主导治疗过程而无须事先选择治疗方案。非指导性游戏治疗模式中,治疗师的角色不是医生、专家,而更像一名朋友,与儿童建立一个温馨而

---

① 毛颖梅. 游戏治疗的内涵及其对智力障碍儿童心理发展的意义[J]. 中国特殊教育,2006,10:36-39.

友好的关系,营造一个宽容的氛围,引导儿童自由地表达出他们的感情。亚瑟兰(Axline)指出了非指导性游戏治疗的内涵:一方面,非指导性突出了与具有浓厚指导意义的精神分析和结构式游戏治疗的不同;另一方面,非指导性游戏治疗并非无指导,而是指儿童能够再度正确地重构自己的行为。[①]通过游戏治疗师的非指导性态度和技术,儿童内在的力量就能突破障碍,从而在成长的道路上前进。

四、游戏治疗的发展趋势

以游戏作为交流媒介的心理治疗方法,最初萌芽于 20 世纪初期对儿童进行精神分析的研究。儿童精神分析学家克莱因(M. Klein)这样指出:"儿童的内心深处更具有原始的东西,必须用特殊的分析技术才能发现,这就是'游戏分析'(play analysis)的心理学方法。通过游戏分析法,我们能够发现儿童内心深处压抑着的体验和感受,而且我们可能给予儿童的成长发展以根本影响。"

到了 20 世纪 50 年代,一些著名心理学家认为,游戏治疗也非常符合罗杰斯(C. R. Rogers)创立的"来谈者中心疗法"的精神,尊重儿童的感受,让儿童自由地表现自我的心灵,游戏治疗师与儿童之间建立一种温暖的、信赖的关系,这对于解决儿童的心理成长问题是非常有效的。

20 世纪 60 年代,心理学家考虑的是对儿童的游戏治疗要不要设置一些"规定",使游戏治疗变得更有效,因为没有规定的"自由"只会使儿童的游戏活动变得散漫或者放任。研究儿童游戏治疗的心理学家提出以下六条原理:第一,设置规定是为了保证儿童在游戏活动中,心灵的净化能按照正确的航线前进。第二,这些规定能保证游戏治疗师或心理辅导教师在治疗中更好地接触儿童、理解儿童和关心儿童,使治疗的气氛和情绪更为和谐。第三,设置规定要能保障处在游戏活动室或场地中的游戏治疗师和儿童的身心安全。第四,设置规定要能促进儿童的自我调控力的提高。第五,设置规定要符合社会的道德、伦理、法律等规则(即防止不良的游戏活动,如赌博、威胁人身安全的恶作剧玩耍等);第六,有了规定可以使游戏活动变得更加经济合理。[②]

从 20 世纪 70 年代到 80 年代,游戏治疗不仅是国外学校心理健康教育中的重要手段,同时也是教育和治疗情绪障碍儿童、发展障碍儿童的一种重要手段。随着社会的发展,为了应对更多的问题,人们对游戏治疗提出了进一步的要求。兰德雷思(Landreth,2001)认为,游戏治疗的发展必须普遍关注工作在不同环境中游戏治疗师的临床实践,主张把他们的游戏理念和治疗经验有机结合起来.并且从四个不同的方面提出游戏治疗的一些新的要求和发展。[③]

第一,日益强调游戏治疗师的角色特征以及对文化的适应性。由于儿童的文化背景会直接影响治疗方法的选择与实施,甚至影响治疗的效果,因此,游戏治疗师不仅要对自己所处的文化有深刻的了解,而且还要熟悉来访儿童的文化背景,这样才能处理好与儿童家庭之

---

① Axline, V. M. Play Therapy. Philadelphia[M]. PA:Churchill Livingstone, 1989:69.

② 徐光兴. 儿童游戏疗法心理案例集[M]. 上海教育出版社,2007:6-7.

③ Landreth, G.. Innovation in play therapy: Issues, Process, and special population. Philadelphia[M]. PA: Brunner— Routledge, 2001.

间的关系以及明确儿童父母或平时主要养育者的期望。除此之外,游戏治疗师也应该了解儿童所在地区的相关法律以及父母或平时主要养育者在治疗过程中的作用等,这些因素都会直接制约游戏治疗师对游戏的解释和对玩具的选择、游戏治疗师与儿童的关系以及不同阶段双方的角色变化。

第二,提倡把游戏作为一种诊断工具,发挥游戏诊断与治疗的双重功能。在游戏治疗中,人们最关注的是游戏的治疗功效。然而,儿童所经历的一些创伤或惊吓常常无法用语言来表达,并且可能造成儿童在现实生活中与在游戏室内的行为不一致,从而引起游戏治疗师的误诊。通过对儿童游戏治疗行为的研究就可以发现存在的真正问题,也就意味着儿童在游戏室中的行为具有诊断性。如遗尿是一种导致父母或平时主要养育者带儿童参加游戏治疗比较常见的行为,同时遗尿也是一种由性虐待引起的侵犯性行为,尤其对幼儿来说。然而,在游戏室中,遗尿行为一般不会被发现,但遗尿儿童会用其他方式来表达自我。性虐待儿童一般以与施虐者保持距离的方式来保护自身的安全。而在游戏治疗中,性虐待儿童游戏治疗行为可能以这样的方式表现出来,比如保持与游戏治疗师的距离或频繁地出入游戏室,因此可以看出游戏行为同样具有诊断性。但是相比较而言,游戏诊断功能仍然没有受到应有的重视。游戏治疗的未来取向必然是充分发挥游戏的双重功能,游戏诊断将包括儿童游戏行为的评价和游戏治疗过程中的儿童游戏行为的鉴别以及游戏治疗效果的一般性评估。

第三,提倡改革游戏治疗程序,整合传统游戏治疗和当代短期治疗模式的优势。传统游戏治疗主要基于心理分析学派的理论发展而成,治疗者承认游戏治疗是一个长期、渐进的过程,不能过多干涉治疗进程,需要给儿童充分的时间自然而然地玩出他们的心境、困惑和日常生活中遭遇的挫折,并从中自我解除精神困扰。治疗者相信一旦某些经验被处理后,儿童的适应力会提升,因而更有能力来因应和解决心理的挫折和创伤。传统游戏治疗坚持接受原则和循序渐进原则,不厌其烦地和儿童保持平静、稳定和友好的关系,然而这种治疗模式周期长、聚焦心理问题的效率较低。为了适应现代社会快速有效的要求,在短时间内帮助解决儿童心理方面的问题,短期游戏治疗兴起。短期游戏治疗结合传统儿童游戏治疗和当代短期咨商的优势,治疗技术上提出了更高的要求,在保留游戏治疗原则的同时,很大程度上缩短了疗程。这种方法可以解决很大范围内的各种问题,包括恐惧症、悲伤反应、创伤事件、自闭症、注意缺陷、多动障碍等。可以说短期游戏治疗是游戏治疗方法和现代心理治疗理论的一次全新整合。卡杜森(Kaduson)和谢弗系统地阐述了短期游戏治疗在个体、小组和家庭中的应用,短期游戏治疗具有广泛的发展前景。[①]

第四,从临床治疗向预防和发展性教育扩展。从游戏治疗诞生至今,大量的临床实践不仅证明了它在原有的临床治疗和诊断属性方面的功能,也日益彰显出它预防和教育的功能。如今游戏治疗的足迹已经逐渐深入和扩展到临床以外的广泛领域,例如学校、家庭和社区等等,成为幼儿、小学儿童心理健康教育技术的一个组成部分。游戏治疗的这一发展趋势有利于逐步改变目前儿童心理健康教育集中于理论层面,而忽视技术层面或者技术单一(主要集中在行为矫正和感觉统合训练)的现状,更好地满足儿童心理教育的需要。

---

① 曹中平,蒋欢. 游戏治疗的历史演变与发展取向[J]. 中国临床心理学杂志,2005,4:489-491.

第2节　游戏治疗的构成

无论治疗者的倾向如何,采取何种治疗模式,对儿童进行游戏治疗,都需要具备保证治疗顺利开展的各种物质条件和心理环境,从而发挥游戏治疗师的作用,运用各种治疗技巧。

一、游戏治疗的空间与时间

游戏治疗的空间与时间有广义和狭义之分。从广义上讲,游戏治疗的空间可随地而设,即可以设在儿童生活的生态环境中,如公园、家庭和托幼机构以及学校等。游戏治疗的时间也随时而行,即当儿童有需要的时候都可以实施。但狭义的游戏治疗空间,则是指专门设置的一个游戏治疗室,而游戏治疗时间也是根据儿童的实际情况而设置的时段。

（一）游戏治疗的适宜空间

在一般情况下,需专门为儿童治疗准备好并装饰一个房间作为游戏治疗的场所。房间内四壁与装饰色彩应力求柔和,不宜太刺激。治疗室的面积一般以 25 平方米到 30 平方米左右较为适宜,最好不超过 40 平方米,若游戏室太小,儿童的活动受限制;若治疗室太大,则可能使儿童产生恐惧与不安的心理,同时应注意提供亲子互动的空间。游戏室布置应该尽量突出自由、轻松、愉快、安全的气氛。

除了图 1-1 所显示的游戏治疗空间的设置之外,还可以依据游戏治疗的需要,在治疗室内设沙盘区、娃娃屋、角色扮演区、布偶剧场、手工操作区、图画区以及愤怒发泄区等。值得一提的是,在治疗室中,最好还要有水槽。有了它,儿童可以玩水,用水稀释颜料来做画、洗手、玩沙等。

（二）游戏治疗的适宜时间

一般来说,每次的游戏治疗最好有一个较严格的时间表,一周安排一至两次,每次时间为 1 到 1 个半小时,剩余 10 分钟用于记录游戏内容和整理治疗室,以此保证儿童在充足的时间里充分表现自己。

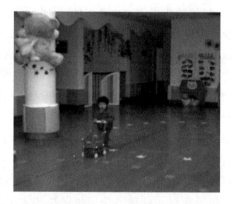

图 1-1　较适合实施游戏治疗的空间

有时儿童经常会因为喜欢游戏治疗而不愿意结束游戏,因此,在必要时,游戏治疗师得温和地提示儿童时间到了。如果用一种友好真诚的态度,儿童一般会从一开始就愿意合作并在快结束时把东西整理整齐,在儿童偶尔拖延或要解决很重要的问题时,游戏治疗师可以适当放宽限制。但如果拖延成了一种习惯,每次都延时,游戏治疗师必须温和而严肃地提醒儿童时间限制。

游戏治疗所需的疗程,根据每一个儿童不同的情况而有所不同。一般而言,对轻微适应不良的特殊儿童大约需 4～6 周时间,对伴有心理困扰的特殊儿童则需 16 周或更长。

二、常见媒材

玩具和游戏材料是儿童游戏的支柱,也是开展游戏治疗的具体媒材。游戏治疗师着手治疗时,需要对准备的材料有所选择,不仅要考虑其坚固性、耐用性,还要考虑到安全性,不宜提供有毒、有棱角、锋利、有锈的材料。由于可能时常更换,要考虑其经济和使用价值。不仅要美观大方,还要考虑要适合儿童的心理特点,便于其操作,帮助其交流和表达,鼓励其创造性和情感的释放和宣泄。

采用不同的治疗技术,游戏开展所凭借的具体媒介即玩具和游戏材料也有所不同:象征性游戏治疗,主要应用洋娃娃、布偶、面具、电话和积木等玩具;自然媒介的游戏治疗,主要应用沙、水、泥土、食物等物品;艺术的游戏治疗,主要应用乱画游戏、指画游戏等;必须借助言语完成的游戏治疗,主要应用包括说故事、角色扮演、放松想象等游戏;规则游戏治疗主要应用各种棋类游戏等。以下着重介绍游戏治疗中常见的几种媒材。

1. 玩偶

推荐材料:可收集的玩具包括一套微小的可折叠的家庭玩偶(如爸爸、妈妈、男孩、女孩、婴儿、爷爷、奶奶、青少年、男人和女人等相应的不同角色的人);娃娃屋以及相称尺寸的家具(如沙发、床、电视、桌子、厨具、餐桌等);与打仗游戏有关的小玩偶(如军队、战士、战车、医药箱等);动物玩偶(如猴子、熊、怪兽等);比较大的玩偶(如与正常婴儿一般大的娃娃和毛绒熊等)。

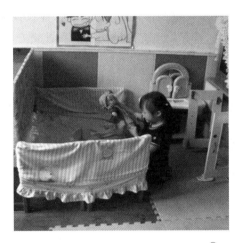

图 1-2　正拿着玩偶的学前特殊儿童[1]

此类玩具特别适用于学龄前儿童,女孩喜欢借玩偶做"扮家家"游戏,而此期的男孩们爱玩的是打仗游戏。玩偶这一游戏媒材提供给儿童轻松的氛围,让他们表达想法和感受,把自己的感受投射到游戏形象上,并借助这些玩偶或木偶来表达自己在现实生活中的冲突。因此玩偶游戏为游戏治疗师们提供了观察儿童的想法、感受和行为的机会,而这些儿童自己往往并无觉察。

在游戏过程中,儿童通常会选择家庭玩偶,明确某个玩偶或木偶的身份,并将选择的玩偶和自己家人的特点做比较,甚至还把其家庭成员的真实姓名、声音和动作赋予玩偶们。在使用家庭玩偶过程中,儿童经常重演他们在家里见到的交流场面。通过观看这些交谈,游戏治疗师能了解儿童和其家庭成员的互动及他们对自己在家中地位的认识。有时,像人一样

---

[1]　此照拍摄自上海市兰溪路幼儿园。

的玩具太具威胁性,儿童会优先选择动物玩偶,因为动物玩偶相对会远离令儿童痛苦的真实对象,让儿童更易将感情投射到它们身上并取代冲突。在游戏中,儿童常常会赋予动物玩偶以人的特征。比如,一个儿童不敢对玩偶中的父母或平时主要的养育者说"我恨你",但可以对一头玩具狮子这么说。蛇、狮子和老虎等凶狠动物的玩偶常可以帮助儿童释放恐惧和生气的感受。而拥抱比较大的玩偶如娃娃、毛绒小熊容易引发出温顺、亲昵的行为。①

2. 布偶

推荐材料:可收集的玩具包括布偶家人组(爸爸、妈妈、男孩、女孩)、动物布偶(温和类动物,如兔子、松鼠,以及凶猛类动物,如狮子、鳄鱼等)、昆虫布偶(如瓢虫、蜘蛛、蜜蜂等)。

与玩偶游戏相类似,布偶可以让儿童象征性地讲述故事并表演出他们的想象。布偶的使用最初是由沃尔曼(Wolman,1940)提倡的,最初被用来帮助住院儿童克服他们的疾病,或者适应疗程以及和与父母或平时主要的养育者分离。布偶被经常用于治疗是因为儿童把他们当做自己,投射自己的感情到游戏人物身上,把他们的冲突转移到布偶身上,而不必承认那是他自己的问题。布偶还有一个很重要的作用,就是允许儿童把他们强烈的情绪(比如生气)发泄到布偶上而不会导致对其他人产生危害并使自己承担负罪感,从而使儿童以安全健康的方式发泄情绪。布偶游戏也可以是一个出色的团体活动形式,儿童不论人数多少都可以使用它,尤其在学习场所中(如儿童团体规模比较大时,建议使用多套布偶),团体布偶游戏可以让儿童欣赏别人的观点,并有效地提高解决问题和社交方面的技能。

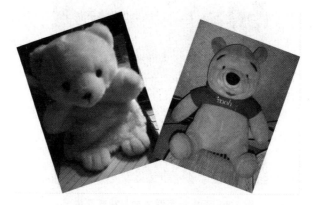

图 1-3 可爱的动物玩偶

动物造型的布偶在儿童游戏治疗中占据一席之地,因为它们为儿童提供了一种安全地探索自己接受不了的想法、感情和行为的途径。准备一群各式各样的布偶动物特别重要,因为儿童会把人的特征赋予动物布偶,包括生气、沮丧、羞怯、恐惧、焦虑和忌妒等情感以及攻击、退缩、哭喊、懒惰等行为。不同的动物布偶往往被赋予不同的意义。鳄鱼、鳖鱼、老虎、狮子等布偶可以用来代表攻击,而兔子、老鼠和小羊羔布偶可用来代表胆怯。一些中性布偶,如小狗、猪和鸡也是有帮助的,虽然它们不会引起一些特别的感情和需要,但由于中性布偶可以有自由的象征意义,儿童可以任意选择以把他们的情感需要赋予到布偶身上。②

---

① 傅宏.儿童心理咨询与治疗[M].南京师范大学出版社,2007:116-117.
② 傅宏.儿童心理咨询与治疗[M].南京师范大学出版社,2007:118,120.

3．艺术媒材

推荐材料：黏土、彩色笔、蜡笔、粉蜡笔、水彩、纸张（A4 或 B5 大小）、剪刀、彩色纸、厚纸板、有图片可供剪贴的杂志、透明胶带、胶水、订书机、铅笔等。相关的设备包括一个高度与儿童相当的工作桌、椅、几块砧板、切割工具。其他如儿童绘画的工作服、指画颜料及可清洗的地板。

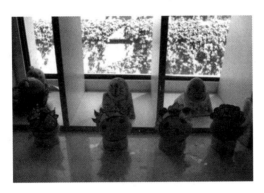

图 1-4　儿童的手工作品

对于儿童来说，绘画、捏黏土等游戏是表达个性、创造性、独特性的一种方式，也最容易为儿童所接受和采纳，为儿童们提供了一个表达内心积极或消极情绪情感的出口。艺术媒材为游戏治疗师提供理解儿童的一条途径，特别是那些孤僻的、不善言辞的或者受到伤害的特殊儿童。艺术游戏为治疗师和儿童提供一种有趣的、无危险的方式来建立关系，这对建立信任关系非常关键。在这样信任的氛围下，儿童能够表达他们内心的想法和感觉。连儿童自己都意识不到的潜藏的冲突常常可以在绘画作品中对游戏治疗师显露出来。

此外，黏土可为儿童创作及攻击情绪的表现提供途径，因为黏土可随意搓揉、挤压并做成任何想要的造型。黏土通常可分为彩色的化学黏土和水揉的黏（泥）土，后者为自然的材质，但较难清洗；前者有颜色、多变化、干净，较易为儿童接受。

4．棋盘

推荐材料：象棋、围棋、跳棋、飞行棋以及其他一些游戏棋。

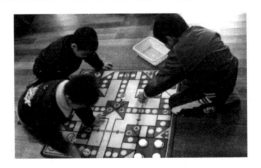

图 1-5　正在专心致志玩飞行棋的儿童

随着儿童不断成长发展，他们的游戏逐渐由想象转向现实，推理和逻辑能力的增强使发展中的儿童进入有规则的游戏阶段。一开始,游戏要有趣,并且规则比较宽松,儿童可以经常修改甚至违反规则。但随着儿童不断长大,规则逐渐变得严格起来,竞争性也日益增强,个人和群体游戏帮助儿童学会怎么与他人分享,怎么等待轮到自己,怎么与他人合作,以及怎么遵守游戏规则,游戏教会儿童自律、合作、竞争,并从根本上训练儿童学会生活。[①]

用于治疗的游戏可以一人、两人或多人玩。许多棋盘游戏(如跳棋)设计可以供4～6人玩。棋盘游戏可以帮助儿童集中注意力,增强自律性,还有助于建立自信,发展儿童的认知、动机和社交技能。大部分的棋盘游戏都是透过代币的积分或以掷骰子来看谁最快能抵达终点,隐含了输赢的概念。故儿童面对输赢的反应、对规则遵守的情形甚至作弊,都是治疗上可讨论的主题。

三、游戏治疗的对象

一般而言,凡在心理发展上存在一定问题的学前儿童和学龄儿童都可成为游戏治疗的对象。本书因着重于特殊儿童的游戏治疗介绍,所以从理论上来说,所有的特殊儿童都可接受通过游戏而实施的促进其心智和体能发展的治疗。

(一)适用年龄

游戏治疗适用的年龄层为3～13岁。整体而言,介于幼儿园至小学高年级的儿童皆适合。

(二)具体类型

儿童需要帮助并需要进行游戏治疗的主要类型可分为两大类:一类是因外在环境或条件发生变化而产生的心理问题儿童或行为问题儿童,如各种环境(家庭、社会和学校等环境)适应不良的儿童、情感调整困难儿童、具有攻击性行为的儿童、异常焦虑或恐惧的儿童,以及自我意识异常儿童;另一类是有发展障碍的特殊儿童,如智力发展迟缓儿童、身体残障儿童、高活动性注意缺陷儿童、学习困难儿童,以及自闭症谱系障碍儿童等。

传统意义的特殊儿童,大都指有智力障碍、视力障碍和听力障碍以及肢体残疾的儿童,但到了20世纪80年代,医务人员、心理和教育工作者把关注的焦点更多地集中在"3D"儿童身上。所谓"3D",是指高活动性注意缺陷(ADHD)、学习困难(LD)以及自闭症谱系障碍(ASD)。

为此,本书在第5、第6和第7章对实际游戏治疗对象的阐述中,从传统意义出发选取了智力障碍儿童,从新的关注对象中,分别选取了学习困难儿童和自闭症谱系障碍儿童,介绍有关游戏治疗的实践研究和方法的探索。

四、游戏治疗之实施者

作为游戏治疗之主体——实施者,他们担负着游戏治疗的方案制订、具体实施进程之把握以及与接受游戏治疗的特殊儿童之间产生互动之作用,因此,是游戏治疗是否可以取得成效的关键之所在。在此,我们将讨论游戏治疗之实施者所应扮演的角色、在实施游戏治疗时所应采取的态度和担负的具体任务。

---

① 傅宏. 儿童心理咨询与治疗[M]. 南京师范大学出版社,2007:118,120.

（一）游戏治疗师的角色

尽管在游戏治疗中，有两种不同理念支撑的基本模式，即指导性游戏治疗和非指导性游戏治疗，其实施的程序不尽相同，游戏治疗师所起的作用也有所差异，但达成共识的是游戏治疗师应该扮演以下三种角色：① 参与者：跟随儿童的步调，成为儿童游戏的参与者；② 限制者：借着强调规则，鼓励儿童学习忍受挫折及限制；③ 解释者：将儿童的游戏象征和他的现实生活联结起来。

（二）游戏治疗师的基本态度

游戏治疗的目的是对儿童的内心世界进行再整理，通过游戏对儿童智力进行开发和培养，并对儿童在日常生活中的适应构成起到整合作用。游戏治疗师的基本态度就是让儿童自由表达内心深处的世界。

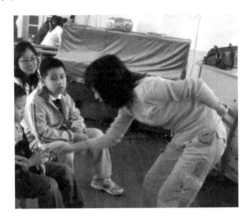

图 1-6　游戏治疗中循循善诱的游戏治疗师

具体地说，在游戏中游戏治疗师要注意以下几点：

① 尽快与儿童建立起亲切友好的关系。

② 尊重儿童的个性和特点。

③ 给予儿童自由而充分的表达情感的机会，使儿童受压抑的情绪得到宣泄或净化。

④ 善于观察儿童的行为变化，敏锐地把握儿童的心理状态。

⑤ 相信儿童自我发展的潜能，给儿童一定机会使他们负起选择和改变的责任。

⑥ 采取循循善诱的辅导方式，不训斥、不说教。

⑦ 有耐心，不要企图加快治疗的过程或单方面中止治疗。

⑧ 当儿童走向非现实时如破坏、病理表现等，才实施治疗限制。

（三）游戏治疗师的任务

在游戏治疗过程中，游戏治疗师的态度会对儿童产生重要影响，它能形成一种新的人际交流，促进儿童的身心发展，这是游戏治疗的本质所在。当然，游戏治疗过程中的技术手段也很重要，它维持和支撑着治疗过程的展开。具体地说，为了保证游戏治疗的顺利开展，游戏治疗师应注意完成以下几项具体任务。

1. 设计治疗方式

游戏治疗方式可以根据具体治疗目的制定，例如，让儿童玩电动火车可以促进儿童的手指协调能力及创造能力;让儿童玩弹子游戏机可以培养儿童注意力的稳定性和操纵能力。每一次治疗应选择什么类型的游戏,每种游戏进行多长时间,这些需要游戏治疗师充分考虑儿童的年龄特点和个体心理特征,预先安排和设计妥当。另外,游戏环境的选取、布置,游戏的进程也都需要游戏治疗师精心地加以考虑。设定一个严格的时间表,刚开始时游戏时间可视情况略为缩短,随着游戏次数的增加,再逐渐延长时间,游戏时间一旦确定,就要固定下来,不能随便更改或取消。同时游戏治疗师对儿童在游戏治疗过程中的一切行为和表现都要保密。

2. 观察和记录

进入治疗室之前,游戏治疗师要观察亲子分离的状态、儿童的不安程度。在游戏过程中,游戏治疗师要观察儿童是否主动接触玩具、儿童游戏的种类及次数、儿童的语言表述是否清楚,以及儿童在不同情绪状态下的不同语言表达。

游戏治疗师要在每次游戏治疗后认真地做好记录。及时做好记录,可以迅速地把握个案的发展变化,并以此作为评价的依据,为下一次咨询提供应变和解决的对策。连续的纪录还可以追踪儿童的发展变化及治疗效果。记录时应注意把握:游戏治疗活动的设计和展开过程及变化、游戏活动的具体媒介和每一次活动内容的时间分配、儿童在游戏中的具体表现,条件允许的话还可以在记录时对下一次活动内容进行设想。具体来说,记录可以包括以下十个方面[1]:

① 儿童参加活动的兴趣、动机的强弱变化。
② 亲子分离状况(逐渐完成、一次完成或不能完成)。
③ 游戏治疗的构造(自由分散活动、有主题的活动或两者兼有)。
④ 儿童在活动中表现出的能力高低的变化。
⑤ 游戏治疗师对儿童活动是否有限制及儿童是否理解这些限制。
⑥ 儿童与游戏治疗师的关系(拒绝、接受、过度服从、冷淡等)。
⑦ 儿童的自我控制力和注意力(适当或过度)。
⑧ 儿童的语言表现(多、少或适中以及话语有无意义)。
⑨ 儿童的情感和情绪表现(压抑、过激、悲伤或喜悦等)。
⑩ 攻击性(儿童破坏玩具的倾向性的高低程度)。

3. 理解和反馈

尽管理解和解释儿童所有的游戏行为是困难的,但应该坚信儿童在游戏中每一件事情都是有意义的,儿童在游戏中的一个眼神、一个笑容、一个动作或许都有一定含义,如儿童不停地打他身边的布娃娃,可能是借此发泄他对带养者的不满;再如一个聋儿在游戏中喜欢给布娃娃和老师打针,并感到很自豪的样子,这实际上是他经历一个月药物治疗时,天天打点滴、打针的痛苦经历的暴露,一旦表现出来了,他就感到很轻松、愉快。

由于长期受压抑、被忽略等原因,来接受治疗的儿童往往不能很好地认识自己的行为及内心体验,因此,游戏治疗师要对儿童说过的语言或做过的动作给予适时的重复,目的在于向儿童传达游戏治疗师已充分认识和了解他的体验的信号,如"你在……""你很想……"理

---

① 徐光兴. 儿童游戏疗法心理案例集[M]. 上海教育出版社,2007:9.

解了儿童的内心体验后,治疗师再用自己的语言,将儿童刚才表达的体验,用儿童容易理解的、简单明了的语言进行描述,并把它反馈给儿童,使他能洞悉自己的言行、认识自己、理解自己,明白自己所做的事情,逐渐形成新的适应性行为,树立自信心。例如,弱智儿童通过反复操作,构建出一件新的建筑物,哪怕只有一点点进步,经过治疗师适时的反馈,他也慢慢地变得自信了。[①]

4．建立必要的规则

为了保证游戏能顺利进行,游戏治疗中有时还应有一些必要的规则或限制,使儿童明确自己的责任。如儿童发生故意破坏游戏材料、故意破坏游戏室、攻击其他游戏参加者等行为,就需要他停止游戏,将他带出游戏室;有时儿童会请求带玩具回家,这种情况下通常游戏治疗师不能允许儿童带走玩具,但如果有必要的话可以借给他们。又如,游戏结束后,应保持环境的整洁,应让儿童收拾好玩具材料再离开游戏室等。建立这些规则,都需要儿童在自由活动中自觉地掌握和遵守。制定规则时要注意保证让儿童能有充足的时间充分表现自己,不能因催促或时间不够而使儿童产生焦虑,进而影响游戏的顺利开展。

第 3 节　游戏治疗的实施

任何一个游戏治疗的目标,无论其大小,都需要通过具体的实施过程才可以得到实现。与此同时,游戏治疗的过程还是一个评估和诊断的过程。因此,坚实地做好游戏治疗实施过程的每一步,至关重要。在本节中,我们将叙述游戏治疗的实施,同时,介绍两个案例,使大家既能了解游戏治疗的评估和诊断之作用,又能窥游戏治疗之一斑。

一、游戏治疗的进程

一般来讲,游戏治疗从发现对象到治疗结束,需要经历一个过程。从通常情况来看,游戏治疗的进程大约可分为 5 个阶段,如图 1-7 所示。

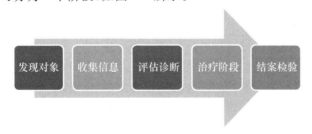

发现对象　收集信息　评估诊断　治疗阶段　结案检验

图 1-7　游戏治疗的实际进程

（一）发现对象

对儿童行为异常和心理障碍的判断不能凭着个别家长或教师的经验或主观臆断。通常可通过以下几种方法来发现需接受游戏治疗的对象。

① 经由医疗心理咨询机构或专业人士诊断,以诊断书的形式确立的个案。

② 经由学校心理健康教育者使用相关科学规范的评定工具进行检测发现的个案。

---

① 邱学青. 游戏治疗在我国特殊儿童教育实践中的运用[J]. 中国特殊教育,1996,3：39-40.

③ 正在经历突然性或长久性创伤性事件的高危人群。

（二）收集信息

首先，对接受游戏治疗对象的情况进行间接了解，包括家庭状况、在园表现、生活史，父母或平时主要的养育者说明儿童具体的问题，或与该儿童相关的既往史、事件等。其次，在个体的心理发展水平和能力允许的情况下，对接受游戏治疗对象的情况进行直接了解，即让父母或平时主要的养育者先行离去，单独与该儿童进行交流。

在收集信息阶段，游戏治疗师应向家长和儿童说明治疗的保密措施，打消接受游戏治疗对象及相关人员的顾虑，最大限度地收集与他们有关的背景资料。

（三）评估诊断

依据接受游戏治疗对象的具体情况，运用相关的评定量表、治疗技术对其进行评估与诊断，思考设计具体游戏治疗的策略，为开始实施治疗做准备。

（四）治疗阶段

治疗阶段往往由三个阶段构成：治疗的初期、中期和后期。

（1）治疗初期。游戏的选择可以是开放性的。例如，接受游戏治疗的对象可以在游戏室中自由探索，但必须遵守游戏治疗室的规则，如不能打人、不能把玩具带走等。这个阶段游戏治疗师也要注重与接受游戏治疗的对象之间建立或巩固信任关系，并形成对其进行游戏治疗的策略之设计。

（2）治疗中期。可采取行为改变技术，如将接受游戏治疗对象最喜欢的游戏视为增强物的一种。如对常常吸吮手指的儿童，他如果能在规定的时间内不把手指放入口中，就能够玩他最喜欢的玩具或游戏，反之则被禁止玩他喜欢的玩具或游戏。此时游戏治疗师也可以主动选取适当的游戏，如对过于放松的儿童可以选取一些结构性较强的游戏，而对过于紧张的儿童则可以选取放松身心的游戏，如玩黏土、绘画等。

（3）治疗后期。以接受游戏治疗对象的治疗状况及情形改变程度的评估结果来确定后期治疗，若有必要则将治疗加以延续，反之则可作结案准备。①

（五）结案检验

与最初的诊断评估情况相对照，若已达到下列治疗目标，游戏治疗师可以考虑对儿童进行结案处理：

（1）接受游戏治疗对象已学到预设的新技巧或技能。

（2）接受游戏治疗对象从原先没有自立或自主的能力，到获得生活某方面的自立能力。

（3）接受游戏治疗对象的靶行为已经得到有效改变，或增，或减。

（4）接受游戏治疗对象的心理障碍有明显的缓解和情绪趋于平静。

二、评估与治疗程序举例

对特殊儿童而言，游戏治疗除了能让他们宣泄负面情绪，提高认知水平和增加社会功能之外，还有一个重要的作用，就是在游戏治疗的过程中可以对特殊儿童的心理发展水平及治疗疗效加以评估和诊断。在此以跨领域之基于游戏评估模式为例加以说明。

（一）跨领域之基于游戏评估模式

采用游戏治疗对儿童进行诊断和评估的模式众多，其中以跨领域之基于游戏评估

---

① 瞿理红. 学前儿童游戏教程［M］. 上海：复旦大学出版社，2006：95.

(Trans-disciplinary play-based assessment)模式最适合特殊儿童,特别是学龄前特殊儿童,其特色乃是根据游戏观察来明确特殊儿童的心理发展水平,从而制定进行游戏治疗的目标。

按照跨领域之基于游戏评估的模式,游戏治疗师必须在正式观察前,熟悉每个领域的指导语,尤其是手册上注明要特别注意的部分。观察者须依照手册上的指导语,针对儿童的认知、社会情绪、语言沟通及感知觉的发展现况,以详细、质性的方式记录。观察记录的方式最好采用丰富的叙述性的文字,而尽量避免类似"检核表"的格式,特别注意不是记录"有哪些行为",而是记录"怎么发生这些行为"。

1. 准备阶段

进行跨领域之基于游戏评估之前,需有一个设备齐全且空间够大的教室。为了让儿童有选择的机会,教室内需设有不同的角落,例如娃娃家区、积木区、美劳区、玩沙区、粗大动作区等。如图 1-8 所示。教室靠走廊的一边,最好安装有适合观察的单面镜,若无法设置单面镜,则需为观察者安排一个不干扰儿童活动的位置。若没有适合的教室,也可选择个案家里或其他地方以进行跨领域之基于游戏评估游戏治疗,其先决条件是:其空间能摆放足够的游戏治疗器材,以供儿童选择。

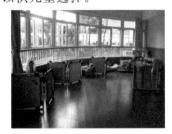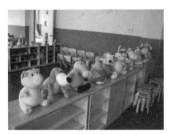

图 1-8　适宜跨领域之基于游戏评估模式的空间和玩具

游戏治疗过程中使用的游戏器材或玩具,必须多样化、色彩鲜艳,并且是儿童所熟悉的。

2. 实施的具体步骤

完整的跨领域之基于游戏评估模式一般分 5 个阶段进行。

(1) 自由开放游戏(阶段一)

在这个阶段,观察评估的重点在于了解自然情况下儿童对陌生环境的适应性、儿童的个人兴趣、语言水平、模仿能力以及社会交往水平。因此,这个阶段主要采用无结构的自由游戏,即事先无一定的游戏主题,由儿童主导整个游戏过程。自由游戏的时间约为 20 到 25 分钟。在这一过程中,游戏治疗师的主要任务是观察和记录,特别是记录哪些行为或语言是儿童自发的,哪些是模仿而来的。治疗师既可以用非参与性的方式,站在旁边观察儿童的游戏行为、语言,也可以用参与性的观察方式与儿童一起游戏,根据儿童发展水平的不同程度,与之平行游戏、关联游戏或合作游戏进行互动和对话。虽然游戏治疗师有时也用游戏的方式间接教导儿童新的游戏方式,但除非儿童表达需要协助,或对一项游戏任务有强烈兴趣却无法完成时,才可采用,否则应尽量减少游戏治疗师的干预和指导。

(2) 结构式游戏(阶段二)

这一阶段主要是观察评估儿童的图形认知、问题解决等与认知有关的心理发展水平。这个阶段的持续时间根据儿童的年龄或发展水平而定。生理年龄 4 岁以下的正常儿童或心理年龄在 4 岁以下的特殊儿童一般可定在 5 到 10 分钟,生理年龄 5～8 岁的正常儿童或心理年龄在5～8岁的特殊儿童一般可定为10到15分钟。与前不同,这个阶段由游戏治疗师主导,儿童被要求进行一些事先设计的高程度的问题解决游戏,如拼图、算术、进行因果游戏等,通过这些认知操作活动,治疗师可以了解到第一阶段没有了解到的儿童的情况。但应注意这些活动必须能引发儿童的动机,使其愿意进行各项活动,以利在有限的时间内能观察到许多其他阶段无法看到的儿童的认知能力。

(3) 同伴互动游戏(阶段三)

这个阶段主要是观察评估儿童的社会性,尤其是与同龄人或心理发展水平相近的同伴之间的社会交往能力。除了观察和评估儿童的游戏互动和社交技能,也可观察评估他们的认知、语言、动作等发展水平。持续时间最好是10分钟左右。这个阶段以无结构性的自由开放式游戏形式为主,但须有一两名生理年龄相近或心理发展水平相似的同性别儿童一起参与。被邀请的儿童最好与接受游戏治疗的特殊儿童熟悉,且能与同伴有良好的互动。这阶段主要比较接受游戏治疗的特殊儿童与普通儿童之间的同伴互动方式有何不同。在这个阶段中,由儿童主导整个活动,但若两个儿童间没有互动,游戏治疗师可从旁介入,使其互动。如介绍玩具,可有效促进同伴互动。

(4) 亲子互动游戏(阶段四)

此阶段主要是观察和评估儿童在同样的游戏情境下,面对成人与同伴进行游戏时有何不同的反应,同时观察者也可以发现父母或平时主要的养育者与儿童互动时较困难的地方,从而发现亲子关系中的一些问题,在此基础上对家长加以具体指导。这阶段的持续时间最好是10分钟左右。请父母或平时主要的养育者中之一位,以平时在家中最常用的互动方式,和儿童一起游戏、互动。这个阶段可观察儿童和父母或平时主要的养育者互动的模式,也可观察到儿童其他的技能。可口头询问家长,儿童与父母或平时主要的养育者的互动是否与在家里相同。需记录儿童与游戏治疗师和家长互动时不同的地方。在这阶段开始5分钟后,让父母或平时主要的养育者先告诉儿童,他们要离开一下,几分钟后会回来。在父母或平时主要的养育者离开的这段时间,可观察评估儿童的分离焦虑水平。当父母或平时主要的养育者回来后,也要记录儿童的反应,以此评估亲子依恋的类型。随后由父母或平时主要的养育者带着儿童做半结构化游戏,即有一定的游戏主题的游戏活动。这个活动必须是儿童不熟悉且较具挑战性的活动,因这些活动对儿童来说要有压力,从而可观察评估他们处理问题的实际能力,在此阶段中,既需记录儿童对父母或平时主要的养育者的反应,也需记录父母或平时主要的养育者教导儿童或帮助儿童的方式。

(5) 动作游戏(阶段五)

这阶段主要是观察评估儿童的动作发展技能。游戏治疗师可以通过与儿童一起游戏,就近观察儿童的粗大肌肉和精细肌肉的发展,持续时间可为10分钟左右。一开始可以是非结构式的,让儿童主导选择玩不同的器材。随后进入半结构活动。

在上述五个阶段结束后,也可让儿童一起吃点心。既是对儿童接受评估的奖赏,也是观察评估儿童的社会互动、自我照顾、适应行为等技能,同时还可发现其口腔肌肉等方面的问题。如果是为观察儿童口腔和舌头的不同动作,选用点心还必须经过精心挑选。

跨领域之基于游戏评估具有可变化性。即所进行的时间及程序,可依照儿童的年龄、个别需求做调整。如能进行完整的五个阶段,大概需一个小时,其好处是可获取有关儿童的详细的心理发展资料。但有时遇到特殊儿童不愿配合或因程度太低而无法进行整套模式评估时,也可省略部分阶段。在全面评估需接受游戏治疗儿童的综合情况后,就可进行游戏治疗实施阶段。

（二）"5R"游戏治疗模式

在游戏治疗中,根据特殊儿童的不同问题特征和心理发展水平,游戏治疗师会采用不同的具体治疗方法,但不管何种方法,都有一个相对统一的程序。下面介绍的"5R"模式就是一般程序的代表。[①]

所谓"5R"模式,是"Relating"、"Releasing"、"Re-experiencing"、"Re-creating"、"Resolving"的统称,即"建立关系"、"放松宣泄"、"再次体验"、"再次创造"和"问题解决",其步骤如图 1-9 所示。

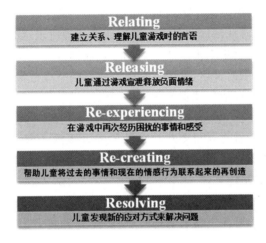

图 1-9　游戏治疗的一般程序

从图 1-9 中可以了解,当游戏治疗师听懂儿童的象征性言语表达,并在此基础上和儿童展开交流时,儿童就可以开始自由探索哪些是困扰自己的想法和感受了。在安全温馨的游戏治疗室里,再次经历曾经的事件,可以再造出现实生活中曾经遭遇的情形。这些再造情形旨在让儿童在游戏中表现出意识或无意识层面中的感受。通过这种修正经历,儿童可以发现改变自己思考和行为的方法。最后,游戏治疗师可提供机会让儿童在治疗关系中练习新的行为,让他们学习解决问题.并发展更有效的策略处理那些以前不能解决的问题。

下面根据冈梅尔（Gumaer,1984）提出的"5R"游戏治疗模式,对图 1-9 所显示的实施步骤做具体介绍。

1. 建立关系

游戏治疗师欲建立良好的治疗关系,必须在理解儿童的基础上才可能实现。同时,许多游戏治疗师都意识到需要通过和儿童建立一个温暖悦纳的关系来帮助儿童。无论儿童表达出来的情感是多么消极,他们的这些体验都会得到尊重。当儿童感到被接受和理解的东西越多,他们就会更多地表露自己,这些自我表达可以帮助游戏治疗师观察到儿童自身特有的

---

① 傅宏. 儿童心理咨询与治疗［M］. 南京师范大学出版社,2007：121-125.

世界。随着关系的发展,游戏治疗师能更多地了解儿童和他独有的生活经历,并更好地认识儿童,促进和儿童之间建立牢固的信任关系。

当然,仅建立和维持关系是不充分的。除了建立温暖信任的氛围,游戏治疗还必须能建立正确的矫正行为帮助儿童将他的想法、感受和现在的行为联系起来。因为,游戏治疗师需要考虑利用治疗环境来建立一些治疗规范,帮助儿童学会对他的行为负责,教给儿童以更好的方式满足那些需要。

2. 释放情感

在安全的游戏室中,儿童可以很自由地表达以前被隐藏的想法和情感。有些儿童猛烈地捣烂黏土,捏成人然后再剥离分解开;有些儿童把指头埋在沙子中,然后很快地放入稻草以让它们呼吸;有些儿童抱着娃娃抚摸它并帮它洗澡等。这些动作为儿童提供了一种通过游戏来释放情感、表达感情的方式。因为这样的宣泄能让儿童释放紧张情绪,本身就能起到治疗效果。但很多情况下游戏治疗师还需要帮助儿童处理所表达的情感。

在这个阶段,治疗师需要集中精力加入到儿童象征性言语的交流中,并对儿童的表达有所反馈。要想努力明白儿童的表达,游戏治疗师需要再问一些他们能够回答的开放性问题。如果儿童选择保持沉默,游戏治疗师也要尊重他们的选择。

3. 重新体验事件

在这个治疗阶段中,随着儿童与游戏治疗师的关系逐渐亲密,他们在获得安全感后,便会在游戏中再现以前曾经经历过的不快事件,体验到经常伴随他的不舒服感受,从而进一步自由表露出困扰他生活的问题事件。

4. 再创过去与现在的连接

在这个治疗阶段中,儿童开始逐渐明白过去的事情,并将它们和自己现在的想法、感受和行为联系起来。成人经常用言语表达这时的体验,而儿童只能在游戏中玩出当时的情形,再次体验过去的事情,并通过整合来促进当前的理解。游戏治疗师的同感能帮助儿童理解并同化曾经痛苦的经历。游戏治疗师一旦理解了儿童游戏中反映出的象征性意义,便可整合儿童在第三阶段表露出来的曾经遭受过的不快的信息,以便让儿童通过游戏,结合过去生活经历中的认识来表达目前的想法、感受和行为。

5. 解决问题

治疗过程的终极目标是使儿童可以表达他对存在问题的理解,并能尝试多种不同的方法来解决问题。有些问题没有解决方法,儿童也可以发展必要的应对问题的技能。当他们尝试着去解决问题时,就提高了解决问题的能力,并知道什么有效而什么无效,并保持有效的实践途径。这个过程在游戏治疗和儿童的日常生活之间起到良好的过渡作用。

因为儿童,特别是特殊儿童的个体差异悬殊,因而在对不同类别儿童进行游戏治疗时,可以将几个步骤结合起来,甚至可以跳过一个,或停留在某个特定的治疗过程中。儿童和游戏治疗师的关系在治疗过程中不断变化,双方的互动也不断变化。游戏治疗师与儿童建立了温馨的关系后,便可以直接或间接地使用各种咨询技巧,比如倾听、同感、澄清、对质和理解,以帮助儿童解决问题并提出更好的应对策略。

本章小结

本章第 1 节从游戏的概念入手,介绍了游戏的类型、心理学意义,从而引出游戏治疗的概念发展过程、游戏治疗的基本模式。第 2 节介绍了游戏治疗的构成,包括游戏治疗的时间与空间的选取,媒材的选择,游戏治疗对象及实施者。本章在第 3 节中介绍了实施的一般流程和对结果的评估与诊断。

 思考与练习

1. 何谓游戏治疗?
2. 游戏治疗与游戏和治疗的联系和区别何在?
3. 游戏治疗所具有的心理学意义体现在哪些方面?

 本章导读

1. 曹中平,蒋欢. 游戏治疗的历史演变与发展取向[J]. 中国临床心理学杂志,2005,4:489-491.

2. 方富熹,方格,林佩芬. 幼儿认知发展与教育[M]. 北京师范大学出版社,2005.

3. 邱学青. 游戏治疗在我国特殊儿童教育实践中的运用[J]. 中国特殊教育,1996,3:37-41.

4. 瞿理红. 学前儿童游戏教程[M]. 上海:复旦大学出版社,2006.

5. 伍丽梅. 游戏治疗及其最新进展[J]. 社会心理科学,2005,1:94-96.

第2章　游戏治疗的主要学派

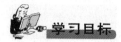 **学习目标**

　　了解游戏治疗的三个主要学派：精神分析学派游戏治疗、儿童中心主义学派游戏治疗、格式塔学派游戏治疗。能够识记各个学派的代表人物，掌握其基本理念、核心概念以及基本方式。

🜂 第1节　精神分析学派游戏治疗

　　在心理学发展的百年历史中，有一个伟大的名字永远无法被历史冲刷，那就是西格蒙德·弗洛伊德。这位精神分析心理学派的创始人，他的学说"远远超越了他所直接从事的精神病治疗及心理学领域，影响到现代西方人文科学、语言文学、宗教、艺术、哲学、伦理学等，并渗透到社会生活的各个领域，成为西方文化的一个组成部分"[①]，为精神分析学派游戏治疗奠定了基石。

　　"精神分析"一词是弗洛伊德于1896年3月在其发表的法文论文中首先提出来的，并在随后与他人合作的书中正式作为这一心理学说的理论基础。将人格分割为"本我"、"自我"和"超我"，将人的动力归结于"里比多"（性的能量），将人的意识切分成"前意识"、"意识"和"潜意识"，便是这一精神分析学说的代表性的理论概念。下面将根据这些概念回溯精神分析学派游戏治疗的历史发展进程，重温其代表人物的主要观点。

一、历史回溯

　　运用游戏来进行心理治疗，是精神分析学派之首创。其鼻祖西格蒙德·弗洛伊德的游戏治疗思想为这一学派奠定了深厚的基础。在近30年中，赫尔姆斯（Hug-Hellmuth）、安娜·弗洛伊德（A. Freud）与梅兰妮·克莱因（M. Klein）都为精神分析学派的游戏治疗做出了功不可没的贡献。

　　（一）精神分析学派的代表人物及其游戏治疗理论

　　"精神分析"（Psycho-analysis）是由弗洛伊德开创的治疗精神病患的方法。根据弗洛伊德理论，凡不是由生理器质病变如遗传、脑外伤和中风引发的精神疾病统称为"心因性精神病"，这类由心理障碍造成的精神异常可以通过精神分析治疗得以治愈或缓解。精神分析的精髓就在于解释。这种解释聚焦的不是能倾诉心理疾患的接受心理治疗的儿童本身，而是他们无法倾诉出来的深层次的纠结。按照弗洛伊德的看法，每一种心理疾患的症候都含有

---

　　① 王树洲.弗洛伊德及其精神分析学说［J］.无锡教育学院学报，1995(1).

深刻的象征意义,心理疾患的症候是谜面,情结是谜底,解释就是通过对这些症候的探究来剖析其内在意义。

20 世纪 20 年代,弗洛伊德将其精神分析的理论运用于儿童游戏治疗之中。弗洛伊德虽然没有系统地论述儿童的游戏治疗,但他阐述的游戏治疗理论,拉开了精神分析学派游戏治疗序幕,而且将这一理论付之于实践。

1. 弗洛伊德为儿童游戏治疗奠定了基石

弗洛伊德(图 2-1)开创性地将游戏用于他对儿童的心理分析之中。他认为,游戏对于儿童人格的正常发展具有重要作用,可以帮助儿童释放因内驱力受社会制约而产生的紧张与压力,帮助儿童积累处理适应不良的经验,因而具有"治疗"的作用。与此同时,弗洛伊德还认为游戏和其他的心理事件一样,都受"快乐原则"的驱使。快乐原则体现在儿童的游戏中则表现为游戏能够满足儿童的愿望,治疗因曾遭遇过的不快事件而引起的心理创痛,使其受压抑的负面情绪得到宣泄。

弗洛伊德还阐明了游戏的动机和游戏在临床中的作用。正是在弗洛伊德的启发之下,游戏在临床诊断和治疗中的作用逐渐被人们所重视,并作为一种媒介工具得以应用,最终发展成为专门的游戏治疗技术。

2. 赫尔姆斯架起了精神分析学派和游戏治疗的桥梁

赫尔姆斯是第一个将弗洛伊德的理论运用到游戏治疗的儿童精神分析学家。尽管她反对使用主观解释,也反对触及儿童最深层的情感,在游戏治疗中使用的并不是传统意义上典型

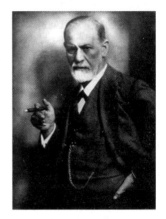

图 2-1　西格蒙德·弗洛伊德
(S. Freud. 1856—1939)

的精神分析式方法,但她确实是将精神分析学派理论与游戏治疗结合起来的第一人。

赫尔姆斯把游戏用于治疗的主要目的是打破沉默从而与儿童建立接触,她把游戏的介入作为分析者的决策依据。由于年幼的儿童不能适应标准的精神分析场景,这个时候就要求分析者将游戏作为媒介引入其中以创建一个更适合儿童特点的心理治疗环境。

赫尔姆斯设定了三步法的游戏治疗程序:第一步,由分析者设定游戏主题,即分析者在治疗中创编游戏和故事以激起儿童的兴趣,并使他做出反应。第二步,以这种方式与儿童交流,以期发现他们潜意识层面的情绪等。第三步,小心地避免任何太具主观性的解释。

赫尔姆斯的游戏技术尽管没有形成一套完整的治疗体系,但她大胆地把游戏用于治疗实践的做法却给后来的精神分析学派学者提供了借鉴和勇气,可以说她为精神分析学派的游戏治疗实践奠定了基石。

3. 安娜·弗洛伊德与梅兰妮·克莱因拓展了精神分析学派的游戏治疗

继弗洛伊德之后,他的女儿安娜·弗洛伊德和学生梅兰妮·克莱因不仅发展了他的有关学说,也将他游戏治疗理论的观点加以运用与推广,她们针对的对象主要是心理发展障碍儿童,从这个角度来看,她们可谓是精神分析学派中儿童游戏治疗的奠定者。

(1) 安娜·弗洛伊德与儿童游戏治疗

安娜·弗洛伊德(图 2-2)认识到由于儿童语言能力的有限性,无法实施自由联想或释梦等技术,便创造性地应用游戏观察和家庭访问观察方式来治疗儿童因情绪困扰而带来的相

关方面的问题。

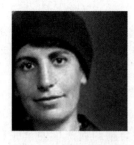

图 2-2 安娜·弗洛伊德
（A. Freud，1895—1982）

安娜·弗洛伊德强调游戏是一条通道，能够帮助儿童与游戏治疗师之间建立正向情感联结。唯通过游戏，游戏治疗师才能真正进入儿童的内心世界，实现真实意义上的沟通。实际上她并非直接解释具体的游戏行为，因为她觉得不一定每个游戏行为都有象征意义，而是把游戏作为治疗的手段，强调用此在儿童与游戏治疗师之间建立友好关系。在已建立起的良好关系的基础上，她鼓励儿童说出自己的想法，然后分析这一想法背后蕴藏的心理意义。

安娜并不是将游戏结果作为儿童分析的过程中的唯一目标，而是关注儿童的心理发展过程和未来的心理健康，即培养儿童的健全人格，所以她的分析治疗常被称为教育性的治疗措施。[①]

（2）梅兰妮·克莱因与儿童游戏治疗

梅兰妮·克莱因（图 2-3），是奥地利精神分析学家、儿童精神分析的先驱，也是继弗洛伊德后对精神分析理论发展作出重要贡献的人物之一，著有《儿童精神分析》、《客体关系理论》、《嫉羡与感恩》等书。

克莱因和安娜·弗洛伊德大约在同一时期开始分析儿童，但是她们在游戏治疗的理念和方法上却大相径庭。

克莱因利用游戏对儿童进行治疗，主要是利用跟使用跟成年人的潜意识分析技术相类似的解释性说明技巧。她认为游戏是儿童最自然的表达方式，在游戏中儿童处于对潜意识的反映状态，可以将自己的心理冲突戏剧化并转化为外人可观察到的显性行为。所以，相对于安娜·弗洛伊德，克莱因更强调在游戏中揭示儿童的潜意识。她用游戏和玩具鼓励儿童表达幻想、焦虑，然后根据儿童的表现加以解释，通过解释，使儿童的一些无意识层面的体验变成有意识的体验，从而帮助儿童释放或宣泄困扰他们的情绪问题。

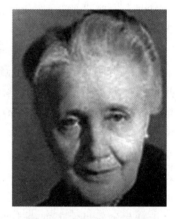

图 2-3 梅兰妮·克莱因
（M Klein，1882—1960）

克莱因还认为游戏治疗室中环境的创设与玩具的投放是游戏治疗的重要技术，因而她对游戏治疗室中的环境有特殊要求。根据她的理念，一个符合儿童心理发展水平的治疗室，是能为接受心理治疗的儿童提供一个适宜的场所，既要考虑到时间与空间的稳定性，还要考虑安全性与适宜性等。除环境外，玩具的投放也有一定的要求，即可以让接受心理治疗的儿童自发地进行各种游戏。克莱因在运用游戏治疗方法时，一般不直接介入接受心理治疗儿童中，当某个接受心理治疗的儿童需要更多地通过游戏而不是通过说话来表达自己，她就开始分析这个接受心理治疗的儿童的自由游戏，因她将其视为类似于成人的自由联想。

正是这种对分析性环境的创设、运用精神分析的手段以及纯精神分析式的解释，使得克莱因与安娜·弗洛伊德有了明显的区别，她的儿童游戏治疗方式也被称为"分析性游戏治疗"。

① 王国芳.儿童精神分析中的游戏治疗概述[J].心理学动态，2000(4).

二、核心概念

与精神分析学派游戏治疗有关的核心概念主要有两类：一是作为基础的人格理论概念，二是游戏本身及其儿童游戏行为表现的相关概念。

（一）人格理论概念

精神分析的人格理论作为理论基础，着眼于人格结构分析，该理论的人格结构有三个成分：本我、自我和超我。其核心概念有以下三种。

本我（ego）包含要求得到眼前满足的一切本能的驱动力，就像一口沸腾着本能和欲望的大锅。它按照快乐原则行事，急切地寻找发泄口，一味追求满足。本我中的一切都是无意识的。

自我（id）处于本我和超我之间，代表理性和机智，具有防御和中介职能，它按照现实原则来行事，充当仲裁者，监督本我的动静，给予适当满足。自我的心理能量大部分消耗在对本我的控制和压制上。任何能成为意识的东西都在自我之中，但在自我中也许还有仍处于无意识状态的东西。

超我（superego）代表良心、社会准则和自我理想，是人格的高层领导，它按照至善原则行事，指导自我，限制本我，就像一位严厉的师长。

（二）游戏与游戏行为的相关概念

精神分析学派对儿童游戏有自己独特的诠释，对儿童的游戏行为也有自成一体的解释。

游戏（play），儿童潜意识中欲望和幻想的歪曲表达。儿童的游戏主要是受快乐原则的驱使，因为游戏能够满足儿童在现实中无法满足的愿望，能使儿童受压抑的消极情绪得到发泄。

投射（projection），儿童在游戏过程中把自己的冲动、欲望和思想转移到别人或其他对象身上，使这些冲动脱离自我，好像它们不是自我的一部分。儿童经常用这种方法来避免意识到那些自己不能接受的欲望、感情或想法。

潜意识（unconscious），又称无意识，指儿童在游戏过程中表现出来的在意识和前意识之下受到压抑的，并没有被儿童自身意识到的心理活动，代表着蕴藏在儿童内心更深层、更隐秘、更原始的心理能量。

自由联想（free association），让有心理疾患的接受心理治疗的儿童自由诉说心中想到的任何东西，使这些儿童尽量回忆所遭受到的精神创伤。根据克莱因的观点，儿童的自由游戏与此相似。

三、游戏治疗实践

精神分析学派后期继承者众多，由于在一些基本观点上的对立逐渐走向不同的体系。但是其游戏治疗体系仍然保存着一些传统的方法，即游戏治疗师通过观察儿童游戏收集信息，游戏是儿童和游戏治疗师之间交流的中介，游戏治疗师借此解释儿童的行为及心理活动。

儿童精神分析中的游戏治疗主要有三种用途：一是用作与儿童建立分析性关系的一种方式。二是观察的媒介和分析数据的来源。三是儿童通过分析者的解释，来释放潜意识中的困扰情绪。^① 下面将具体介绍克莱因的游戏治疗实践有关的理念和方法。

（一）游戏治疗实施的理论依据

克莱因认为，运用游戏来分析儿童健忘或被压抑的负面情绪，还原儿童的真实世界，乃是精神分析学派游戏治疗之关键所在。之所以通过游戏来分析儿童的内心世界，是因为儿童在游戏中能够表现出象征意义或行为，由玩具而体现出人格化，通过人偶剧等表现出无意识中的世界。儿童在游戏中表现出来的反复性行为，可以看做是一种反复强迫性行为。

还有一个值得关注的问题是儿童的言语联想问题。虽然年幼的儿童可能受言语能力所限不能清楚地进行言语联想，但若一般的儿童不能进行言语联想，除了难以用言语表达自己的所思所想以外，还受到不安等情绪的干扰。因此，如用游戏活动来进行表达的话，也可以缓解不安情绪。

（二）游戏治疗师应采取的态度

无论是在游戏过程中，还是对游戏结果加以解释，游戏治疗师都应站在客观和中立的立场。即使前来接受心理治疗的儿童把玩具弄坏，也不要批评他们或指示他们把玩具修好。游戏治疗师必须做到让接受心理治疗的儿童能够完全在他们内心深处体验到曾经有过的情绪和幻想。与此同时，游戏治疗师不要用教育或道德的感化，而是要固守专业的精神分析之程序，即理解这些儿童的内心世界，并传递深入分析来自这个内心世界的信息。

（三）游戏治疗室中的环境创设

按照克莱因的设想，游戏治疗室应是一个安静、简洁的房间。除了有可以清洗的地板或地毯，有桌子、两三把小椅子，还可以有几个柜子，有小沙发、坐垫之类的。原则是尽可能简单，排除无关因素的干扰。

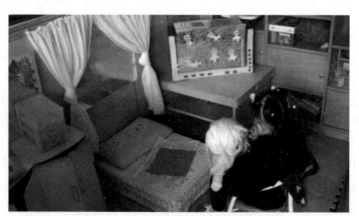

图 2-4　接近克莱因理念的游戏治疗室

图 2-4 是时隔 50 年后我们在中国拍摄的一个游戏治疗室的图片。其构成大致是按照克莱因的理念而设计的。是否符合标准，有待读者的评判。

（四）游戏治疗室中的玩具投放

根据克莱因的看法，为了使儿童能更充分地表现自己的幻想和体验，在游戏治疗室中所

投放的应该是小型多样的玩具。

　　如图 2-5 所示的男女娃娃,还有小汽车、小推车、飞行物、动物、积木、办家家的玩具、画画的蜡笔、糨糊、球和黏土等。克莱因还特别强调指出,所投放的玩具最好不要是机械玩具、洋娃娃等需各种颜色和尺寸的,不要标志着特定职业。重点在于选择玩具时要尽可能选那些安全、适宜儿童自由表现其攻击性行为的中性玩具。

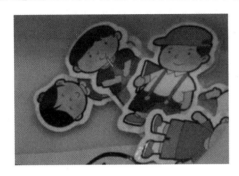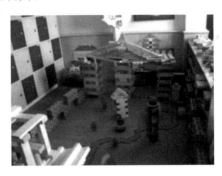

图 2-5　适宜游戏治疗室投放的玩具举例

　　综上所述,弗洛伊德在儿童精神分析领域首先提倡了游戏的重要性,并开启了以游戏作为媒介来研究儿童心理、解决儿童心理问题的先河。安娜·弗洛伊德和克莱因在继承其衣钵的同时,使之系统化、可操作,以此推动了游戏治疗的理论研究和实验性验证研究,直接推动了临床应用,她们的努力为后来世界性的游戏治疗奠定了基础。

第2节　儿童中心主义学派游戏治疗

　　儿童中心主义学派游戏治疗是指以罗杰斯的人本主义心理学理论为指导思想、以游戏为媒介、以儿童为对象的一种心理治疗技术。因为其简单的环境与设备要求,使之与其他游戏治疗相比,具有简便易学的特点。[①]

一、历史回溯

　　儿童中心主义学派游戏治疗是产生于人本主义思想的理论基础之上的,可以说没有人本主义理论的支撑,就不可能有儿童中心主义学派游戏治疗的萌生。在此将首先介绍其代表人物及其主要的游戏治疗理论。

　　（一）儿童中心主义学派的代表人物及其游戏治疗理论

　　一提到儿童中心主义学派,有三个代表人物是不可忽略的,他们就是卡尔·罗杰斯、马斯洛和阿克斯莱茵。

　　1. 罗杰斯及其理论

　　卡尔·罗杰斯(Carl Rogers)(图 2-6)1902 年生于美国伊利诺伊的奥克帕克。罗杰斯的突出贡献在于创立了人本主义心理治疗体系。他认为每个人都生而有之地具有自我实现的

---

　　① 崔光成等.儿童中心游戏疗法[J].中国心理卫生杂志,1994,8(5).

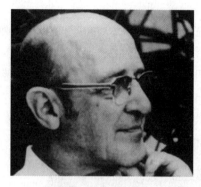

图 2-6 罗杰斯
(Carl Rogers,1902—1987)

趋向,当由社会价值观念内化而成的价值观与原来的自我有冲突时便引起焦虑,为了对付焦虑,人们不得不采取心理防御,这样就限制了个人对其思想和感情的自由表达,削弱了自我实现的能力,从而使人的心理发育处于不完善的状态。

他所创立的就诊者中心治疗的根本原则就是人为地创造一种绝对的无条件的积极尊重气氛,使就诊者能在这种理想气氛下,修复其被歪曲与受损伤的自我实现潜力,重新走上自我实现、自我完善的心理康庄大道。他的著作《来访者中心治疗》(1951)、《咨询和心理治疗》(1942)、《接受心理治疗的儿童中心治疗:它的实践、含义和理论》(1957)、《在接受心理治疗的儿童中心框架中发展出来的治疗、人格和人际关系》(1959)、《一种存在方式》(1980)等书均为儿童中心主义学派的游戏治疗奠定了深厚的理论基础。

2. 马斯洛及其理论

亚伯拉罕·马斯洛(A. H. Maslow)(图 2-7)是人本主义心理治疗体系的另一位主要创立者。他著名的"需要层次论"揭示了人类动机的发展和需要满足之间的关系。不管是谁,都有生理需要、安全需要、爱与归属的需要、尊重的需要和自我实现的需要。所谓自我实现,是指创造潜能的充分发挥。追求自我实现是人的最高动机,它的特征是对某一事业的忘我献身,高层次的自我实现具有超越自我的特征,具有很高的社会价值。马斯洛的需要理论给儿童中心主义学派游戏治疗的启发,可能就在于让那些在现实生活中很难获得爱与归属的满足、尊重和自我实现的需要满足的儿童,在一个完全自由的宽松的游戏环境中,通过游戏中的想象和模拟,使他们实现自己的高层次需要。

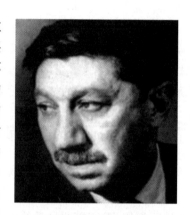

图 2-7 马斯洛(Abraham H. Maslow,1908—1970)

3. 阿克斯莱茵与儿童中心主义学派游戏治疗

阿克斯莱茵(V. M. AcklesRhein)根据人本主义心理学家罗杰斯的自我人格理论,创建了儿童中心主义学派游戏治疗。该治疗的核心点在于相信每个儿童都有自我发展的力量。由于十分尊重作为来访者的儿童,因此阿克斯莱茵强调治疗者与儿童来访者之间建立起一种具有积极治疗功能的关系是治疗能否成功的关键。他指出,只有当儿童感受到治疗者的温暖、接纳、兴趣、关怀、理解、真诚以及移情时,才可能真正开始自我改变。如果心理游戏治疗师能给儿童提供温暖的个人关系,儿童就会发现他有能力运用这个关系来成长和改变,个人的发展便会发生。

阿克斯莱茵还指出,游戏是最适合儿童心理特点并可以促进其发展经验和帮助实现其自我需要满足的良好方法。在游戏室之外,儿童可能被视为一个不完全的、有缺陷的人,是被人命令和批评的人,其真实的自我无法得以表现。但是在游戏室中,由于治疗者无条件的接受和真诚的信赖,他们能够体验迄今为止很难取得的经验:宽容、和睦、真诚等相处方式。

根据阿克斯莱茵的儿童中心主义的游戏治疗理念,儿童在游戏室可以根据他们的喜爱及意愿自由地做其想做的事情、说其想说的话语,通过自己喜好的游戏活动使自己的消极情绪如紧张、攻击、不满和恐怖等得以宣泄。通过这样的宣泄,逐渐学会如何控制和化解自己的负面情绪,学会适当地表达自己的各种情绪。儿童通过这样的游戏治疗,将会逐渐发现自我的需要和满足,慢慢意识到自我所拥有的力量。当他们逐渐习惯于通过自我思考做出决定后,会相信自我力量,并以此获取自我实现需要的满足。

总而言之,儿童中心主义学派游戏治疗的核心就是相信每个儿童所具有的自我发展力量。只要治疗者为他们创设适宜的条件,制造自由舒畅的气氛,无条件地接受并理解他们,那么儿童就能获取自信、达到自我实现。

二、核心概念

儿童中心主义学派游戏治疗的核心概念由四部分构成:游戏治疗的关键要素、游戏治疗原则、游戏治疗的前提以及非指导性游戏的概念。

(一)游戏治疗的关键要素

阿克斯莱茵认为,儿童本身、现象场和自我是儿童中心主义学派游戏治疗的关键要素。

儿童本身,意指一个包括儿童的思想、感觉、情感、行为和身体的整合系统。每个儿童都存在于一个互动性的、持续改变的经验世界之中,而他处于这个世界的中心。儿童的任何行为都是有目标的,旨在满足个人在经历独特精神世界时所产生的需要。

现象场,是指儿童所经历过的任何事件或情景对他们自己而言都是真实的现象。因此,游戏治疗师必须以儿童的视角去了解任何单个或团体儿童的行为,即使这种行为是最简单的,例如,他们在画一张简单的图画,无目的地玩一堆积木或一堆沙等。如果游戏治疗师想要了解儿童的内在人格,那么就要关注和洞察反映儿童内心世界的现象场。

自我,是一种可知觉、有组织的认知结构,是从现象场中慢慢分化的一部分。儿童的成长与改变是和现象场不断互动的产物,儿童在现象场中支持成长的氛围中可获得自我概念的发展。[①]

(二)游戏治疗的八大原则

阿克斯莱茵指出,在运用儿童中心主义学派理论进行游戏治疗之际,当坚持以下八个原则[②]:

(1)游戏治疗师必须和儿童建立友善的关系。

(2)游戏治疗师必须接受儿童真实的一面。

(3)游戏治疗师在和儿童相处时要具有宽容的态度,让儿童能够自由自在地表达自己的感受。

(4)游戏治疗师要能敏锐地辨识出儿童表现出来的感受,并以能够让儿童领悟的方式把这些感受反馈给儿童。

① 刘勇.团体游戏治疗:借鉴与应用[J].华南师范大学学报(社会科学版),2004:2.
② 梁培勇.游戏治疗的理论与实务[M].北京:世界图书出版公司,2003:114-115.

（5）游戏治疗师必须尊重儿童，承认儿童拥有能够把握机会解决自身问题的能力。

（6）游戏治疗师不要总想用某种方法来指导儿童的行动或谈话，而应该是伴随儿童的行为进行因势利导。

（7）游戏治疗师要知道治疗是一个渐进的过程，对治疗进度不能太着急。

（8）游戏治疗师应该做出一些必要的限制，这些限制的目的是要让儿童知道他在治疗中应该担负的责任。

（三）游戏治疗的基本前提

理解。理解是治疗成功与否的基础。设身处地地从接受心理治疗的儿童角度去思考问题，真实地理解他们的想法。真实的理解会令接受心理治疗的儿童感到温暖和尊重。理解表达可以是语言或非语言的，甚至有时沉默也表达了对接受心理治疗的儿童的理解。

沟通。沟通是坦诚的交流，以朋友的方式进行无设防的交谈，能使接受心理治疗的儿童自由表达感受，这是深入探究问题的前提之一。

关注。游戏治疗师对接受心理治疗的儿童的关注应是无条件的。对于接受心理治疗的儿童的心理问题不应以批评的态度来对待，而应表达无限的关爱来引起情感共鸣。

（四）非指导性游戏的基本概念

根据阿克斯莱茵的理论，"非指导性游戏"是指儿童有能力争取自我成长，并在这个过程中指导自身的行为。一方面，非指导性突出了与具有浓厚指导意义的精神分析和结构式游戏治疗的迥然不同之处；另一方面，非指导性游戏并非无指导，而是指着重培养儿童能够再度正确地指导自己行为的能力。

特殊儿童中心主义学派因倡导以特殊儿童为中心，因而他们所实施的游戏治疗，也是将特殊儿童作为主动的实施者，而非消极的被动接受者。

在非指导性游戏过程中，儿童被认为是有能力自我发展的，游戏治疗师可以将指导和责任赋予儿童。如果说指导性游戏治疗师是挑战接受治疗儿童的防御机制，试图刺激他们的无意识领域，积极建构和创设游戏环境，那么非指导性游戏治疗师则重在与儿童建构一个温馨而友好的关系，营造一个宽容的氛围，让儿童自由地表达出他们的感情。[①]

三、游戏治疗实践

目前儿童中心主义学派游戏治疗在一些发达国家已被广泛用于有情绪和行为障碍的儿童，多适用于年龄在 3～12 岁且具备一定的言语表达能力和运动功能的有特殊教育需要的儿童，主要包括社会适应障碍、不良行为、学校恐惧症、孤独症、多动症、抑郁症、神经性厌食、口吃、缄默等儿童，其中以社会适应障碍和不良行为的疗效最佳。[②]

下面具体介绍儿童中心主义学派游戏治疗的实践方法。

（一）游戏室

最好是有专门的游戏室。如果没有条件，在托幼机构或教室里辟出一块放有玩具的地方作为游戏治疗室也可。如果能有专门的游戏室，建议做到以下几点：最好有隔音设备；用纸或布把透明的窗子遮起来；在墙壁和地板上用那些可以容易去除黏土、颜料和水等的材料

① 曹中平,蒋欢.游戏治疗的历史演变与发展取向[J].中国临床心理学杂志,2005,13(2).
② 刘敏娜,等.儿童游戏治疗的研究进展[J].中国临床康复,2004,8(15).

来保护;房间里也可放上录音机。

（二）玩具

所有的玩具都应是简单易操作的,不容易引起接受心理治疗儿童的烦躁心理。同时,玩具必须是结实的,具体来说,可以有以下这些玩具。

家庭玩偶:不易毁坏,也可以穿、换衣服;有家具的家。大的沙箱和沙:可以放置洋娃娃、玩具军队、动物、各种车辆和飞机。舞台:可以扮演人物等。"办家家"的玩具及玩具电话、奶瓶和大的玩偶。绘画用的笔和纸、黏土和棋类等。中国古代的行列式玩具(图2-8)也可用于游戏治疗。

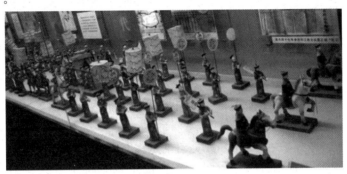

图2-8 中国古代的行列式玩具

（三）疗程

儿童中心主义学派游戏治疗每周进行1～2次,每次40分钟左右。一个具有情绪或行为障碍的儿童,从接受治疗到痊愈,大致要经历如下五个阶段。[①]

1. 决定接受治疗阶段

通过和家长以及儿童本人的接触,明确诊断,如果是本治疗的适应症,则向其父母详细介绍该治疗的性质、内容及疗效,让其父母决定是否让接受心理治疗的儿童接受这种治疗。

2. 初次治疗阶段

令父母在接待室等候,然后将儿童带入游戏室并亲切地对他说:"这里有许多玩具,你可以用这些玩具做你喜欢的任何游戏活动。"儿童初次参加这种活动不一定习惯,但是治疗者应尽可能创造出一种和谐愉快的气氛,使儿童在短时间内全身心地投入游戏活动中去。

3. 接受和宣泄阶段

当游戏活动进行到一定程度时,如果儿童体验到自己是被治疗者无条件地真诚接受的,那么其压抑的各种情绪就会得到表现。无条件接受实际就是帮助儿童宣泄情绪的过程,所以,治疗者应擅长发现儿童的细微情绪变化,并及时接受这些情绪变化。

4. 情绪的认识和解释阶段

随着儿童宣泄经验的丰富,治疗者应将"对情绪的认识和解释"导入治疗过程。

5. 终结阶段

随着儿童否定的情绪得到充分宣泄,其内在体验就逐渐向现实、肯定的情感方向转化。当这种转化完成时,就意味着治疗终结期的到来,这时要提前向儿童转达治疗即将结束的信

---

① 崔光成,等.儿童中心游戏疗法[J].中国心理卫生杂志,1994,8(5).

息,使其有一个心理准备。

总而言之,特殊儿童中心主义学派游戏治疗的核心就是相信每个特殊儿童所具有的自我发展力量。只要治疗者为他们创设适宜的条件、营造自由舒畅的气氛、无条件地接受并理解他们,那么特殊儿童就能获取自信、达到自我实现。

综上所述,非指导性游戏治疗对后世的影响十分广泛,与传统意义上的集中式指导性治疗体现出很大的不同,许多学者都以这一观点作为指导的思想来进行儿童的治疗工作,但是它也受到了一些批评,如非指导性游戏治疗没有强调儿童所处的生态环境,儿童被排斥在家庭、学校、小区乃至更大范围的社会生活之外;治疗中成人的角色虽然有利于儿童自由地探索内心世界,但儿童在游戏时,也渴望成人行动或语言上的响应,如果缺乏这种响应,可能会造成儿童更进一步的焦虑。但不管怎么说,以儿童为主导的非指导性游戏治疗,迄今为止仍是最适宜特殊儿童的游戏治疗方法之一。[①]

第3节　格式塔学派游戏治疗

格式塔学派游戏治疗(Gestalt therapy)可谓是集众家思想的代表,其基本原则除了来自精神分析理论、格式塔心理学、各种人本主义理论以外,还吸收了现象学、存在主义以及身体治疗的部分观点。所以也有人直接把格式塔学派游戏治疗与罗杰斯的来访者中心治疗、罗洛·梅的存在主义治疗并称为人本主义的三大治疗。从操作方式上讲,格式塔学派游戏治疗是指采用一些投射性的技术,使儿童以一种非威胁性的、有趣的方式表达出内心深处的情感体验。

一、历史回溯

格式塔学派游戏治疗是根植于格式塔理论而产生的。在谈及这一游戏治疗学派时,有不少耀眼的心理学之星闪烁于人们的眼帘。我们在进行历史回溯时,很难忘记其代表人物和主要理论思想。

(一)代表人物及其主要概念

要真正了解格式塔学派游戏治疗,我们有必要对其代表人物和格式塔理论的主要概念先做一个简单的描述。

1. 魏特默与格式塔心理学

魏特默(M. Wertheimer)(图 2-9)、考夫卡(K. Kafka)和苛勒(W. Khaler)于 1912 年在德国共同开创了格式塔心理学。这个学派诞生以后,在美国得到了进一步的发展。

"格式塔"是德文"gestalt"的译音,意为"完形"、"样式"、"结构"、"组织"。格式塔心理学派是以似动现象的实验起家的。主持这个实验的是魏特默,观察者是考夫卡和

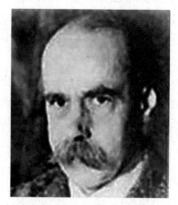

图 2-9　魏特默
(Max Wertheimer, 1880—1943)

① 高华. 国外游戏治疗的发展和应用[J]. 教育导刊,2006:11.

苟勒。格式塔心理学强调整体并不等于部分的总和,整体先于部分而存在并制约着部分的性质和意义,到现代这个观点已经得到人们的普遍认可。格式塔心理学是一种从图形和背景的关系角度来诠释对事物知觉的体系化心理学,在整体上认识并抓住物体与其背景的关系是格式塔心理学的基本原理,格式塔心理学的特点是强调心理结构的完整性和整体知觉。

2. 弗雷德里克·皮尔斯与格式塔学派游戏治疗

弗雷德里克·皮尔斯(Friedrich Salomon Perls)(图 2-10),德国心理学家,格式塔学派游戏治疗的创始人。格式塔学派游戏治疗又称完形治疗,是自己对自己疾病的觉察、体会和醒悟,是一种修身养性的自我治疗方法,其基本前提是:如果人要达到成熟,就必须寻找在本身的生活方式中,自己所应负起的责任。

皮尔斯把人的心理障碍产生原因归结为以下 5 个方面:

① 以假定的"必须如此"的思想对待现实生活。

② 以固执、刻板的思维代替行动。

③ 拒绝直面目前的现实,一味地回忆过去或憧憬未来。

④ 怨天尤人,认为自己和别人不应有此差距,而无视自己和别人的现实情况。

⑤ 缺乏责任感,很难自我决策。

除了上述的心理障碍归因,皮尔斯还将人格层次的发展比喻为剥洋葱皮。他认为儿童要实现心理成熟就必须蜕下五层神经症:虚伪层(phony layer)、恐惧层(phobic layer)、僵滞层(impasse layer)、内向爆发层(implosive layer)和外向爆发层(explosive layer)。

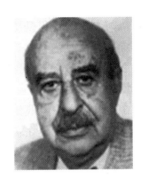

图 2-10　弗雷德里克·皮尔斯
(Friedrich Salomon Perls,
1893—1970)

在对人格进行如此细致分析的同时,皮尔斯更强调人是有组织的整体。因此在他所倡导的格式塔学派游戏治疗中把人的心理或行为看做是情感、思想、行动的整合过程,因此其倡导的心理治疗以"完形治疗"为标志。

(二)格式塔学派游戏治疗的确立

基于皮尔斯的理论架构,格式塔学派游戏治疗得以确立。

格式塔学派游戏治疗的基本目标是协助儿童借助于治疗性的各种体验来获得自我觉察能力,从环境支持转为自我支持,充分利用自我资源,而成为一个具有完整个性之人。具体包括以下五个方面:

① 整合自我内在的各种倾向,可以充分接触他人。

② 提高对自我现时体验(感觉、情感、思考和行动)的觉察力,加强自我支持的学习。

③ 探索自我的疆界,突破自我设限和已知的领域。

④ 将领悟转化为行动。

⑤ 敢于和乐于进行创造性行为的尝试。[①]

皮尔斯认为格式塔学派游戏治疗的短期目标是帮助接受心理治疗的儿童获得和提高经验此时此刻的知觉能力,而治疗的长期目标则是使接受心理治疗的儿童获得能够解决当前

---

① 刘勇.团体游戏治疗:借鉴与应用[J].华南师范大学学报(社会科学版),2004,4.

的以及将来出现的问题的方法。格式塔学派游戏治疗的真正目的是使儿童了解自身是一个独立的需获得完整人格的儿童,将成为能独立面对生活现实的人。由此可见,格式塔学派游戏治疗是一种注重过程取向的治疗模式。

二、核心概念

在此将对格式塔学派游戏治疗中的重要的关键词、基本原理以及基本原则加以阐述。

（一）重要的关键词

在格式塔学派游戏治疗中有些独特的哲学理念,对这些理念的理解,将有助于我们对这一游戏治疗流派的精髓的掌握。

（1）人性观。格式塔学派游戏治疗的人性观主要以存在主义哲学与现象学为基础。倡导者认为真正的知识是由知觉者的实时体验而产生的。治疗的目的并不在于分析,而是在于整合一个人时常存在着的内在冲突。"重新拥有"个人曾经否定的部分,同时整合的过程需要逐步渐进,直到接受游戏治疗儿童坚强得足以继续自己的成长为止。通过游戏治疗,个人可以做到自我察觉,从而在需要的时候做出相应决断,因而使其生活得更有意义。

在格式塔学派游戏治疗中,其基本假设是个人能有效地处理生活上所发生的问题,特别是能够完全察觉发生在自己周遭的事情。人们经常用种种不同的方式去逃避某些可能面临的特定问题,因此,在其成长过程中往往会形成一些人格上的障碍。对此,格式塔学派游戏治疗需提供必要的处理方式与面对挑战的技巧,以帮助接受游戏治疗儿童朝着整合、坦诚以及更富有生命力的存在迈进。

（2）此时此刻。依皮尔斯之见,除了"此时此刻"（just now and just here）,没有什么东西是存在的。因为往者已矣,来者则尚未来临,只有现在才是最重要的。格式塔学派游戏治疗的主要理念之一就是：强调此时此刻,强调充分学习、认识、感受现在这一刻,留恋过去就是逃避体验现在。

对许多人而言,"现在"这股力量已丧失。他们不知把握此时此刻,却把精力虚掷于感叹过去所犯的错误,苦思冥想该如何改变生活,抑或虚掷精力于未来无止尽的抉择与计划中。当他们把精力投向追忆过去或冥想未来时,"现在"的力量便消失无踪。为了有效帮助接受游戏治疗儿童接触现在,格式塔学派游戏治疗者常会问"是什么"和"如何"的问题,而很少问"为什么"的问题。为了增进接受游戏治疗儿童对现时的察觉,治疗者鼓励以一般现在时或现在进行时的方式对谈。

（3）未完成事件。格式塔学派游戏治疗的另一个重要焦点为"未完成事项"（unfinished business）。所谓"未完成事项",是指个人尚未表达出来的情感,如悔恨、愤怒、怨恨、痛苦、焦虑、悲伤、罪恶、遗弃感等。虽然这些情感未能表达出来,但却与鲜明的记忆及想象联结在一起。由于这些情感在知觉领域里并没有被充分体验,因此就在潜意识中徘徊,而在不知不觉中被带入现实生活里,从而妨碍了自己与他人间的有效接触。未完成事项常会持续存在,直至个人勇于面对并处理这些尚未表达的情感为止。

（4）逃避。逃避是一个与未完成事项相关的概念。它所指的是人们用来避免面对未完成事项、避免去体验曾经经历情境所引发的不愉快情绪所使用的工具。皮尔斯认为,大多数人都宁可逃避体验痛苦的情绪,而不愿去做必要的改变。因此,他们会变得迟钝、无法突破僵局,从而阻碍了成长的可能性。因此,格式塔学派游戏治疗者鼓励接受游戏治疗儿童在治疗阶段,充分表达以前从未直接表达的紧张情绪。

(5)接触。接触在格式塔学派游戏治疗的领域里,可说是促进成长与发生改变的必要条件。当我们与环境接触时,改变就无可避免地发生了。接触通过视觉、听觉、嗅觉、触觉等多个感觉信道以及移动方式来达成。良好的接触指的是与他人自然地进行交互作用,但仍不失其个人的儿童感。

(6)能量。在格式塔学派游戏治疗的理念当中,特别注意能量(energy)的问题。能量问题包括"它在何处"、"如何使用"以及"如何被阻碍"等。能量受到阻碍亦是抗拒接触的另一种形式。它可能表现在身体某些部位的紧张,例如,借着姿势变换、身体紧缩、颤抖、与别人说话时看别处、音调异常等。

(二)格式塔学派游戏治疗的基本原理

格式塔学派游戏治疗强调以"现在,存在于此的自己"为出发点,实施之际根据以下基本原理进行。

1."生活在现在"原理

这一原理强调时间上接受游戏治疗的儿童应该专注于此时此刻。不要因为"明天有考试"而心神不安甚至出现失眠等状况,明天的事只有在明天努力时才能取得好结果,今天的焦虑并不会为明天的考试加多少分,至于明年或者十年以后的事,更是不会仅仅因为今天的担心而改变。与此同时,更不要因为"昨天很丢人"而心生懊悔无法专心于今天的事情,失败已经无法挽好,做好今天才更重要。我们现在过的每一天都应生活得很充实,现在要活得尽善尽美,这才是我们应取的生活态度。

2."生活在这里"原理

这一原理强调接受游戏治疗的儿童当专心致志地面对目前所处的实际环境。因为人经常会为不可知的未来担心,反而对现时现刻的事情视而不见、听而不闻。其实这种担心不仅毫无意义,而且毫无用处。因为再担心,对不是此时此刻的情景也鞭长莫及。如果真担心的话,就应做好现在的这件事。但是,不少人却不是这样做,只是在那里莫名其妙地担心。比如说去玩的时候却在担心作业不能及时完成,而在做作业的时候却又担心出去游玩时会不会碰到许多问题。结果,总是处于焦虑和担心之中。

3."放下空想、注重体验"原理

格式塔学派游戏治疗十分重视接受游戏治疗儿童的体验,而这种体验主要是通过儿童的触觉、视觉、听觉、味觉和嗅觉这五种感觉完成。倡导者认为基于感觉的资料是判断事物的重要素材,因此,希望接受游戏治疗儿童从只考虑未来和过去的思考中走出来,依靠身体力行去体验现在发生在这里的事。

4."勇于坦然接受"原理

这个原理强调接受游戏治疗的儿童要敢于并善于接受一切人和事,不管其关乎正面还是负面。

首先,要学会接受自己。能够知道自己是独一无二的儿童,自己的外貌、体型和个性都是具有独特意义的,从而摈弃那种一味模仿别人,希望自己能成为某个自己崇拜对象的念头。停止崇拜偶像,对自己的想法、感情及所作所为负责,学会对自己全面负责。

其次,能够接受别人的言行。需要接受游戏治疗的儿童经常会有苛责他人的行为或过度操纵他人之欲望,一旦他人不能完全接受这种操作,轻者会感到怅然若失,重者会心生愤恨,甚至与他人断绝来往。因此,需让这些儿童了解到每个人都是有独立思考能力和各自行为习惯的人,不管其言行是否符合自己的偏好,都要善于接受这种独特性。

第三,能坦然接受负面事件。不管是谁,都愿意接受令人愉快的事情,对令人不愉快的事情则难以忍受。需让接受游戏治疗儿童知道,任何负面事件的发生都是不可避免的,如要逃避,只能是掩耳盗铃。只有积极面对,才是解决问题的唯一方法。所以,通过游戏治疗,让儿童学会坦然接受负面事件的发生。

（三）格式塔学派游戏治疗的原则

格式塔学派游戏治疗者根据其治疗对象的特殊性,提出了以下基本原则[1]：

（1）建立良好的治疗关系。游戏治疗师以非评判性的、尊重的态度对待儿童,为儿童提供一种全新的体验,这种关系本身就具有治疗作用。这是任何一种心理治疗方法的基本要求,如果在治疗者与被治疗者之间没有建立起一种良好的关系,治疗的效果是不能保证的。

（2）保持良好的接触,解决阻抗问题。花费一定时间的沟通与熟悉是后期开展各种治疗方式的基础。

（3）帮助儿童发展出坚定的自我感觉。引入不同的体验来加强儿童的自我,为其情绪表达提供所必需的自我支持。

（4）为儿童提供各种各样的体验。单一单调的体验容易让儿童产生疲倦,从而最终对治疗失去兴趣,同时,多种体验的目的既是为了保证儿童的积极性,也是为了让儿童自身的发挥有更大的空间。

三、游戏治疗实践

格式塔学派游戏治疗以其丰富的多种技术,为我们提供了许多切实可行的实践方法。

（一）实施格式塔学派游戏治疗的基础

任何方法的倡议和运用都根植于某种理念。在格式塔学派游戏治疗中,强调的是对话关系,而这恰是这一游戏治疗学派的基础所在。

以平等、相互尊重的"你—我"对话关系基础而形成的格式塔式游戏治疗,要求游戏治疗师在实际治疗中都以一种非评价式的,始终以支持儿童的完整的、健康成长的态度,努力创设一个安全的物理和人际环境,从不强迫儿童超出他们自己的能力和意愿。

在格式塔学派游戏治疗中,之所以重视这样的对话关系是因为倡导者认为,这种关系本身会产生出一种治疗性功效,能为接受治疗的儿童提供一种全新而独特的关系体验。游戏治疗师在治疗中要善于识别和诊断儿童的接触层次水平和抗拒行为。

（二）实施格式塔学派游戏治疗的具体方法

格式塔学派游戏治疗为提高前来接受心理治疗的儿童的意识性,使他们了解自己所运用的心理防御机制,采用了许多具体技术,如"对话演习"、"双椅技术"、"责任心训练"、"梦的分析"等。这些技术都用来强化接受心理治疗儿童的直接经验,即"此时此地"经验,以促进

---

① 刘敏娜,等.儿童游戏治疗的研究进展[J].儿童游戏治疗的研究进展,2004,8(15).

其情感释放,可以直面冲突和矛盾。下面详细介绍一些具体方法。

1. 鼓励使用第一人称

在格式塔学派游戏治疗中,鼓励接受游戏治疗儿童说话时用"我语言",也就是用第一人称的"我"来代替"你"。例如:"这次数学没考好,都是妈妈没督促我。"改成"我这次数学没考好,是因为我没有让妈妈辅导一下。"这样练习的目的在于帮助儿童为他们自己的感情、思考和行为负责任。

2. 鼓励使用现在时

在格式塔学派游戏治疗中,鼓励接受游戏治疗儿童说话时用现在时而不用将来时。如"将来不会"改成"现在不能",鼓励接受游戏治疗儿童把谈话中"将来不会"的字眼用"现在不能"来代替。例如:"如不努力,我将会考不及格!"改成"如不努力,我现在就不能考及格!"帮助接受游戏治疗儿童面对此时此刻所应负的责任。

3. 不问"为什么"

在格式塔学派游戏治疗中,鼓励接受游戏治疗儿童说话时,只问"什么"(what)和"如何"(how),而不问"为什么"(why)。例如:"你对自己所做的现在觉得如何?"或者"当我们正在谈话时,你的脚想干什么?"

4. 鼓励使用叙述句

在格式塔学派游戏治疗中,鼓励接受游戏治疗儿童说话时将疑问句改成叙述句。这个技巧是帮助儿童能够更真实地、更直接地表达自己的情感和想法。例如,将"你觉得我是不是应该不要再和他们做朋友?"改成"我想我不要再和他们做朋友了!"也就是帮助儿童不用虚假的层面来掩盖他真正的想法。

5. 用"我负责……"填空

在格式塔学派游戏治疗中,鼓励接受游戏治疗儿童用"我负责……"填空。这要求儿童在自己的话中填空,以检视他该为自己的生命负多少责任。例如:让接受游戏治疗儿童做练习:"现在我觉得_____,而我自己应该为这种情形负_____(百分比)责任。"这个练习会让这些认为自己的好坏都是由环境所造成的儿童相当惊讶,原来自己要负的责任不少。

6. 未完成句练习

未完成句这个练习和"我负责……"的练习颇为相似,都是借此来帮助儿童了解他如何帮助和伤害自己。例如:

当我_____,我能帮助我自己。

当我_____,我会伤害我自己。

7. 空椅技巧

空椅技巧是让接受游戏治疗儿童以投射的方式,将自己对他人的想法和情绪投射到一张空椅,并让他以角色扮演的方式来体会每个角色的冲突的方法。当接受治疗的儿童谈到某位与自己关联的他人和自己发生冲突时,就可在游戏治疗室中放置一把空椅,请这位儿童假想若现在自己关联的他人能够坐在这张空椅上的话,他将会如何互动。例如:

儿童(小明):李老师,我觉得你对我不公平。

(说完话请小明坐到空椅上以李老师的立场来说话)

空椅(李老师)：小明，如果你能认真学习的话，老师就会更喜欢你。

这样的角色扮演式对话可以一直持续到儿童心中对老师的抱怨，和他认为老师可能会有的反应都说完为止。这种技巧可以帮助儿童把事件带到此时此刻的情境来探讨，以增加儿童对问题的觉察，或者是对对方的情形能有理性的了解。

8. Top dog & Under dog 技巧

Top dog 和 Under dog 的技巧是皮尔斯所提出的两极化技巧中最为人所熟悉的。皮尔斯认为，两极化的两种相对或冲突的想法常会存在儿童心中，解决这样的冲突，需要使用解决两极化思想的技巧。

Top dog 代表的是正义的、权威的和有智慧的。它的语言中总是充满"你应该"、"你不应该"。Under dog 则是属于防卫的、抱歉的、求助的，它的语言是"我想要"，或者是找些借口，像"我已经很努力了"或者"我这样做是出于好意"。因此，Under dog 是服从享乐原则的一种人格状态。Top dog 和 Under dog 的技巧可以让接受游戏治疗儿童解决其心中"我想要"以及"我应该"的两种力量的争战。

具体实施方法是利用空椅技巧来进行，在游戏治疗室中，放两张椅子。一张椅子代表的是"我想要"(Under dog)，另一张椅子代表的是"我应该"(Top dog)。

一开始，游戏治疗师要求接受游戏治疗儿童坐在 Top dog 那张椅子上，陈述所有他想到与"我应该"有关的内容，等到这个儿童觉得自己已经讲得差不多了，请他换到 Under dog 的椅子上，从"我想要"的角度来对抗刚才在 Top dog 上所说的话。这样一来一去的辩论，持续到儿童觉得已经把这两个相对角度的论证都完全表达完毕为止。

9. 自我评价方法

自我评价主要包含了对自己的弱点和好恶进行内省式的评判。

(1)"我最大的弱点"。这个技巧是让接受游戏治疗儿童对自己有一个更为客观的评价。方法是让接受游戏治疗儿童写下他自认为最大的弱点，然后再写下这个最大的弱点也是他最大优点的理由。例如："我最大的弱点是我喜欢拖延，但是这并不表示我放弃不做，我只是借着拖延，来增加我自己去做一件我不喜欢的事的动机。"当接受游戏治疗儿童了解到自己的最大缺点其实也是最大优点的时候，他就较容易去控制这缺点，而不是老被它所控制。与此同时，接受游戏治疗儿童也会了解游戏治疗师并不是想强迫他去改正他的缺点。

(2)"我讨厌、我希望、我喜欢"。这个技巧是让接受游戏治疗儿童对自己和他人之间的关系有一个清晰的了解。具体方法是请接受游戏治疗儿童针对他最亲近的三个人，列出他讨厌对方的一件事、要求对方的一件事以及喜欢对方的一件事，如表 2-1 所示。

表 2-1　好恶评判表

名　字	我讨厌	我希望	我喜欢
倩倩	总不跟我一起玩	跟我玩的时间多一点	在一起做游戏
舟舟	抢我的玩具	能分享玩具	好玩的玩具一起玩
丽丽	不愿跟我说话	能一起说话	一起聊天

这个技巧能够帮助接受游戏治疗儿童觉察到自己对他人经常是同时存在着相当矛盾的情感，可以同时讨厌和喜欢对方，帮助接受游戏治疗儿童将此矛盾现象加以整合。

10. 运用想象方法

此处的想象方法主要有两个,一是幻想游戏,二是梦的工作。

(1)幻想游戏。幻想游戏对不同年龄的儿童都有相当大的吸引力,因为它可以让儿童体会到自己的情绪。在团体游戏治疗中,可以请接受游戏治疗儿童先选出一种自己最喜欢的动物,然后请他们模仿这些动物的动作并漫步于整个房间中,之后要儿童们坐下来一组组分享刚才在扮演某种动物时的感受是什么,也可以让儿童以说故事的方式写下来,如果自己真的有某种动物的感觉,儿童就能够很清楚地觉察到自己的感觉,并且能和游戏治疗师或父母来进行讨论。

根据幻想原理可以发展出两种游戏:玫瑰树与智慧人。

玫　瑰　树

首先,请儿童先幻想自己是一棵玫瑰树,然后问儿童以下几个问题:

a. 这棵玫瑰树的种类是强壮的或是柔弱的?

b. 这棵玫瑰树的根是深的或是浅的?

c. 这棵玫瑰树开几朵花?

d. 这棵玫瑰树上有多少刺? 多或少?

e. 这棵玫瑰树生长的环境是好的或坏的?

f. 这棵玫瑰树长得很美吗?

g. 这棵玫瑰树有够大的生长空间吗?

h. 这棵玫瑰树和它四周的植物相处得如何?

i. 这棵玫瑰树将来会怎样?

智　慧　人

请接受治疗儿童幻想自己去拜访一个最有智慧的人,并设想问一个问题,然后请这位儿童站在这个智慧人的立场来回答这个问题,目的是要增加儿童对自己的问题的觉察力。

在这些幻想游戏进行之前,游戏治疗师可以教导儿童使用放松技巧来放松全身的肌肉,躺在地上,然后进入幻想游戏中,最后再以讨论的方式带领儿童把刚才的内容作更深刻的了解,并以未完成语句——“我今天学到”的方式来进行归纳。

(2)梦的工作。皮尔斯认为梦是人类实时表达其存在的方式,而立即性一向为格式塔学派游戏治疗的学者所关注。格式塔学派游戏治疗并不从分析的角度来看待梦,而是从整体的观点来看待梦。治疗技巧是先请接受游戏治疗儿童描述他的一个梦,然后请接受游戏治疗儿童分别从梦中各个物体或人物的角度来描述其各种想法、感受,进而使接受游戏治疗儿童了解自己的梦真正要表达的是什么。

皮尔斯还指出儿童的梦中每一部分都代表儿童人格结构中的不同层面。因此,若能完整地对梦中的每个部分作探索,就能将人格进行整合。在梦中,Top dog 和 Under dog 的冲突也会以梦的方式来呈现,并且儿童的人格中所存在的缺憾常可在梦中找到,依靠“梦的工作”,可以帮助儿童找到解决问题的方法,以及增进其自我觉察力。

若把“梦的工作”的技巧应用到儿童身上,可以先请一位儿童描述他的梦,然后请其他的儿童分饰其梦中的不同部分,由一位志愿者做导演来主导儿童们演出。治疗者在过程中所做的就是要将儿童的梦中一些明显的失落或逃避的部分加以探索,帮助儿童将其中的痛苦表达出来,进而能整合其人格中不同的部分。

11. 适用于学前儿童的感觉运动方法

格式塔学派游戏治疗相当重视儿童本身的感官接触,这些接触包括看、听、触、说、移动、闻和尝。这些感觉通道上的接触,可以帮助学前儿童更加了解自己的行为和情绪。

(1) 倾听音乐。这个方法是培养儿童良好的倾听习惯,并与音乐产生感情共鸣。

教师和游戏治疗师可以让接受治疗儿童听一段音乐,并让儿童在听过之后,谈谈自己的感想,以及在听音乐时心里是否喜欢这个曲子。在这位儿童谈自己感受时,可以让其他儿童分享这种感受。

(2) 使用乐器。这个方法是为了让那些性格内向的儿童既能宣泄自己的情感,又能增强自信。

游戏治疗师可以让一位性格内向的儿童出来坐在一群儿童中间,并允许这位儿童自由选择各种乐器,如小鼓、小铃等,然后让他根据自己的喜好、速度等带领其他儿童一起奏出音乐。

这个方法也适用于攻击性较强的儿童。让他使用一些较安静的乐器,如三角铁等。让他带领其他儿童一起演奏一些节奏比较舒缓的曲子。在听别的儿童演奏时,让他们闭上眼睛,想一些愉快和平静的事,或者跟随音乐的节奏轻轻摇摆。如此一来,可以使过分好动和有攻击性行为的儿童得到平静和安抚。

(3) 跟随韵律。这个方法是为了让儿童以身体动作来表达自己的情绪和情感。

游戏治疗师可以先让儿童自己去寻找伙伴来扮演角色。扮演的内容是与情绪和感觉有关事件。当儿童根据韵律来用身体动作表达内心情感的时候,游戏治疗师既要认真观察,过后还要倾听他们的话,并让儿童坐下来进行讨论。

在多次重复中,游戏治疗师可选取几种有代表性的情绪让儿童再表演一次,使所有在座的儿童都能从活动中体会到自己情绪的表达有各种方法,也使他们了解到他人在表达自己的情绪、情感的时候也会有许多方法。

12. 增进自我觉察力的活动

(1) 感觉的觉察。指导语如下:以下的五分钟里面,请你把你的注意力放在:① 有东西碰到你的皮肤时,你的皮肤觉得如何? ② 你的重量落在椅子上时的感觉;③ 你穿鞋时以及踩在地上时脚的感觉;④ 你身上某部分被衣服紧束的感觉;⑤ 摸一些东西的感觉。请你慢慢地一件件地随着我的引导把它们讲出来,例如:这个桌子表面好粗哦!

(2) 味觉感受。事先准备好各种不同的食物(一小口),例如胡萝卜、苹果、肉、青菜,然后说出以下的指导语:在以下的五分钟里,请你一次一样,慢慢地品尝放入你口中的食物,用你的舌头、嘴唇、牙齿和整个口腔来感觉那个食物,然后请你慢慢地咀嚼,直到那口食物已经完全溶化在你口中,再把它吞下去。

(3) 视觉感受。准备一面中等尺寸的镜子,请儿童一个一个走到镜子前,给每位儿童约30秒的时间注视镜中的自己,然后请儿童告诉你,他从镜中看到什么,引导儿童尽可能地表达,直到他什么也想不出来。

13. 增进自信心的活动

（1）身体接触的活动。一般来说，需要游戏治疗的儿童都有与人肌肤接触的需要，需要被抚摩，也需要了解什么是"好的肌肤接触"，什么是"不好的肌肤接触"。游戏治疗师可以用拥抱、拍拍肩背、握手等方式来表达对儿童的肯定与鼓励。另外，还可用以下几种"接触游戏"来增加儿童的自信。

① 重叠围坐。请前来接受游戏治疗的儿童围成一个圆圈坐下，然后要求每位儿童都设法坐在他身边伙伴的大腿上，如果姿势正确，大家合作的话，整个团体可以维持一个圆，并且没有任何人是坐在地板上的。

② 双人同站。请所有儿童排成两列，背对背坐下，双手与背后伙伴的双手紧握，用肩膀的力量帮助双方站起来。

③ 互揉肩膀。请接受游戏治疗的儿童围成一个圆圈，全体转向同一侧，然后为前面一位伙伴按摩肩膀。

④ 信任跌倒。请接受游戏治疗儿童排成两排，前排的儿童眼睛闭上往后倒，后排的儿童要负责不让前方的伙伴倒下去，用各种方式来接住他。

（2）大声赞美。请接受游戏治疗的儿童围成一个圆圈后，一个个轮流站到圆圈的中间接受其他伙伴大声的欢呼和赞美，然后向大家致谢。

（3）体能游戏。安排设计一些适合接受游戏治疗儿童能力的体能游戏，如爬绳梯、跳远、跳箱、木马等让儿童玩，通过让他们熟练掌握游戏技能来增强他们"我可以做得到"的自信。

除上述的具体方法，格式塔学派游戏治疗还有不少的具体技术。随着后人的不断创新，格式塔学派游戏治疗还运用绘画（如图2-11，自闭症谱系障碍儿童的家庭画）、捏黏土、拼贴图、陶艺、饲养小动物、听多种形式的音乐、看木偶剧、讲故事等多种技术，这些技术架起了通向儿童内在自我的桥梁，使儿童能够真正地认识自己的能量。

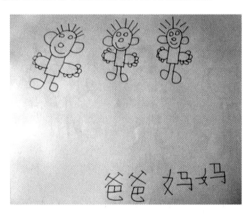

图 2-11　自闭症谱系障碍儿童的家庭画

格式塔学派游戏治疗运用这些技术的目的乃在于帮助接受游戏治疗的儿童获得更敏锐的察觉力、体验内在的冲突、解决不一致性和两极化的问题、突破构成阻碍的僵局，以解决未完成事件。由于格式塔学派游戏治疗的指导性与集中性，该治疗对受到丧失与悲伤问题困扰的儿童有较好的疗效。

综上所述,格式塔学派游戏治疗的主要特点是以行动式的治疗解决现实生活中的冲突和挣扎。通过游戏治疗,儿童可以增加体验现实的察觉力,发现自己崭新的一面。与此同时,格式塔学派游戏治疗运用活泼的方式,把过去与问题有关的部分带进现在,然后再以生动的态度来处理这些过去的问题。这使他们不但能察觉到此时的感觉与想法,同时也可完全明白自己正在做些什么。经过这种历程后,他们便能对自己的言行负起更大的责任。格式塔学派游戏治疗的这些特点,奠定了其在游戏治疗方面的地位,并已经成为被广泛应用的游戏治疗方式。但格式塔学派游戏治疗过分强调自我,同时在方法上又过度依靠游戏治疗师来带领接受游戏治疗儿童进行活动,所以,难以使接受游戏治疗儿童真正独立地、自主地来解决内心的冲突问题。同时,它不太重视人格的认知,只强调察觉和表达感觉,却往往忽视了检视思考的部分,这是我们在运用格式塔学派游戏治疗时应注意的地方。虽然格式塔学派游戏治疗有这些不足,但是主体上这是一个极为切实可行的游戏治疗方法,其深远的影响也是不容忽视的。

 本章小结

本章以精神分析学派游戏治疗、儿童中心主义学派游戏治疗、格式塔学派游戏治疗这三个至今颇具影响的游戏治疗学派发展为主线,系统介绍其代表人物、基本理念、核心概念以及基本实施方式。

游戏治疗在将近一个世纪的发展中,从最开始的不被人认可到现在广泛而普遍地应用,经历了诸多的变革与拓展。无论是精神分析学派的游戏治疗理论,还是人本主义色彩浓厚的儿童中心理论,抑或是格式塔学派游戏治疗基础上的儿童团体游戏治疗,不仅在理论上突破了原有的模式,在方法上也有很大的改进。不同理念下的游戏治疗既能以自己的独特方式存在,又能相互融合,取长补短。

 思考与练习

1. 精神分析学派游戏治疗的代表人物的基本理论是什么?
2. 儿童中心主义学派游戏治疗核心概念是什么?
3. 格式塔学派游戏治疗基本方式有哪些?

 本章导读

1. Eliana Gil. 游戏在家庭治疗中的应用[M]. 卓纹君,蔡瑞峰,译. 台北:心理出版社,1994:5.

2. 梁培勇. 游戏治疗的理论与实务[M]. 世界图书出版公司. 2003.

3. 廖凤池. 儿童咨询团体理念与方案[M]. 世界图书出版公司. 2003.

4. H. G Kaduson,C. E. Schaefer. 儿童短程游戏心理治疗[M]. 刘稚颖,译. 北京:中国轻工业出版社. 2002.

5. 钱铭怡. 心理咨询与心理治疗[M]. 北京:北京大学出版社. 2004.

第3章 游戏治疗的其他疗法

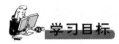 学习目标

通过阅读本章内容,初步了解行为取向的游戏疗法、认知-行为的游戏疗法、沟通分析的游戏疗法和其他新兴的游戏治疗的具体实施方法。同时,掌握较适合特殊儿童的亲子游戏疗法和集体游戏疗法的意义、前提条件、主要程序及其作用。

在近70年的历史长河中,经过心理治疗工作者的不断开拓和探索,除了第2章中所提到的游戏治疗的三大学派之外,一些游戏治疗方法也开始走进人们的视野,并逐渐地为心理游戏治疗师所运用。本章将对其中已具一定影响的一些游戏疗法做出详略不同的介绍,同时对更适宜特殊儿童的亲子游戏治疗以及集体游戏治疗加以详细介绍。

第1节 新兴的游戏疗法

分别根据行为主义学派的理论、认知学派的理论以及沟通分析理论而形成的行为取向游戏疗法、认知行为游戏疗法和沟通分析游戏疗法在游戏治疗的各种疗法中,占有重要的一席之地。与此同时,还有一些名词新、方法新的游戏治疗方法也开始确立其地位。在本节中,将用不同的笔墨来分别陈述这些新兴的游戏疗法。

一、行为取向的游戏疗法

行为取向的游戏疗法是根据巴甫洛夫的条件反射原理、桑代克工具条件反射原理、斯金纳操作条件反射原理以及班图拉观察学习原理等衍生出来的游戏治疗方法。从20世纪20年代起,就有人对利用条件反射的原理进行心理治疗感兴趣。但是,由于精神分析学派游戏治疗、儿童中心学派游戏治疗和格式塔游戏治疗的流行,行为取向的游戏疗法未能引起重视,直至60年代以后,行为取向的游戏疗法才逐渐普及,特别是70年代以后,行为取向的游戏疗法有了很快的发展。迄今为止,行为取向的游戏疗法在理论和方法上已有了很大的变化,成为由各种特殊技术组成的一套疗法。许多人都认为行为取向的游戏疗法是十分有效的治疗方法。

（一）理论基础

与以精神分析理念为基础的游戏治疗不同,提出行为取向游戏治疗的学者更注重行为。他们认为行为是由环境塑造的,行为后果对行为本身又有强化作用。[1]

---

[1] 刘敏娜,等.儿童游戏治疗的研究进展[J].儿童游戏治疗的研究进展,2004,8(15).

行为取向的游戏疗法特别着眼于改变儿童行为而不是改变其人格的学习过程。行为取向的游戏疗法研究者认为,儿童的异常行为与正常行为一样,都是学习的结果,那么改变或消除异常行为的最好方法就是摒弃习得的经验或者重新学习。他们认为,儿童过去的经历和生活经验对当前的行为会产生一定的影响,但是它们是无法改变或消除的。因此,治疗的重点应放在当前的行为,正是这些行为导致他的社会适应困难。治疗者的主要任务就是改变或消除这些行为,而不是去揭露问题的历史根源或者提高自知力。

(二)具体方法

行为取向的游戏疗法有许多切实可行的方法。其中的阳性强化法、消退法、冲击疗法、矫正法、暂时隔离法、惩罚法、代币方案、示范疗法、系统脱敏法等都为人所熟知。这些方法的主要目的可归纳为以下四点:① 帮助儿童学会某些技能,例如,教会儿童控制大小便、学会穿衣服和用餐等。② 增加儿童的某些行为,例如,鼓励孤僻不合群的儿童与其他儿童一同游戏,加强社会交往活动等。③ 减少儿童的某些行为,例如,通过治疗,减少儿童的攻击性行为和社会退缩行为等。④ 改变儿童的某些行为,使之切合时间、地点等不同情境,例如,纠正儿童随地大小便、吃饭时边吃边玩等不适于场合的行为。

在进行行为取向的游戏疗法时,首先要选定需要治疗的靶子行为。如果儿童有多种问题行为,则每次治疗重点解决一个问题。在治疗过程中,应先矫治容易纠正的行为,再逐步矫治较难纠正的行为,并根据行为矫正的巩固情况,逐步增加需要矫治的行为。治疗时应根据治疗者、儿童、行为特点等不同的因素选择和运用行为取向的游戏疗法的具体方法。

1. 阳性强化法

阳性强化法主要的理论依据是操作性条件反射原理,即在一种行为之后,继之以强化(奖赏),可以增加这种行为的发生。此外,也可通过增加相拮抗的行为来减少不良行为。阳性强化法常可与矫枉过正法、消退法、惩罚法等合并使用,用于治疗特殊儿童的多种问题行为和心理障碍,如遗尿、大便控制不能、儿童执拗行为、多动症、孤独症、选择性缄默症等。阳性强化法强调,行为重视的可能性依赖于它的结果。因此,当儿童学会一种新的正确的行为,或者当要求儿童巩固刚习得的新行为时,或者让儿童通过巩固某种行为而使另一种相拮抗的不良行为得到减弱时,就应在游戏观察中选择适当的强化物和强化时间,运用适当的游戏方法使儿童建立被期望的行为。

(1)游戏过程中强化物的运用

一般而言,在游戏过程中可运用以下 4 种强化物:

由他人提供的具体(物质的)强化物,如糖果、金钱等;由他人提供的非具体(社会性的)强化物,如微笑、拥抱、鼓励、表扬等;由自己提供的具体强化物,如让自己轻松地玩乐一番等;由自己提供的非具体强化物,如自我表扬、自我欣赏等。

运用强化物时,应遵循相倚规则,就是在儿童完成某种特定的行为以后,随之而来的必然是某种特殊的结果。在治疗前,就与儿童订立口头的或书面的"协议",让儿童明确治疗者期望他们做些什么以及在完成后会获得怎样的结果。强化物必须是明确的,而不是笼统的。例如,治疗者可对儿童说:"你这样做很好,因为你能与其他小朋

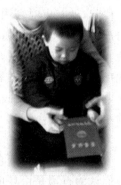

图 3-1　荣誉证书是有力的强化物

友轮流玩积木。"而不是说："你是个愿意接受游戏治疗的儿童。"

（2）游戏过程中的强化时间

在治疗过程中，不同的强化时间和强化率会产生不同的结果。

① 强化时间。接受游戏治疗儿童在建立条件性反应之前，不应立即给予强化，而在操作性条件反应建立时，及时强化比延缓强化更为有效。由于在现实生活中，强化并非总是及时获取的，因此，在游戏治疗过程中，要逐渐减少强化，使儿童逐渐地适应现实生活。

② 强化率。强化率可以根据治疗过程的实际需要而确定。例如，可以规定儿童在一定间隔时间后作出反应才给予强化，或者规定儿童在每个第 n 次反应后作出反应才给予强化，也可以规定强化率随治疗的要求而发生变化。为了尽快建立良好行为，摒弃不良行为，在治疗的最初阶段给予较高频率的、连续的强化是十分必要的。以后，为了鼓励儿童在得不到强化或者只有很少强化的情况下仍能继续坚持已经建立的行为，应逐渐减少强化频率，使强化时断时续地出现。

③ 强化的实施。阳性强化法远非只是把糖果、奖品等分发给儿童那么简单，它需要根据儿童情况以及其他许多因素决定应该如何实施。

④ 强化物的变化。使用单一的强化物会使儿童感到腻烦，从而失去奖励的价值。因此，当某种强化物已不起作用时，应立即给予一个更为有效的强化物，有时可以同时提供多种强化物，让儿童随意挑选。强化物对儿童的效力随儿童个人爱好、处境以及强化历史的不同而不同。

⑤ 强化源。在实施过程中，有时常需安排一个以上的强化源。例如，安排父母、兄长、亲戚、教师、心理游戏治疗师等人为强化源。这些人步调一致，只有当儿童做出被期望的反应后才及时给予强化，绝不破例，如图3-2所示。

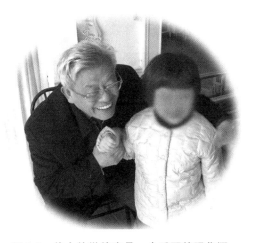

图 3-2　他人的微笑也是一个重要的强化源

通过游戏观察中的阳性强化，应使儿童最终学会强化自己。由儿童自己提供的强化物往往比由他人提供的强化物具有更高的强化价值，从而使儿童达到自我指导的境界。

2. 消退法

在行为取向的游戏疗法中，还采用消退法减少或消除不良行为。所谓消退，指的是撤销促使某些不良行为的强化因素,从而减少这些行为的发生。与阳性强化法一样,消退法也是依据操作性条件反射原理。

消退法常被用于治疗特殊儿童的多种问题行为,如攻击行为、暴怒发作、多动等。消退法常与阳性强化法同时使用,治疗的效果更为理想。在采用消退法开始治疗时,儿童不良行为的发生频率和强度均可能明显增加,并会伴随一些情绪反应。因此,对于有严重攻击行为、破坏行为或自虐行为的儿童,在采用消退法时应特别谨慎,或者不予采用。

3. 矫枉过正法

矫枉过正法是根据操作性条件反射原理而建立的行为取向的游戏疗法,对某些不良行为采取惩罚措施,以减少不良行为的发生。矫枉过正法可以用于治疗儿童的攻击行为、破坏行为、自虐行为、刻板动作等。此外,对自闭症谱系障碍和精神发育不全儿童的行为障碍治疗颇有疗效。矫枉过正法由福克斯和艾泽林(Fox & Azrin, 1972)首先采用。他们将矫枉过正法分成下列两种方法。

(1)恢复原状性矫枉过正法

这种方法要求儿童动手消除自己的不良行为给环境造成的不良影响,还要求把环境安排得比以前更好一些。例如,当接受游戏治疗的儿童在游戏过程中把积木撒了一地,那么首先要求他把自己乱丢的积木整理好,然后再要求他把活动室内其他的玩具和材料都整理好并归入原处。这样做不仅是为了让儿童认识到必须对自己的不良行为负责,而且能帮助儿童培养良好的行为习惯。

(2)阳性练习矫枉过正法

主要运用于那些对环境并无很大影响,无需采取恢复措施的情况。例如,对于一个坐不住的儿童,要求他不摇不动地规规矩矩地坐下,而且端坐的时间要求越来越长。又如,对于手有刻板动作的自闭症儿童,要求他双手练习恰当的活动动作。在施行矫枉过正法治疗时,要对儿童服从安排、认真执行的表现给予奖励,较多采用的是口头表扬等社会性奖励的方法。

4. 代币方案

代币方案是在游戏治疗过程中,先规定某些目标为行为,然后用代币奖励强化这些行为,儿童所获得的代币到了一定的时候可以折换成各类强化物。代币方案可用于个人治疗,也可用于集体治疗,它常被用于治疗特殊儿童的攻击行为、破坏行为、多动和情绪失控。

凯兹汀和布辛(Kazdin & Bootzin, 1972)认为,代币相比实质性强化物有许多方面的优点:在治疗过程中,当目标行为发生后,往往难于立即就给予实质性强化,代币可以弥补这一时间上的延搁,在任何时间都可以使用代币进行强化;有的目标行为需持续一段时间和按一定顺序进行,代币可以以实质性强化措施无法实施的方式进行强化;代币能够满足治疗对象对实质性强化的不同爱好,也可避免治疗对象对实质性强化可能产生的厌烦。

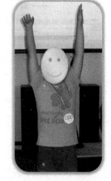

图 3-3 为获得"奥运金牌"代币而兴高采烈的儿童

在游戏治疗过程中实施代币法的基本步骤为以下四步。

第1步,确定游戏治疗的目标行为。

第 2 步,确定实质性强化措施的性质,例如,用代币可换取什么物品或参加哪些活动。

第 3 步,让治疗对象懂得代币具有的实际价值。

第 4 步,确定在完成各项目标行为时给予多少代币和发生不良行为时是否要扣回代币,并确定代币和实际强化物之间的转换关系。

5．示范疗法

示范疗法是依据观察学习原理的一种行为取向的游戏疗法。通过让接受治疗儿童在游戏过程中观察学习而获得良好的行为、减少和消除不良行为。示范疗法常用于治疗特殊儿童的多种问题,如社会退缩行为、过度恐惧、语言发展迟缓、拒绝与人交往等。图 3-4 是运用象征游戏的示范疗法。示范疗法可用于个体,也可用于集体。实践表明,如果儿童与所示范的行为模型容易取得一致时,示范疗法就很有效果。

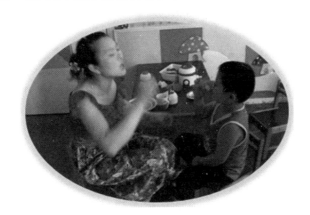

图 3-4　运用象征游戏的示范疗法

6．实践脱敏法

实践脱敏法是一种逐步消除不良条件情绪反应的治疗技术,常被用于无法学会自我放松,也不能对自己所恐惧的场景进行想象的特殊儿童。

在游戏过程中运用实践脱敏法对特殊儿童进行治疗时,可先将儿童感到恐惧或焦虑的场景分为若干等级;在一个个游戏场景中可从轻至重地分级将引起儿童恐惧或焦虑的刺激物呈现在儿童面前。如用实践脱敏游戏方法治疗害怕小狗的特殊儿童,可采用的方法是,在游戏治疗开始时,将小狗放在远离儿童的地方,通过扮演"我和小狗是朋友"的游戏,让接受游戏治疗的儿童从心理上感到与小狗的亲近。在随后几次的游戏治疗时,可将小狗逐渐放得离该儿童越来越近,使他逐渐对小狗不再产生惧怕或焦虑情绪。

行为取向的游戏疗法是儿童心理治疗中较受重视的一种方法。行为取向的游戏疗法的治愈率较高,只要真正掌握它的理论和方法,行为取向的游戏疗法都会产生一定的疗效。因行为取向的游戏疗法需有一定的可重复性,所以需由受过严格训练的专业人员加以实施。

二、认知-行为的游戏疗法

认知-行为的游戏疗法从行为取向的游戏疗法技术中发展而来,但是与行为取向的游戏疗法有很大不同。下面将在具体讨论它们的异同时说明认知-行为的游戏疗法特点。

（一）理论基础

行为取向的游戏疗法强调的是非常强有力的外部控制,然而这样的外部控制常常不能使行为产生预期的变化,即使有变化也不能长久维持。因此,在行为主义学派中衍生了一种新的理论,那就是认知-行为理论。这个理论的创始者班杜拉(Bandura)在其《行为矫正原理》一书中强调行为规范中认知过程的重要性,因为他认识到了单纯的外部控制不能完全达到目的,认知-行为的游戏疗法据此开始把认知纳入了游戏治疗领域。

1. 基本理论

认知-行为的游戏疗法的基本理论是认知是行为和情感的基础,适应不良行为和情感与适应不良的认知有关。图 3-5 形象化地说明了这样的关系。

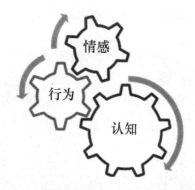

图 3-5　认知-行为游戏疗法中的认知、行为和情感三者关系

如果一个人将自己看做失败者,他可能会变得抑郁,因此就会真的变成失败者。如果认为自己不能适应某种环境,他就会尽力躲避这种环境,就真的再也没有办法适应这种环境。认知-行为的游戏疗法就是要通过改变接受心理治疗的儿童关于自身的错误的思维方式和观念,并教会接受心理治疗的儿童一些适应环境的技能,以帮助他们克服不良的情绪和行为。常见的不良认知有以下几种情形:一是主观武断,在没有充分论证的情况下,就轻率地做出判断,从而容易做出错误的判断。二是以偏概全,例如因为一件事没做好,就认为自己所有的事都做不好。三是走极端的思维,把生活看成非黑即白的单色世界,要么是完全成功,要么是彻底的失败。认知-行为的游戏疗法主要就是针对这样的不良认知施与治疗,以使特殊儿童走出不良认知的误区。

2. 关注要点

认知-行为的游戏疗法形成了独具特色的关注要点。首先,在治疗中要帮助接受心理治疗的儿童意识到自己的不良认知及其与情绪和行为障碍的关系。其次,治疗者应深入了解接受心理治疗的儿童的思想,并帮助接受心理治疗的儿童区分有益于健康的和无益于健康的认知,形成能较好地适应环境的新认知。第三,要帮助接受心理治疗的儿童掌握一些适应环境的技能,包括掌握如何运用新认知来调整行为和情绪。

（二）具体方法

奈尔(Knell)于 1993 年定义了认知-行为的游戏疗法,并取得了快速的扩展,该游戏治疗强调儿童必须主动地参与治疗。

1. 实践艺术

认知-行为的游戏疗法是根据儿童在不同发展阶段的特点而设计的。认知技术中因结合布偶、绘画、橡皮泥以及沙土等媒介而能更符合儿童的发展需求。游戏治疗师向儿童提供结构性的、指向目标的活动，同时允许儿童将即兴的材料带进治疗中来。这种即兴发挥与结构性活动的平衡是认知-行为的游戏疗法中的一种实践艺术。

在认知-行为的游戏疗法中，儿童通过角色扮演和"假装"实践练习来学会应对特定的情境。目前这种方法多用于治疗儿童恐惧症、选择性缄默、儿童排泄障碍以及儿童经历了创伤性生活事件（如父母离婚、性虐待等）之后的心理反应等多种儿童心理或行为障碍。

2. 信念转变

认知-行为的游戏疗法的代表人物之一贝克强调信念系统和思维在决定和感觉中的重要性。他的治疗方案主要是针对接受游戏治疗儿童的错误信念而言，通过治疗改变儿童的错误信念。他认为需接受游戏治疗儿童通常在认知上都存在着错误的概念，进而影响了他们的行为和情感，这些儿童往往忽略了积极的信息，而注意消极的信息，夸大消极的方面，而其自身并没有意识到这些想法。在运用游戏进行治疗之前，首先需要有一个测量与评估，以确定接受游戏治疗儿童的症状。针对接受游戏治疗儿童的症状通过游戏进行特定的、结构化的、问题定向的改变。

三、沟通分析的游戏疗法

沟通分析（transactional analysis，简称 TA）理论是由美国的心理学家波纳（E. Berne，1910—1970）提出的。根植于波纳的沟通分析的游戏疗法强调从心理游戏转至对生活脚本分析。

（一）理论基础

波纳曾师从著名的精神分析学家艾利克森（E. Erikson），但他摒弃了在精神分析疗法中常用的传统精神治疗的"惊吓"（shock）处理、假设及药物等手段，而发展了容易了解的沟通分析心理治疗。波纳的人性观主要包括三个方面：先天正向的人性观、后天学习辅导的功效以及人的理性。

1. 波纳的儿童观

波纳对人性持正向的观点。他相信每个儿童出生时都是品行高贵的。这些需要接受游戏治疗的儿童只是由于父母的教养方式不当或环境的不善，而使本性发生变化，由高贵而变为低下，也就是波纳所言"从王子、公主到青蛙"。波纳相信虽然儿童的品质会由于父母的教养方式不当或环境的不善，而使本性发生变化，但通过后天的学习，特别是将学习与应用沟通分析结合起来，将沟通分析融入生活中，便能再恢复儿童与生俱来的天赋的尊贵。在儿童进入学校之前的学前阶段，他们已形成了生活脚本的基本雏形，并且也会发展出自己是一个"行"或"不行"的人的自我概念，同时也具备判断他人是一个"行"或"不行"的人的能力。因此，在游戏治疗中其重点就在于帮助儿童重写他们的生活脚本。

2. 儿童的生活地位

沟通分析的游戏疗法的主要目标，就是帮助接受游戏治疗儿童达到"我行——你行"的生活地位。游戏治疗师可以用不同的方法与技巧让接受游戏治疗儿童达到这个目的。

"我行——你行"的生活地位应该是儿童的一种选择。其他三种生活地位不是将自己过度膨胀,就是压抑过多,会让儿童觉得在生活地位中毫无自由选择的空间。哈里斯(Harris,1969)曾说,前三种生活地位是以感觉为基础,而"我行——你行"的生活地位,则是奠基于思想、信仰和行动的启发。

3. 游戏治疗师的角色认知

在沟通分析的游戏疗法中,游戏治疗师的角色包含教导与提供支持的、照顾的环境。在此环境中让接受游戏治疗儿童感到他可以很自由地去放下或削弱限制他的种种命令,尝试新行为,重写新生活脚本以及朝向"我行——你行"的生活地位前进。

在理想状态下,沟通分析的游戏治疗师扮演着一位老师的角色。等儿童学会如何运用沟通分析的游戏疗法的语言时,游戏治疗师则会进一步引导他去分析自己的沟通形态,了解自己的行为是如何与别人产生交互影响。游戏治疗师同时担任着儿童家长的重任,因为很多产生问题行为的儿童在"我不行"的生活地位中成长。儿童在家庭中形成的自我状态是深受父母影响的。如果母亲经常以她个人不行的"儿童"自我状态来对待她的接受游戏治疗的儿童,那么她便传递着"我不行——你不行"的信息给她的接受游戏治疗的儿童。儿童要发展坚强的"成人"自我状态,是必须通过观察他们的父母如何运用他们的"成人"自我状态,去处理各种纷繁复杂的事物的。

4. 游戏治疗需遵循原则

在沟通分析的游戏疗法中,游戏治疗师需遵循沟通分析的游戏疗法的原则,并让接受游戏治疗儿童使用这些原则来分析与改善自己的行为。沟通分析的游戏疗法中,最常用的原则包括以下几个方面:

第一,定义与解释自我状态。

第二,自我状态间的沟通分析的游戏疗法。

第三,正面或负面的抚慰(如"温暖的绒毛"及"冷酷的刺")。

第四,"我行,你也行"的生活地位。

通过这些原则,使儿童试着去了解原因,掌握了解后的资源,重新选择。换句话说,儿童可以学会如何使用他的"成人"自我状态,来处理来自成人与儿童自我状态间的冲突。

(二)具体方法

沟通分析的游戏疗法由于其独特的理念,其方法也别具一格。下面从游戏治疗的教导步骤和抚慰方法来加以具体介绍。

1. 教导步骤

沟通分析的游戏疗法对一般有三个教导步骤:

首先,让儿童在游戏中了解改善生活地位的原则。为实施这一步骤,可将绘本中的故事转化为一个个具体的游戏活动,根据图片来做集体游戏,或直接通过让儿童玩玩具来进行游戏的方法,使前来接受游戏治疗的儿童明白何谓"生活地位"。

其次,通过让前来接受游戏治疗的儿童进行游戏来检测他们所了解的沟通分析的游戏疗法的主要目标,即如何将改变自己以负面内容为主的生活脚本。

其三,让接受游戏治疗的儿童从自己的经验中举出与沟通分析的游戏疗法理论相呼应的例子(如"今天你得到什么正面抚慰"),或者确定治疗者说的例子对他们的意义何在。

2．抚慰方法

可以通过游戏方式,使前来接受游戏治疗儿童获得新的抚慰概念。他们必须分析父母、教师、朋友给自己的是正向还是负面的抚慰,自己给对方的又是什么抚慰。接受游戏治疗的儿童可以通过游戏学习以下新的抚慰方法:

自我抚慰——为自己做一些好的事;

身体抚慰——拥抱、握手、拉勾勾(必须区分好的还是不良的触碰);

无声抚慰——点头、微笑、挥手、使眼色;

口头抚慰——"我喜欢你"、"做得好"、"谢啦"等。

报酬或特权——让你的父母和你一起外出,与他们跟你一起玩、为你做一些事。

对年幼的接受游戏治疗的儿童,可以以直截了当的方式增强其直接感知,如给他们"温暖的绒毛",使他们感觉到很舒服;也可以用带刺的硬塑料玩具,让儿童了解"冷酷的刺",让他们体会到别人对他说了或做了一些让他不愉快的坏事的感觉。当接受游戏治疗的儿童因受到负向抚慰而感觉不舒服时,可以要求有正向抚慰的权利。同样地,年幼儿童或许可以了解我有"思想的部分"、"快乐的部分"、"霸道的部分"等自我状态之同义词,一旦特殊儿童了解自我状态的意义与存在,他们便可以开始了解与区分互补性、交叉性及暧昧性沟通形态。如果特殊儿童带出一个有关任一沟通形态的情境,可以促使其将情境对话化。在交叉或暧昧的沟通中,多鼓励特殊儿童运用"成人"自我状态来找出更有效的沟通方式。

（三）其他方式

1．配合着自我状态

配合着特殊儿童的自我状态,来谈论负面情绪与行为,将促使他们辨别自己与别人的自我状态。在此基础上,把自我状态理论配合特殊儿童所述的经验解说,特殊儿童便很容易理解。

2．结合生活脚本的课题

在处理生活脚本的课题时,协助特殊儿童澄清与描述个人的生活脚本,可以引用阿德勒学派的生活方式询问的问句:

(1) 你家的"伤口"是什么?（G）

(2) 你家有什么人?（BP）

(3) 你的家人像什么?（BP）

(4) 还有谁曾经和你住过?（BP）

(5) 他们像什么?（BP）

(6) 在家里谁的地位最高?（PI,P）

(7) 你爸妈最喜欢说的话是什么?（PI,CI）

(8) 以三句话形容你自己。（BP,D）

(9) 你家人会用什么话来形容你?（PI,CI,BP）

(10) 你拥有最多不愉快的感受是什么?（R）

(11) 你拥有最多愉快的感受是什么?（BP）

(12) 妈妈最喜欢谁?（PI,CI）

(13) 爸爸最喜欢谁?（PI,CI）

将上述问题进行编码,便可以找出该特殊儿童的生活脚本的雏形。

BP(basic life position)——我如何看待自己与他人的基本生活地位。

PI(parental injunction)——从父母的 C 状态来的信息,如:父母的命令,如"别做一些我做的事"。

CI(counter injunction)——从父母的 P 状态来的信息,如:反命令,如"至少试一试"。

G(game)——游戏,让别人付出代价而得到抚慰。

R(racket)——负面感受。

D(decision)——决定,如:我如何选择我的生活方式。

P(program)——计划,如:如何遵守命令。

3. 综合自传体文字,寻找特殊儿童的生活脚本

很多人有写日记或周记的习惯,以记录生活中的片段,写下个人最内在的世界、感受、想法和事件。特殊儿童对要写日记的家庭作业反应都不错。日记可以提供辅导者和特殊儿童相关的感受、思想和生活脚本的纪录,以供探索。写日记或周记亦可以提供特殊儿童与辅导者在晤谈以外时间的联系与亲近。

4. 根据实际情况,引导特殊儿童的具体行为

当辅导者不能保护特殊儿童遭受负向的对待时,则别去干扰或阻碍特殊儿童在他的家庭中仍有功效的一些脚本行为。别急着要求特殊儿童在学会获得抚慰的适当方式前,放弃他原用的游戏。别替特殊儿童决定什么是他应该做的事,也别鼓励特殊儿童去扮演一名沟通分析的辅导者,尤其是面对比他们更有权力的人,因为对方可能会不喜欢,而有更强烈的负向行为。

上述的方式也可以用于团体或家庭辅导,以及个别辅导中。

角色扮演和演出心理游戏是有效的团体技术之一。沟通分析中的家庭辅导则可鼓励家人了解彼此之间的沟通形态的交叉点或暧昧处,了解生活脚本正在撰写,以及了解可以改变家人感受的抚慰行为。

四、其他的新兴游戏疗法

上述三种游戏治疗方法已在心理治疗领域里占有重要的一席之地,除此之外,一些新兴的游戏治疗方法正悄然进入心理游戏治疗的领域。

(一)个体游戏疗法

个体游戏疗法以阿弗莱德·阿德勒所创立的个体心理学为基础,强调对接受游戏治疗儿童的错误信念的更正,并将这种更正与改变行为相关联。与此同时,还强调接受游戏治疗儿童是一个观察者,由于对观察到的现象容易形成错误的解释从而产生破坏的行为,正是这些错误的信念,造成了他们容易沮丧和适应不良。因此,游戏治疗师应通过观察,解析接受游戏治疗儿童的行为,体会他们的真实感受并对其进行测评,针对这些现实问题和行为问题,通过游戏的方法来解决。

1. 治疗模式

个体游戏疗法模式的特点之一是通过会谈来选择哪些儿童适合此模式,然后根据接受游戏治疗儿童人格特质制订游戏治疗计划。如根据儿童的个性特征,判断其是属于主动型

的还是被动型的,抑制型的还是冲动型的,场依存型的还是场独立型的,以此来制定适合其人格特质的游戏治疗方法。

个体游戏疗法模式的特点之二是游戏治疗师要定期向其父母和教师进行咨询,了解接受游戏治疗儿童的各种生活背景和现实生活事件。通常游戏治疗师需要在实施游戏治疗期间进行两三次会谈,同时对其父母和教师进行心理咨询,解决他们所遇到的问题。

2. 治疗阶段

个体游戏疗法的过程包括四个阶段,如图 3-6 所示。

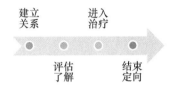

图 3-6   个体游戏疗法的四个阶段

下面将对图 3-6 做进一步说明。

第一阶段:起始阶段。这个阶段的主要任务是游戏治疗师与前来接受治疗的儿童建立平等、信任与合作的关系。游戏治疗师必须积极鼓励接受游戏治疗儿童能够参与游戏活动,并能对自己的参与全过程承担起完全责任。

第二阶段:评测阶段。这个阶段的主要任务是收集数据,了解接受游戏治疗儿童的生活方式。通过询问,让他们回答“我是……”“我必须是……”“其他人是……”“世界是……”“所以,我的行为是……”等问题。游戏治疗师也会使用多种评价技术如艺术创作等来了解接受游戏治疗儿童的生活目标与生活方式。

第三阶段:治疗阶段。这个阶段的主要任务是协助接受游戏治疗儿童觉察自我的生活方式。游戏治疗师可借助多种游戏形式,和扮演故事人物等多种游戏策略来帮助接受游戏治疗儿童在游戏室内的自我觉察学习。在治疗过程中可让接受游戏治疗儿童使用布偶、洋娃娃、动物模型等玩具来“叙述”一个完整的故事。与此同时,游戏治疗师需识别故事中的人际关系和情景与接受游戏治疗儿童生活的相似之处,并诊断出接受游戏治疗儿童生活的主题。

第四阶段:结束阶段。尽管看起来游戏治疗结束了,但实际上这个阶段的任务是重新定向和制订下一步的教育计划。游戏治疗师可协助接受游戏治疗儿童学习和运用让自我或他人共同与世界建立关系的策略。通过制定新一轮游戏规则,改变接受游戏治疗儿童的错误观念和生活方式,增强他们的社会交往技能。[①]

(二)其他新兴游戏疗法简介

心理咨询工作者以自己的勤恳开拓了一片游戏治疗的新天地。下面将扼要地介绍一些尚不为人所熟知的游戏治疗方法。

---

① Richard S. Sharf. 心理治疗与咨询的理论及案例[M]. 胡佩诚等,译. 北京:中国轻工业出版社,2000:215.

1. 公平游戏疗法

公平游戏疗法是由克罗克·皮普尔斯(Crocker Peoples)提出的。[1][2] 因为强调游戏治疗过程的公平性,所以被称为"公平游戏疗法"。为儿童提供一个能够公平对待他的环境(游戏治疗室),是公平游戏疗法的基础。公平游戏疗法最重要的精神是公平,而不是制定了多少规则。因为克罗克·皮普尔斯认为,儿童的心理问题乃产生于现实生活中,主要是因为没有得到周围成人的公平对待。因此,他力主建立以让儿童体验公平性为主的游戏室,游戏治疗师和儿童在这个游戏室里必须十分公平地共同遵守游戏规则进行游戏。他以斯金纳的"操作性条件反射"为理论基础,在游戏治疗师和儿童游戏的过程中运用行为矫正技术,以期达到改变儿童心理问题的目的。

2. 短程游戏疗法[3]

所谓短程游戏疗法,就是提高疗效缩短周期的游戏治疗方法。从严格意义来说,短程游戏疗法并不是一个独立学派,只是对上述各个流派的功效优势进行汇总和整合,但它是时代的产物,有着这个时代的特点。

随着游戏治疗的不断推广,游戏对于儿童的成长价值已为家长所认可,游戏治疗师在对儿童实施游戏治疗时,较容易得到家长的配合,能够使家长共同参与到游戏治疗的过程之中,也就是有可能使得游戏治疗的效果更加明显和快速地得到体现,再加上团体游戏治疗的使用,游戏治疗效率也得以提高,从而可以缩短整个游戏治疗的周期。

同时,现代家长在物质非常丰富的生活状况下,受教育程度也越来越高,对接受心理治疗儿童的心理状态健康与否更加关注,也就使得原来没被认为是问题或者无暇理会的亚健康的心理问题开始被摆到桌面上来。儿童个案的日益增多,也孕育了对短程治疗的迫切需要。

在这些原因之下,短程游戏疗法吸收了各游戏治疗学派的优势,突破了传统游戏治疗耗时长、效益低的缺陷,在理论和应用上都是一种革新。

🔘 第2节 亲子游戏疗法

亲子游戏疗法(Filial Therapy),或称为亲子关系促进治疗(Parent-Child Relationship Enhancement Therapy)是以接受心理治疗的儿童及其父母为治疗对象的方法,它是儿童中心主义学派游戏治疗与家庭治疗的结合体,对那些由于不健全的家庭关系或不适当的育儿方式而造成心理障碍或行为异常的儿童的治疗更为有效。

在亲子游戏疗法中,游戏治疗师不仅以儿童为治疗对象,并且需要训练及督导其父母。通过以儿童为中心的游戏治疗程序,帮助父母改善与孩子的亲子关系,使之为他们接受心理治疗的孩子营造出一种可接受的、安全的环境,借此增进家庭成员之间良好的互动以及鼓励他们多去了解自己及子女。与此同时,父母在游戏治疗师的督导下学习与其子女进行亲子

---

[1] 高华,国外游戏治疗的发展和应用[J].教育导刊,2006:11.
[2] 梁培勇,游戏治疗的理论与实务[M].广州:广东世界图书出版公司,2003:121-136.
[3] 罗艳红,等,游戏疗法的新进展[J].中外健康文摘,2008:3.

游戏,既可使父母成为改变儿童心理问题和行为的重要来源,又可使儿童能充分表达他们的感受,并重新建立起对自己以及父母的信心[①]。

在本节中,将从四个层面对亲子游戏治疗进行陈述,这四个层面分别是亲子游戏治疗的原则、实施的前提条件、操作的具体程序以及实施的作用。

一、历史回溯与证明

亲子游戏疗法最早是由古尔尼夫妇在1964年创立的,是一种针对有社会、情绪、行为障碍问题的儿童的游戏治疗方法。主张训练父母成为治疗师的代理者,让父母和接受游戏治疗儿童一起进行游戏的治疗,并在实施游戏治疗过程中,对父母进行督导。在获得游戏治疗效果之后,家长还需继续在家中对孩子进行游戏治疗,并且定期到治疗师那里进行咨询,汇报情况,治疗师给予相应的指导,帮助儿童的父母提高治疗能力。起初古尔尼夫妇的亲子游戏疗法是采用长期团体训练模式,后来兰杰斯(Landreth)修改古尔尼夫妇的长期团体训练模式,改为固定十周的结构化团体治疗方案。

近40年来,学者从不同的角度对亲子游戏疗法进行了研究。研究初期,研究对象大多集中在母亲,因为通常她们是接受游戏治疗儿童最直接的照顾者,对接受游戏治疗儿童的问题最有感受,是儿童寻求帮助最多的人。研究发现,许多母亲通过亲子游戏治疗,让接受游戏治疗儿童的问题行为发生了改变。这些研究的结果可归纳如下:

由母亲陪伴一起游戏的幼儿比起自己单独玩的幼儿,在游戏时有较多的假装行为出现(Fiese,1990;O'Connell & Bretherton,1989);当幼儿由母亲陪伴游戏时,常会有较高层次的装扮游戏发生(Beizer & Howes,1992;Slade,1987);富有游戏心的母亲较可能培育有安全依恋型之子女(Blehar,Lieberman & Ainsworth,1997);当母亲参与幼儿的游戏时,他们能学会较多的社会技巧,例如,轮流与分享(Bruner & Sherwood,1976;Ross & Goldman,1979;Ross & Lollis,1987)。

自1980年之后,已有一些研究开始关注父亲与子女之间的互动(如 McDonald,1987)。近年来,美国许多州立大学进行的研究结果表明:接受游戏治疗儿童的问题行为降低了一半以上。父母改善最显著的是在对接受游戏治疗儿童的接纳度(Sywulak,1979)。这些效果持续了三到五年之久,跨越了三代父母(Sensue,1981)。

二、实施之原则

一般来说,儿童心理问题产生的主要原因是情绪和情感上的需要得不到满足,而家长往往意识不到儿童的这种需求,或者缺乏与儿童进行情感交流的技能,而导致亲子之间出现"沟通代沟"。在治疗过程中,父母以同盟者的身份参与进来,成为接受心理治疗儿童的直接治疗代理人,这是亲子治疗突出的、明显的核心特点[②]。

在亲子游戏疗法过程中,治疗者一般要遵循以下原则。

(1) 友好关系原则。游戏治疗师应当与家长和接受游戏治疗儿童一起建立一种热情友

[①] 刘敏娜,等.儿童游戏治疗的研究进展[J].儿童游戏治疗的研究进展,2004,8(15).
[②] 罗艳红,等.游戏疗法的新进展[J].中外健康文摘,2008,3.

好的关系,并尽可能在治疗早期建立这种融洽的关系。亲子游戏治疗开始之际,就是良好关系建立之时。微笑和亲切的话语是建立这种关系的强有力手段。如图3-7,事先沟通是建立良好关系的重要途径。

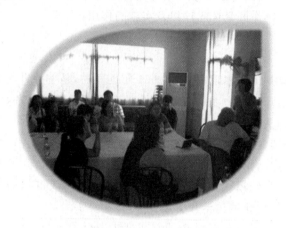

图 3-7   事先沟通会议是建立良好关系的重要途径

（2）完全了解原则。亲子游戏疗法治疗师要让家长完全了解游戏治疗的目的和方法,并在知情与合作的基础上接受游戏治疗。治疗师在与接受游戏治疗儿童进行游戏时,让家长观看游戏的过程,治疗师要让家长体会到自己和孩子在游戏过程中是完全被接受的。在游戏中不要轻易批评和责备接受游戏治疗儿童和家长,要让家长明白,如果在游戏中他们不能完全地接受自己的孩子,那么,孩子就不会有勇气表达他自己的真实情感。当然,这里的接受并不代表要接受游戏治疗儿童的消极情绪和不当行为,因为这样的情绪和行为对接受游戏治疗儿童是有害而无益的。

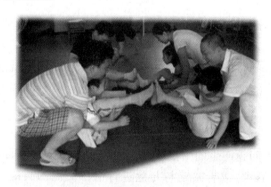

图 3-8   完全的理解才会使儿童完全投入游戏治疗之中

（3）亲切接纳原则。亲子游戏疗法治疗师必须与家长一起让接受游戏治疗儿童有被完全接纳之感。由此,他们才可能自由表达他们的感受。所谓亲切接纳,就是让接受游戏治疗儿童在游戏治疗过程中能有自主之感,能表达自己内心的真实感情。例如,有胆小的儿童在接受游戏治疗时,由于心中害怕,不敢触摸玩具,此时,治疗师和家长就需花时间给这个儿童指点和讲解如何使用这些材料和玩具,让他明白这些玩具是可以玩的,并且也可以认识不同的材料和玩具有不同的功能和玩法。治疗师和家长不仅要学会用语言表达，而且在表情、声音、语调、动作等方面表现出容许的态度。同时，从第一次治疗开始，治疗师就要让接受游戏治疗儿童明白他们有做决定的能力，他们有权利采用自己的方式表达自己的感情。

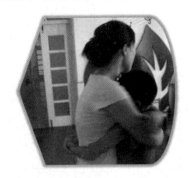

图 3-9　被接纳的感觉真好

（4）及时回馈原则。在亲子游戏治疗过程中，治疗师要十分密切地观察接受游戏治疗儿童及其家长的情绪和行为表现，既要给家长和儿童及时回馈，又要让家长迅速回馈自己孩子在接受游戏治疗时的感受，其目的是使接受游戏治疗儿童和家长都能及时洞察和反省自己的言行。

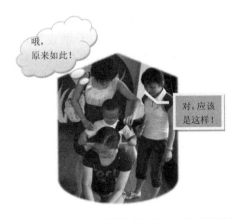

图 3-10　及时回馈是推动游戏治疗的润滑剂

在游戏治疗过程中，接受游戏治疗儿童及其父母可以通过自己的语言和行为来表达自己的感情，这是他们最自然的表达方式。治疗师通常会把接受游戏治疗儿童在游戏中所表现出的象征性行为翻译成语言，这种解释往往带有主观色彩，因此，对于解释要谨慎。较合适的方法是将亲眼见到的亲子游戏活动加以及时回馈，当家长和他们的孩子领悟了所表达感情的含意，他们才会从他人的即时回馈中增加自知力和提高治疗效果，从而推进其继续进步。

（5）确定责任原则。亲子游戏疗法中治疗师和家长要始终相信接受游戏治疗儿童有自己解决问题的能力，让他们学会选择，获取改变情况的能力。治疗师和家长在游戏的过程中，要让接受游戏治疗儿童意识到自己应负的责任，但是不应施加任何的压力，要让接受游戏治疗儿童从游戏治疗中学会承担责任,并渐渐地树立自尊心。让他自己意识到自己的权利,自己可以制定和支配自己的时间,选择游戏的方式。

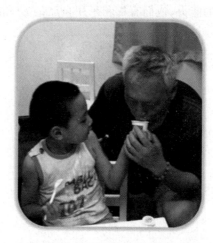

图 3-11　让儿童在游戏治疗中学会承担起敬老的责任

　　(6)独立自主原则。亲子游戏疗法治疗师不要以任何的方式强迫性指导接受游戏治疗儿童和家长的言行,而要让他们成为游戏治疗的主体。不要恣意评价接受游戏治疗儿童。在游戏治疗过程中,治疗师应意识到自己的角色是处在非指导性的地位,当接受游戏治疗儿童和家长需要帮助时就给予帮助。不必提出任何过分的建议,在可能的情况下让接受游戏治疗儿童和家长自己去决定游戏治疗的内容和时间等。

　　(7)培养耐心原则。亲子游戏疗法治疗师要引导家长明白游戏治疗的过程是一个长期的过程,不可能一蹴而就,任意加快治疗的进程是不可取的。在游戏治疗过程中,不必催促或强迫接受游戏治疗儿童和家长在治疗者面前表达各种情绪。在游戏治疗的这段时间,治疗师应通过细心的观察,了解接受游戏治疗儿童和家长,让他们获得舒适感和轻松感,而慎用催促方式。亲子游戏疗法治疗师和家长要明白接受游戏治疗儿童若有问题,随着游戏的进行,他会自发地表达出来,催促他们只会增加其紧张的情绪和心理压力。

　　亲子游戏疗法中规定这些原则,目的是为了保证治疗基于现实,使接受游戏治疗儿童在这种关系中明确他自己的责任。在游戏中,游戏治疗师需要制定较少但又是必要的限制措施。例如,为了保证游戏治疗能够顺利进行,接受游戏治疗儿童不得损坏游戏材料;游戏过程中,不得做出伤害他人或自我伤害的行为。一个成功的治疗往往代表着接受游戏治疗儿童及其父母有机会发泄自己的负面情绪,发展自知力,培养起责任感,以利实现更积极的自我指导。

三、实施的前提条件

　　有别于其他的游戏治疗方法,亲子游戏疗法有其独特的前提条件。

　　(1)必须至少有一名家长自始至终参与游戏治疗。如没有家长的参与,亲子游戏治疗就无法成立,因此,要求必须至少有一位家长能够参与游戏治疗过程中,并且一旦进入了治疗程序,家长就不能够以各种理由缺席。

（2）参与的家长能够积极配合。在实施亲子游戏疗法时，游戏治疗师要从心理和行为等层面上了解家长的可配合性如何。如果家长不能积极认真地参与其中，或遇到没有真正情绪困扰，只是对于自己要参与治疗过程不理解或存有异议的家长，需通过努力疏解和沟通，帮助他们克服成见，积极参与治疗。通过诚挚说明和积极引导，这些家长也可以从游戏中获得一些收获，从而在游戏治疗过程中化消极为积极，做到主动配合。如果家长自己的内心深处有严重的心理困扰，无法也无力全过程积极配合，就应中止亲子游戏疗法。

四、实施的程序

亲子游戏疗法过程（如图 3-12 所示）：游戏治疗师向父母解释基本理念与方法，说明游戏治疗的基本过程；给父母示范最基本的游戏治疗技能，以移情式倾听方式密切与父母的关系；父母在游戏治疗师的督导下与自己的孩子一起进行游戏活动；父母独立在家里开展游戏治疗，并将这种技能扩展到日常的生活中。

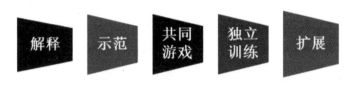

图 3-12　亲子游戏疗法实施的一般程序

（一）五大步骤

下面具体阐述亲子游戏疗法的五个步骤。

第一步，游戏治疗师向接受治疗儿童的家长具体介绍游戏治疗的基本概念，让家长对整个游戏治疗的目的、方法和过程有基本和全貌性的了解。

第二步，在游戏治疗室中将治疗性游戏方法示范给家长看，让家长感受到自己应该更多地扮演接纳者的角色。亲子游戏疗法最重要的就是家长要持续地参与游戏治疗的全过程，不能因为某些原因而轻易地中止治疗。因此，示范的过程其实是强化家长参与意识的过程。当家长对游戏过程相当熟悉后，就应由家长与自己的孩子一起接受游戏治疗。

第三步，家长掌握基本技巧。家长通过与孩子一起接受游戏治疗，并且在治疗师的督导下，掌握基本的游戏治疗技巧。

第四步，在家中尝试进行游戏治疗。家长除了与孩子一起接受游戏治疗，还担负起一个重任就是掌握基本技巧，在家中能对自己的孩子实施相应的游戏治疗。治疗师在每周的会面中，可以针对家长的游戏治疗实施过程中的问题给予及时的回馈。

第五步，将学到的技巧推广到实际生活中去。游戏治疗师通过评估，确认家长已完全掌握游戏治疗的理论和技巧后，应鼓励家长将所学到的游戏治疗技巧推广到实际生活中去。

（二）家庭中的游戏治疗

除了在游戏治疗室中实施亲子游戏治疗，还可根据儿童实际情况在家庭中实施这一疗法。

1. 家庭中实施游戏治疗的顺序

当家长已掌握了游戏治疗的基本方法以后，就可在家中对自己的孩子进行游戏治疗。

但应当遵循下列顺序。

第一步,家长接受指导。在实施家庭游戏治疗之初,家长需接受游戏治疗师的观察和指导。游戏治疗师要深入家庭,对亲子游戏进行实地观察。让家长与接受游戏治疗儿童先进行大约 15 分钟的游戏,治疗师进行全过程观察后,找出尚需改进的问题,与家长进行及时沟通。与此同时,还要了解接受游戏治疗儿童在现实生活中的状况、亲子关系以及了解家长在治疗过程中的切实感受。通过交流和讨论,治疗师可给予适当建议,并确定下一次见面的时间以及进行游戏治疗的具体任务。

第二步,家庭游戏实施的观察。在亲子共同进入游戏之前,游戏治疗师可先与接受游戏治疗儿童进行短暂的会面。在有条件的情况下,游戏治疗师可通过单向玻璃观察,若没有条件也可坐在房间里不起眼的位置进行观察。游戏治疗师的观察重点在于家庭成员的互动模式、优势以及存在的问题。

第三步,提出合适的游戏治疗建议。游戏治疗师要能够将在游戏室的观察结果与在儿童家中的游戏治疗进行比较。如果需要同时在游戏治疗室和家庭中对儿童的行为进行干预,游戏治疗师则应该提出相关建议。接受游戏治疗儿童的父母必须能够承诺,在 4～6 个月期间,参与每周或每两周在游戏治疗门诊或治疗师的办公室进行的游戏治疗,以及每周在家中进行游戏治疗。游戏治疗师要通过清晰的解释来消除接受游戏治疗儿童的父母之担心。

2. 家庭中模拟游戏治疗的实施

家长要将所学到的游戏治疗技巧运用于家庭之中,需经过模拟游戏治疗实施阶段。在这个阶段中游戏治疗师的主要任务是"角色扮演"。

如图 3-13 所示,在家庭模拟游戏治疗的实施过程中,游戏治疗师将随着进程扮演不同程度的"儿童"角色,而让需要接受游戏治疗儿童的父母根据这四种不同儿童的特点,来演练他们在游戏治疗中所需扮演的角色。游戏治疗师一般会选择 15～20 分钟的游戏治疗内容为一个单位,共约四次构成一个模拟系列。在这四次或更多的角色扮演中,开始的时候游戏治疗师会扮演一个行为表现良好的"儿童",随着角色扮演的深入进行,这名"儿童"身上的问题愈加严重,需要更高水平的游戏治疗技巧。在最后一次角色扮演中,这名"儿童"表现出的问题可以与需要接受游戏治疗的儿童身上的问题行为一致。通过每一次的角色扮演,接受游戏治疗模拟训练的父母都能得到足够的回馈和鼓励。一旦这些父母掌握了基本技能,便可以准备进入下一个阶段,在治疗师的督导下为自己的孩子实施游戏治疗。

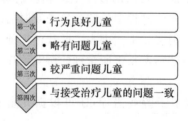

第一次 • 行为良好儿童
第二次 • 略有问题儿童
第三次 • 较严重问题儿童
第四次 • 与接受治疗儿童的问题一致

图 3-13　游戏治疗师扮演角色的进程

3. 家庭中亲子游戏治疗的实施

在游戏治疗师和需要接受游戏治疗儿童的父母都做好了准备的时候,该家庭的亲子游戏治疗便可以在治疗师的督导下在家庭中实施了。

(1) 时间设置。第一次游戏治疗计划大概持续 20 分钟,之后每次的游戏治疗最好能持续 30 分钟左右。实施游戏治疗父母中的一人每次与孩子一起游戏,游戏治疗师则坐在一旁进行观察。如果可能,父母中的另一人也可以和治疗师一起观察。

(2) 模式设置。在家庭中实施游戏治疗,最好按以下模式进行:

实施体验分享 ⟶ 督导意见回馈 ⟶ 共同商议主题 ⟶ 具体疗法实施。

首先要求进行游戏治疗实践的父母将自己的感受、体验和困惑与游戏治疗师进行分享。游戏治疗师根据自己观察所得结果,把自己的督导意见回馈给家长,特别要强调实施游戏治疗的父母做得好的地方,为他们在下一次实施时需要提高的地方提供建议。在督导的第二阶段,要共同讨论如何针对需要接受游戏治疗的儿童的具体问题来实施游戏治疗的主题。如果游戏治疗师和需要接受游戏治疗儿童的父母都认为已经准备就绪,游戏治疗便可以在家中进行。

(3) 材料设置。在家庭中实施亲子游戏治疗时,可利用家中现有或容易获取的玩具材料。这些玩具包括标枪、娃娃全家福、玩具房子、婴儿奶瓶、水碗、放了水的容器、蜡笔或标记笔、盘子、写字板、塑料士兵、玩具恐龙、橡皮泥、绳子、纸牌或玩具线等。材料是多多益善,关键是如何根据游戏治疗的主题来选择合适的游戏材料。

(4) 空间设置。父母可以根据游戏治疗的主题或孩子的偏好,选择合适的地点实施游戏治疗。室内或户外都可以,只要游戏活动具有足够的空间就行。同时,为了保护孩子的隐私权,在户外的游戏治疗活动要尽可能与普通的游戏活动相类似,以免引起旁人的过分关注。

4. 游戏治疗师的职责

家庭中的亲子游戏治疗是否能够顺利进行并取得预期效果,与游戏治疗师的督查和指导密切相关。督查和指导乃是游戏治疗师的主要职责。

游戏治疗师要提醒父母以非指导性的方式实施游戏治疗,特别要学会倾听和回馈的技巧,让接受游戏治疗儿童能够自己引导游戏室中活动的进行。一旦开始在家中实施亲子游戏治疗,不仅要亲临现场加以观察,还必须每周或每两周与家长会面,给予及时的督导回馈。每过六周到八周,游戏治疗师可以要求实施亲子游戏治疗的父母到自己的办公室对他们进行全面的总结性督导,对那些问题较为严重的儿童之父母,不仅需延长时间,还需在技巧和技能上作进一步的指导。游戏治疗师要向这些父母提供如何深入进行亲子游戏治疗的策略。

游戏治疗何时终止应根据治疗的效果由接受游戏治疗儿童父母和治疗师商定。不过,在最后一次游戏治疗过程中,治疗师也应不失时机地对实施亲子游戏治疗父母的行为进行最后一次评价和指导,并鼓励他们与接受游戏治疗儿童一起坚持不懈地步入正常的发展轨道,度过人生发展的特殊时期。[①]

---

① Karla D. Carmichael. 游戏治疗入门[M]. 王瑾,译. 北京:高等教育出版社,2007:232-235.

五、实施的作用

亲子游戏治疗因为改善了家长和儿童的关系而受到共同欢迎。其作用主要可体现在儿童、父母以及亲子关系三个层面上。

从儿童的角度来看,因为游戏是他们最喜爱的一种活动形式,是表达自己的想法、感受、好恶、期望以及学习新技能、吸收新经验、尝试用新的方法解决过去的问题的途径,因此,能对接受游戏治疗儿童的健康发展和自我认识起到很大的推动作用。

从父母的角度来看,由于亲子游戏治法的理论基础是相信父母自身的能力,相信他们能够学会治疗师所传授的治疗的方法,能够在家中持续运用,使游戏治疗效果持续下去,不会中断,因而父母会在这一游戏治疗过程中体验到自身的能力和价值。由于父母是儿童第一养护者,是接受游戏治疗儿童生活中最有重要意义的成人,因此相对于其他人来讲,他们的影响更深远,作用也更大。在接受游戏治疗儿童父母获取了正向的自我认知并掌握了一定的游戏治疗技巧,其治疗效果就会持续得更长,并且更有效。

从亲子关系的角度来看,因为在游戏过程中,接受游戏治疗儿童能够积极地认识自己的情感并能真实地表达给父母,并通过这样的自由表达感受父母对自己的接纳,获得对自己的认同感,从而既提高了自信心和自尊心,又提高了对父母的信任和信心,由此减少或者消除儿童的问题行为。当然,在亲子游戏治法过程中,受益者不仅仅限于接受游戏治疗儿童个人,父母作为治疗师的代理者,通过与自己的孩子一起游戏,能够认识到自己孩子的真实情绪和情感体验,提高对自己孩子的全方位认识,学会接纳自己的孩子,接纳他的内心真实感受和真实情感,就能与自己孩子进行有效的沟通,提高亲子互动的质量。如将在游戏中获得的与自己孩子沟通的技能在生活中加以运用,则会收到更好的养育效果。这不仅能提高父母养育孩子的自信,还能增加其对自己孩子的关心和信任,促进形成良好的家庭氛围,增强亲子之间的感情。亲子之间关系的加强将有利于接受游戏治疗儿童对他人的认同感和信任感的加强,从而促进其良好的社会化发展。

🌀 第3节 集体游戏疗法

集体游戏疗法(Group Play Therapy)是一种将集体游戏与游戏治疗有机结合的方法。诚如著名集体游戏疗法治疗学家蓝觉斯(Landreth,1991)指出的那样,所谓集体游戏疗法是指接受游戏治疗儿童与治疗师之间的一种动力性人际关系,游戏治疗师能提供精心选择的游戏素材和营造出安全的集体气氛,借由接受游戏治疗儿童自然的沟通媒介,实现其自身的完全表达和揭露自我(感情、观念、经验、和行为)的方法。

作为游戏治疗方法之一的集体游戏疗法目前已被广泛用于改善特殊儿童的心理和行为问题,如恐惧症、抑郁症、攻击性行为、学习困难等。将同类和同水平儿童放在一起接受游戏治疗,更具效益高、成本低之特征。

在本节中,将从集体游戏疗法的意义、实施的前提条件及其具体过程加以阐述。

一、实施之意义

集体游戏疗法有别于其他游戏疗法的最大特点是通过同伴互动来促进游戏治疗的深入

进行。前面所介绍的各种方法主要是让游戏治疗师与接受游戏治疗的儿童直接接触,从而改善该儿童的心理和行为,是一对一的关系;而亲子游戏治疗则着重于家庭中的父母亲与孩子之间的互动来实施游戏治疗。这些疗法的共同之处,就是让儿童处于与成人之间的垂直关系中接受游戏治疗。在集体游戏疗法中,接受游戏治疗的儿童除了有来自成人的帮助,还有来自与其他接受游戏治疗儿童的互动所获得的疗效,如图 3-14 所示。

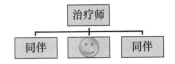

图 3-14　集体游戏疗法的结构图

游戏,作为生活的一个缩影,可以让接受游戏治疗儿童在与其他同伴的交往中获得替代性学习,提高他的敏锐观察力,同时又可在与同伴的互动中提升自我概念和自我效能感。正如贝尔格和蓝觉斯(Berg & Landreth,1998)所说:"儿童在集体治疗关系中能够经验和发现其同辈也有相同或类似问题,从而降低因孤独和自卑感而形成的阻隔,有利于这些儿童的自我归属感的形成。"这种自我归属感将能促进这些儿童在真实生活中运用人际交往技巧,学习建立良好的人际关系。

除此之外,集体游戏疗法能为接受游戏治疗儿童提供类似于家庭的气氛,能与其他接受游戏治疗儿童之间建立彼此接纳的关系,并在此关系中获得自我提升。

集体游戏疗法的意义体现在以下五个方面。

(1) 集体游戏疗法有助于团体关系的建立。由于在游戏治疗的实施过程中,儿童必须和若干个接受游戏治疗的同伴共同游戏,久而久之,将有助于加强他们对同伴存在的认知,进而帮助他们建立团体关系。如图 3-15 所示集体游戏治疗中的儿童。

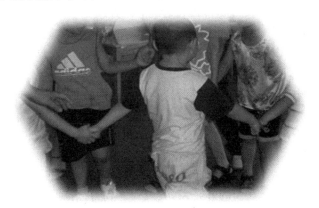

图 3-15　集体游戏疗法有助于特殊儿童增进团体意识

哪怕是幼小的特殊儿童,团体意识的确立也会有助于激发他们内在的自发性,增加他们参与游戏的勇敢度。特别是游戏疗法实施初期,不少接受游戏治疗的儿童由于会产生陌生感,往往会感到害怕、局促,不愿意与父母分开,但是由于集体的力量,有其他接受游戏治疗儿童的陪伴,有助于缓和紧张的气氛,接受游戏治疗儿童可以通过观看其他接受游戏治疗儿童对治疗师的反应以及行为,减少恐惧感、获得心理的安慰。团体意识的确立能促成接受游戏治疗儿童的自发性活动,同时也有助于接受游戏治疗儿童与治疗师建立信任关系。

（2）集体游戏疗法有助于替代性学习的产生。游戏作为最适合儿童治疗的媒介,是儿童自然表达的语言,也是他们学习自然生活的有效途径。集体游戏疗法形成的团体情境,使替代性的学习得以发生。接受游戏治疗儿童可以将平时无法表达或不敢表达的内心想法,通过在游戏中运用自己的独特方式进行表达和宣泄,同时通过观察同伴,学习用更恰当的方式来表达自己。例如：当比较胆小的接受游戏治疗儿童渴望参加游戏活动却感到害怕时,可以先看集体中其他成员的活动。通过观察其他成员的情感或行为上的表达,接受游戏治疗儿童感到自己也能够做到。这些胆怯的儿童可以从同伴身上获得鼓励,鼓起参与活动的勇气。

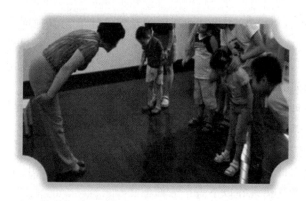

图 3-16　受同伴鼓励参与集体游戏疗法的特殊儿童

通过替代性学习,接受游戏治疗的儿童可以更积极主动地参与到集体游戏疗法的过程中,从而习得更多的解决问题技巧和自我表达的不同方式。

（3）集体游戏疗法有助于儿童反省。许多接受游戏治疗儿童没能真正地了解自己的行为的含意,可能并没有意识到自己的行为有什么问题。集体游戏疗法为这些儿童提供了一个自由游戏活动的情境。在此情境过程中游戏治疗师不必作更多的解释,接受游戏治疗儿童便能从同伴的回馈中察觉他们自己的特异性,对自己的行为能进行反省和自我洞察,从而学会自我评价,获得自我成长和自我探索的机会,能更好地对先前的行为做出客观评价,认识到问题所在,从而进行自我纠正。

（4）集体游戏疗法有助于儿童接触社会。在集体游戏疗法中所设置的各种游戏场景,可作为社会生活的一个缩影,为接受游戏治疗儿童提供与社会接触、学会如何适应现实世界的一个重要的机会,儿童在集体游戏疗法中所获取的经验将有助于其结合现实。

接受游戏治疗儿童在集体游戏疗法中可以接触到社会生活中的各种职业和生活场景,这对他们探索社会、掌握社会交往技能等有切实的帮助。与此同时,接受游戏治疗的儿童还可以通过对游戏情境中的小型社会的认知,理解哪些行为是被认可的,哪些是为社会所不容的不合适行为,并将在游戏过程中获得的行为认知运用到现实的生活中,发展社会性,逐步融入整个社会。在游戏治疗过程中,集体游戏疗法还会为接受游戏治疗儿童提供发展人际交往的技巧、分享情感及行为表达的不同经验的机会,为接受游戏治疗儿童每天的现实生活

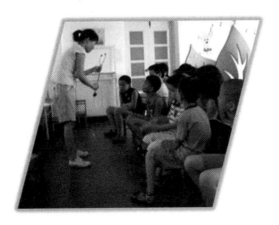

图 3-17　在集体游戏疗法中了解社会职业

做好准备。

（5）集体游戏疗法有助于儿童展示真实的自我。由于没有来自成人的不间断的直接监督，接受游戏治疗的儿童可以在与同伴的互动中更真实地表现自我。由于其类型和水平的相近，同伴之间的认可和反馈也能使接受游戏治疗的儿童有更多表现自己的意欲。因此，游戏治疗师有更多的机会在游戏中对接受游戏治疗儿童的表现进行真实的观察，从而判断其生活中的现实性。治疗师由于可以通过接受游戏治疗儿童的真实表现来真正认识他们，因此能更容易地与接受游戏治疗儿童建立起信任关系，减少接受游戏治疗儿童的焦虑，更好地取得治疗效果。

二、实施的前提条件

有两个前提条件事关集体游戏疗法能否成功开展，一是必要条件，二是限定条件。

（1）必要条件。按照万德考克（VanderKolk，1985）的看法，集体游戏疗法要获取有效性，须有以下 8 个必要条件：

① 治疗师要完全接纳前来接受游戏治疗的儿童；② 治疗师只是邀请接受游戏治疗儿童参与游戏，不要解释目的、原因、问题或期许；③ 协助接受游戏治疗儿童学习自我表达和学会接纳与尊重；④ 在治疗初期允许但不鼓励攻击性行为发生；⑤ 当限制接受游戏治疗儿童的破坏性行为时，同时也允许他们表达象征性行为；⑥ 治疗过程中要有意识地禁止接受游戏治疗儿童彼此出现身体上的攻击性行为；⑦ 设定适宜的集体治疗规范，必要时治疗师要以简洁的、温和的态度向接受游戏治疗儿童说明；⑧ 治疗师要善于感受与表达同情心。

（2）限定条件。除上述必要条件以外，集体游戏疗法的倡导者还明确了集体游戏疗法的限制条件。治疗性限定条件主要包含了以下 9 个方面的内容：① 限定治疗关系的范围；② 对接受游戏治疗儿童必须提供身体和情感上的保证和安全；③ 治疗师对接受游戏治疗儿童提供安全的意图必须是正大光明的；④ 团体聚会次数必须符合实际状况的需要；⑤ 治疗师只能以正面和被认可的态度对待接受游戏治疗儿童；⑥ 允许接受游戏治疗儿童表现否定的感觉而不会造成伤害和之后报复的恐惧；⑦ 必须提供集体游戏疗法的稳定性和一贯性；⑧ 必须促进和提高接受游戏治疗儿童对自我责任感和自我控制的感受；

⑨ 集体游戏疗法必须合法、合乎伦理道德和专业标准。

三、实施的过程①

集体游戏疗法一般由五个阶段构成,参见图 3-18。

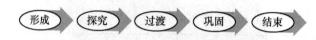

图 3-18　集体游戏疗法实施的五个阶段

下面将具体介绍这五个阶段的实施内容。

（一）形成阶段：建构游戏疗法模式

良好的开始,是成功的一半。在集体游戏疗法中也是一样。第一阶段建构集体游戏疗法模式是一件至关重要的事情。在这个阶段中,包含了六方面的内容:制订计划、确定形式、了解需要、拟定结构、设定规模和规定时间。

1. 制订集体游戏疗法计划

预先制订集体游戏疗法计划是实施的第一步。诚如考雷（Corey,1995）指出的那样,如果希望集体游戏疗法成功,则需要投入大量的时间来制订计划。计划的制订需要多方面的参与,主要包括家长、教师以及专业人员。家长的参与一方面可以保证需接受游戏治疗的儿童来参与集体游戏疗法治疗,另一方面也有助于家长根据对自己孩子的行为观察,来判断他是否能够从集体游戏疗法中受益。教师参与计划则可以协助游戏治疗师的工作,有助于引起他们参与集体游戏疗法的兴趣。有教师的参与,更可以有的放矢地帮助治疗师解决接受游戏治疗儿童的特殊问题。

2. 确定集体游戏疗法的形式

在接受游戏治疗儿童与治疗师开始接触时,有必要建立一个平等的交往关系,让他们熟悉治疗师,建立友好的关系。这一点至关重要。在此基础上,治疗师根据其年龄特点和问题类型特点,来确立适合其发展任务的集体游戏疗法的形式。同时,形式的确立还要对以下两方面的内容加以考虑。

（1）自愿性。参与集体游戏疗法的成员应本着自愿的原则,不要强迫需接受游戏治疗的儿童加入集体疗法,集体成员的参与必须是自愿的。

（2）多样性。在保证参与儿童的同类型和同年龄的前提下,还要保证群体结构的平衡。在选择集体游戏疗法成员的时候要采取措施以免过分地集体倾向于某方面而造成结构的不平衡。比如当一部分儿童对待问题喜欢用一些攻击行为,但是另一部分儿童却喜欢寻找友好的方式解决问题,在此过程中,这些儿童就能够为喜欢进行攻击行为的接受游戏治疗儿童提供示范。与此同时,同类型儿童也有自身的优势,由于他们相同或相似的经历,他们的目标基本一致,容易相互交流,有较多的共同语言,可以使接受游戏治疗儿童排除孤独感,使他意识到他存在的问题是大家所共有的,从而使他得以进行重新的自我认

---

① 傅宏.儿童心理咨询与治疗[M].南京:南京师范大学出版社,2007:90-96.

知，获得自我效能感。但是在某些方面，因为集体成员的相似性，接受游戏治疗儿童很难获得解决问题的示范，而不同类型的儿童能够相互补充，相互平衡，无形之中互相提供了对方所需要的帮助，得到了解决问题的最佳方案。因此，游戏治疗师需要根据具体情况，多样化地来确定集体游戏疗法的形式。

3. 了解接受游戏治疗儿童的需要

游戏治疗师在实施集体游戏疗法之前，要注意从教师和家长那里获取有关需接受游戏治疗儿童的背景信息，如有可能的话，也可直接询问该儿童。家长可以为游戏治疗师提供接受游戏治疗儿童的相关信息，教师可以通过观察儿童的行为，来帮助治疗师确定接受游戏治疗儿童存在的发展问题。这些都是了解接受游戏治疗儿童特殊需要的重要线索。

4. 拟定集体游戏疗法结构

集体游戏疗法结构一般分为封闭式和开放式两种。所谓封闭式集体游戏疗法，是指从一开始就限定了集体游戏疗法人数、时间、次数。其特点是稳定性强、成员之间相互信任、拥有良好的凝聚力。所谓开放式集体游戏疗法，是指随时允许新成员的加入、旧成员的离开，其人数和次数都根据需要而改变的形式。其特点是灵活、更新快、有助于滚动性发展。两种结构各有优点，也各有不足。封闭式集体游戏疗法虽然较稳定，但在人数变化较大的情况下，只要有两三个接受游戏治疗儿童缺席，就会造成集体不完整，甚至导致只有一对一的情况出现，从而阻碍游戏疗法的顺利完成。开放式集体由于不稳定，难以形成稳固的凝聚力，对那些需要相对稳定的游戏同伴的特殊儿童来说，一直处于不安定状态，也容易使集体游戏疗法的效果受到影响。因此，在实施集体游戏疗法之初，最好确定以封闭式结构为主，辅以开放式结构的方式来进行。

5. 设定集体游戏疗法的规模

集体游戏疗法的规模设定也有一定的讲究。人数过多过少都不利于接受游戏治疗儿童之间的交流互动，如果集体成员人数过少，集体活动的内容又不丰富，成员之间交流互动的效果就会受到影响。反之，如果集体规模过大，也会使集体成员感到明显的压力，不利于成员的发展。一般而言，一起参与集体游戏疗法的人数以 4 至 6 人最为适宜，而对于程度轻、年龄较大的儿童，规模可以稍微扩大一些，但最好不要超过 8 人。

6. 确定集体游戏疗法的时间

集体游戏疗法实施的时间长度和频度以及持续时间通常由游戏治疗师根据接受游戏治疗儿童的年龄、集体的目标、可利用的时间而定。一般情况下，集体游戏疗法的实施时间长短依据接受游戏治疗儿童的年龄特点，应该与上课时间大致相仿，学前儿童一般持续 15 至 25 分钟，而接受游戏治疗的学龄儿童则可持续 40 分钟左右。伴随着接受游戏治疗儿童的成长，其注意力维持时间的延长，集体游戏疗法时间也可以相对延长，但加上间隔时间或点心时间，一般不超过 1 小时。通常的集体游戏疗法的频度为每周一次。如果太频繁，易使接受游戏治疗儿童感到乏味，如果间隔时间太长，又很难达到治疗的预期效果。

（二）探究阶段：发现和分析问题

探究阶段的主要任务是发现和分析需接受游戏治疗儿童问题所在。而要能够发现和分析问题，必须建立在游戏治疗师与接受游戏治疗儿童之间建立的自由开放的信任之上。游戏治疗师在这个阶段中，需帮助接受游戏治疗儿童熟悉实施集体游戏疗法的自由开放的和谐氛围,并以此来消除接受游戏治疗儿童的心理焦虑,鼓励他们完全真实地表露自我,使其淤积已久的负面情绪得以释放。

在集体游戏疗法的实施过程中,有两个目标可以帮助游戏治疗师发现和分析问题。

在达成集体一般目标过程中,游戏治疗师可以发现接受游戏治疗儿童在适应集体、与同伴交往过程中存在的问题。通过讨论他们的情感和行为,发现和分析他们在倾听他人并做出响应、给予和接受反馈时的不合适之处,发现和分析他们在遇到情感冲突以及适应集体游戏活动时产生的问题行为等。

在达成集体目标过程中,游戏治疗师可以发现和分析接受游戏治疗儿童的思维和情绪以及内心冲突等方面的问题。随着集体游戏治疗的进行,信任程度和凝聚力的发展,接受游戏治疗儿童会更愿意表达他们内心深处的思想和情感。这时,游戏治疗师可以针对这样的表露,采取澄清(接受游戏治疗儿童的思维和观念)、提出问题(鼓励分享)这些技巧来进一步发现和分析接受游戏治疗儿童真正的问题症结之所在。

(三)过渡阶段:处理焦虑和冲突

接受游戏治疗儿童在第二阶段暴露的问题,可能会导致其他儿童的不接纳。此阶段接受游戏治疗儿童可能会面临自己的直率暴露与被同伴拒绝之间的内心冲突,这种冲突可能会增加他们的焦虑度,使他们难以接纳自己,从而更压抑自己的情感。在这个阶段中,游戏治疗师有责任帮助这些儿童度过焦虑和冲突的特殊时期。主要方法是让接受游戏治疗儿童能知道其实其他的儿童也有同样的问题和担忧,增加彼此的理解和接纳,加强集体信任感和凝聚力,使接受游戏治疗儿童能从集体游戏中得到同伴更多的接纳、支持和鼓励。只有当接受游戏治疗儿童感到有足够的安全来“冒险”的时候,才可能实现更高水平的自我表露。

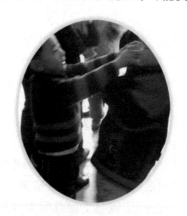

图 3-19 同伴接纳是克服儿童焦虑的良剂

(四)巩固阶段:加强安全和归属感

在这个阶段中,接受游戏治疗儿童先前的焦虑和防御心理基本上能被置身于团体内的安全感和归属感所取代,接受游戏治疗儿童已经开始认同这个特殊的集体,集体信任和凝聚力水平提高。游戏治疗师在这个阶段的重要任务就是要加强接受游戏治疗儿童的安全感和归属感。让他们围绕集体过程目标,进行建设性工作。在这个团体里面,接受游戏治疗儿童要通过游戏活动加以练习,能逐步学会互相接纳和倾听,共同进行游戏活动。游戏治疗师还要敦促他们尝试将这些行为应用到他们的日常生活中,与自己的团体或其他同伴分享游戏成果。

（五）结束阶段

当接受游戏治疗儿童能将在游戏中学到的生活技能应用到生活中后,便将进入结束阶段。游戏治疗师在结束阶段的任务是总结本游戏治疗过程中的收获和不足。游戏治疗师可以让接受游戏治疗儿童在集体中进行表达,让小组成员进行评价,其他成员给予回馈。由于接受游戏治疗儿童与治疗师及其同伴之间建立了一种积极的相互依赖的关系,尽管也会或多或少地产生分离焦虑,也会产生焦虑、伤感等情绪,但游戏治疗师可以让接受游戏治疗儿童将自己的感情表露出来,并让他们将在集体游戏疗法中学到的情感调控等策略用于实际。例如,让他们知道"天下没有不散的宴席"这个不可避免的结局。当集体游戏疗法结束时,每一个儿童都将带着新的知识、决定和信念,向往着更幸福和更有效率的未来,开始新的生活。

 本章小结

本章介绍了游戏治疗的各种疗法,包括行为取向疗法、认知-行为疗法、沟通分析疗法为代表的新型游戏疗法,还具体介绍了亲子游戏疗法以及集体游戏疗法。我们从游戏疗法的理论基础入手,介绍了它们所采用的具体方法供读者学习与使用。

游戏治疗方法尽管精彩纷呈,但是在运用任何一种游戏治疗方法时,都必须从特殊儿童的特殊性出发,只有最适宜的游戏治疗方法,而没有最好的游戏治疗方法。

 思考与练习

1. 行为取向的游戏疗法的具体方法有哪些?
2. 认知-行为的游戏疗法的主要理论基础何在?
3. 沟通分析的游戏疗法的重要理论是什么?

 本章导读

1. 朱家雄,周念丽. 学前儿童心理卫生与辅导[M]. 长春:东北师范大学出版社,2002.
2. 傅宏. 儿童心理咨询与治疗[M]. 南京:南京师范大学出版社[M]. 2007.
3. K. D. Carmichael. 游戏治疗入门[M]. 王瑾,译. 北京:高等教育出版社,2007.

第4章 沙箱游戏疗法

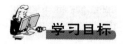 学习目标

1. 了解什么是沙箱游戏疗法及其创立的概况。

2. 能够理解沙箱疗法的构成要素、构成假设,知道沙箱游戏疗法的理论渊源,进而掌握沙箱游戏疗法的实施程序和解读沙箱游戏作品的技法。

3. 掌握沙箱游戏疗法的实际运用。

沙箱游戏疗法是在游戏治疗师的陪伴下,接受治疗的儿童使用各种缩微玩具模型在沙箱中进行自我表现的一种心理治疗方法。它是在韦尔斯的"地板游戏"和洛温菲尔德的"世界技术"基础上,由卡尔夫(Kallf)创造性吸收荣格分析心理学以及东方文化的精髓,于20世纪60年代创立的。沙箱游戏疗法(Sand Play Therapy),国内又称其为"箱庭疗法"或"沙箱疗法",是目前在国内外较为流行的一种心理治疗与心理分析技术。其形式是接受治疗的儿童在沙箱中自由摆放各种与现实生活极其相近的玩具模型,进行自我表现并进而达到自我宣泄的目的。游戏治疗师根据对沙箱中摆放出来的作品的观察,运用投射原理来分析出该儿童的内心世界。作为一项有效而独特的挖掘人类潜意识的技术,沙箱游戏疗法已日益受到国内外心理学家的关注,并逐渐普及到对特殊儿童的教育和干预领域。

第1节 沙箱游戏疗法概述

沙箱游戏疗法自产生至今已有将近百年的历史。从"地板游戏"(Floor Games)到成为"世界技术",最后又发展到今天的沙箱游戏疗法,其历史发展耐人寻味。在此我们将回溯沙箱游戏疗法的历史,勾勒出大致的历史走向。

一、沙箱游戏疗法的创立

沙箱游戏疗法起源于欧洲,其创立可以追溯到20世纪初。韦尔斯(H. G. Wells,1866—1946)、洛温菲尔德、卡尔夫等伟大学者为沙箱游戏疗法的创立做出了重要的贡献。

在玛格丽特·洛温菲尔德(Margaret Lowenfeld,1890—1973)"世界技术"(World Technology)的基础上,卡尔夫(Dora M. Kallf, 1904—1990)创造性地吸收了荣格(Carl Gustav Jung,1875—1961)的原型理论、个性化理论与心理动力学理论的精华,结合东方文化的精髓,于20世纪60年代初创设了沙箱游戏疗法理论。

究其源,沙箱游戏疗法与Navaho宗教的沙画有着异曲同工之源。因为"在正式将沙子

和象征应用于治疗之前,原始的部落就已经在地上画了一些保护性的圆圈,并且创造了沙画"①。沙箱游戏疗法跟"Navaho 宗教的沙画广泛运用仪式性沙图在疗愈的仪式、卜卦、驱魔术和其他目的"的历史文化呈平行发展之轨迹(Weinrib,1983)。

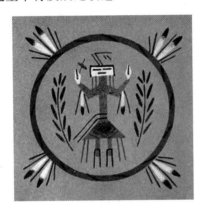

图 4-1　Navaho 宗教的沙画②

(一)韦尔斯与《地板游戏》

韦尔斯是英国的一位著名作家,他在 1911 年出版了《地板游戏》。而正是从这本《地板游戏》起,"沙箱游戏疗法"开始了它的历史。在该书中,韦尔斯描述了他和自己两个小儿子之间的游戏过程,特别是他们玩的"地板游戏",用各种各样的玩具,在地板上搭建不同的游戏内容,孩子们玩得非常开心投入,表现出了令人兴奋的想象力和创造性。

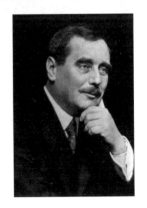

"神奇岛屿游戏"(Games of Marvelous Islands)和"城市建筑游戏"(Games of the Construction of Cities)是韦尔斯在《地板游戏》一书中介绍的儿童游戏的两个中心主题,同时,他还对游戏中涉及的如历史背景、使用的玩具模型、游戏环境本身等做了详细的描述与分析,并阐述了他鼓励孩子玩这些游戏的理由。"就在这地板上,不断涌现数不清的富有想象力的游戏内容,它们不但使孩子们每天都在一起玩得高兴,而且还为他们以后的生活建立了一种广阔的、激励人心的心智模式。任何一个人都可以从这幼儿游戏的地板上获得启发与力量。"④

图 4-2　韦尔斯③

尽管韦尔斯发现儿童在地板游戏中能获得一种"意想不到的乐趣"(strange pleasure),但当时的他并没有意识到游戏对儿童心理治疗的意义,直到多年后洛温菲尔德开始重视韦尔斯的地板游戏。洛温菲尔德认为,在一

---

① Barbara Labovitz Boik., E. Anna Goodwin. 沙游治疗:不同取向心理治疗师的逐步学习手册[M].陈碧玲,陈信昭,译.台北:心理出版社,2001:6.

② 此图转引自 http://www.greenspirit.org.uk/resources/NativeAmerica.shtml.

③ 此图转引自 http://images.google.com/hosted/life.

④ Louid H. Stewart. Sandp|ay and Jungian Analysis. In Murray Stein. Jungian Analysis. Chicago:Open Court,1995:373-373.

个限定的空间内摆放玩具有利于儿童表达他们心灵深处的非言语的思想和情感。

（二）洛温菲尔德与"世界技术"

洛温菲尔德（图 4-3）是"发现童年意义的伟大先驱"，是"世界技术"的创始人。洛温菲尔德在军队服役期间曾目睹了战俘们因恐惧、抑郁而表现出一些如儿童般的退化行为，这段经历使她对儿童的内心有了很深的了解。后来，洛温菲尔德自己开设了儿童心理诊所，由于实践工作的需要，洛温菲尔德急于找到一种可以与一些患有神经症的孩子进行有效沟通的媒介物，她设想这些儿童可以通过这个媒介物来自由表达内心的真实感受，游戏治疗师可以此为中介来观察与诊断这些儿童的内心世界。受韦尔斯《地板游戏》一书的启发，洛温菲尔德在诊所里也放了一些玩具和模型，以及两个可以盛沙和水的托盘。某一天，一个来看病的孩子对架子上的模型很感兴趣，并自发地选择了一些模型，放在盛着水和沙的盘子里玩耍，在沙箱上建造出一个场景后嘴里还不停地喊"World!

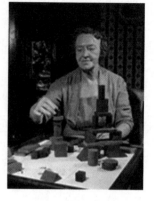

图 4-3　洛温菲尔德[①]

World!"（世界！世界！）。于是，洛温菲尔德的"沙箱游戏疗法——世界技术"就此诞生。因此，正如洛温菲尔德自己所描述的，是儿童自己发现了这种适合儿童的"游戏"。

（三）卡尔夫与沙箱游戏疗法

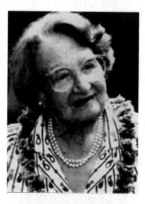

图 4-4　卡尔夫[②]

卡尔夫（图 4-4）是真正意义上的沙箱游戏疗法创始人。她在洛温菲尔德的"世界技术"的基础上，结合荣格分析心理学中的积极想象，以及她自己儿童心理治疗的实践，完成了"沙箱游戏疗法"的最终形式，以及对沙箱游戏疗法的命名。

卡尔夫在勾画其沙箱游戏疗法体系时，深受中国文化的影响，其中主要是《易经》和阴阳五行思想，以及周敦颐的整合性哲学。此外，卡尔夫还与日本禅宗佛教学者铃木（Suzuki）先生合作进行研究，他们认为治疗接受沙箱游戏疗法儿童就像教授研究禅学、追求智慧的学生一样，不是直接提供给他们问题的答案，而是鼓励他们利用自身内部的资源和想象去解决问题（Mitchell & Friedman，1994）。

1962 年，卡尔夫在第二届国际分析心理学大会上第一次向世人展示了她的工作，随后，《沙箱宣言》（*Sandspiel*）一书于 1966 年在欧洲大陆出版，其中收录了她的相应论文。卡尔夫还在她的工作室里录制了一部宏大的纪录片，片中展现了她给孩子进行心理治疗的场景。卡尔夫也在片中叙述了她的沙箱游戏疗法的精髓和实践特征，以及详细的个案分析，这部纪录片是了解沙箱游戏疗法的极珍贵材料。

---

① 此图转引自 http://www.sussex-academic.co.uk/sa/titles/psychotherapy/LowenfeldSelected.htm.

② 此图转引自 http://www.psyharbin.com/showcourse.asp? id=12.

二、沙箱游戏疗法的含义

游戏是儿童的天性,是儿童主要的活动形式,也是了解儿童内心世界的桥梁。沙箱游戏疗法作为目前国内外流行的一种心理治疗方法日益受到关注,在特殊教育领域引起了很大反响,已有不少学者和一线教师将沙箱游戏疗法作为对特殊儿童进行心理教育及干预的重要手段。

(一)沙箱游戏疗法的构成要素

一盘细沙、一瓶清水、与现实生活中真实物品极为相似的各种玩具模型,以及沙箱游戏疗法治疗师无条件的关注和支持,构成了沙箱游戏疗法的基本要素。基于这些要素,接受治疗的儿童才得以在沙箱中自由地创造与表现自己的内心实际。

1. 沙箱

沙箱是一个装着沙子、供人在上面进行建构活动的特殊盒子,其内侧一般要涂成浅蓝色,从而使人在挖沙子时产生像在挖"水"的感觉,这是沙箱游戏疗法的关键内容之一。水是生命之源,生命是离不开水的。"水是物质的,也是精神的。水是包容的,也是流动的。"[①]这种水的感觉对接受治疗的儿童来说是非常重要的。

在配备比较齐全的沙箱游戏疗法室中,沙箱可以有各种不同的材料、形状和尺寸。其材料可以是木制的,也可以是橡胶的或金属的。沙箱的形状有长方形、正方形、圆形或其他形状,因为不同的形状对接受治疗的儿童往往具有不同的意义。对于沙箱的大小,目前国内外常用的沙箱的规格有 57 cm×72 cm×7 cm 和 50 cm×72 cm×7.6 cm 两种规格。一些较大的治疗室中也会有较大的沙箱,是供家庭、夫妻或团体使用的。

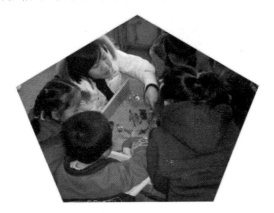

图 4-5　团体沙箱游戏疗法[②]

2. 沙子和水

沙子是沙箱游戏疗法中必不可少的重要媒介。沙子和水都是有着高度象征性的东西,它们可以将人类和地球联结在一起。水可以流动、洗涤物品、溶解东西,也可以再生,而且通常代表着无意识和情绪。沙是儿童最喜爱的材料之一,沙的流动性和可塑性,使人可以任意

---

① 张日升.箱庭疗法[M].北京:人民教育出版社,2006:4.
② 此图转引自 http://www.crisispsy.cn/NewsDetail.aspx? id=372.

发挥想象力,用它来建造心中的任何东西。沙子和水两者经常会让人们退化到儿童早期的经验,通过本我的诞生和重新诞生的过程,这些元素可以促进个体化发展。

沙箱游戏疗法中不同颗粒和质地的沙子会引发不同的感觉。一般来说,较细的沙子通常会带来抚慰,较粗的沙子能引发更深层次的改变。但对某些接受治疗的儿童而言,较细的沙子反而会令他们感到困惑,较粗的沙子能给予他们有力的感觉。

沙子的颜色也很重要,不同的颜色会引发不同的感觉。常用的沙子颜色有米黄色、白色、黑色、深红色、绿色以及珊瑚色,一般会根据接受治疗的儿童的需要进行选择。

当接受治疗的儿童是可能会把沙子吃下去的特殊儿童时,可以把沙子换成粗的玉米粉、米粒或粗的小麦粉等,接受治疗的儿童就可以在尽可能少的限制下按自己的方式玩。

3. 缩微玩具模型

缩微玩具模型是连接接受治疗的儿童和游戏治疗师的纽带。对接受治疗的儿童而言,这些玩具或对象是被他们个人赋予某种特别意义的象征物的缩微形式,因此,在此将这些玩具称为"缩微玩具模型"。如图 4-6 是用于沙箱游戏疗法中的缩微玩具模型。

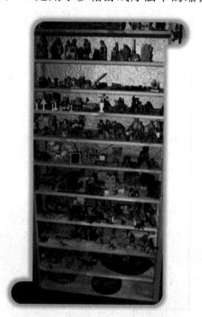

图 4-6　用于沙箱游戏疗法中的缩微玩具模型①

用于沙箱游戏疗法的缩微玩具模型至少需包括人类、动物、植物、矿物、环境、交通工具等的模型。这些缩微玩具模型在治疗中起着象征语言的重要作用。例如,动物往往可以表示与人类理性和判断相对应的本能、直觉、冲动和阴影等意义。通过接受治疗的儿童选取摆放的各种缩微玩具模型,游戏治疗师所要捕捉与把握的就是原型和原型意象的意义。尽管我们把沙箱游戏疗法称为"非言语的心理治疗",但实际上,沙箱游戏作品在"说话",它使用的是符合潜意识心理学的象征性语言。这些缩微玩具模型就是"接受治疗儿童的意识和无

① 此图转引自 http://commons.wikimedia.org/wiki/File：Sandspiel_Figuren2.jpg.

意识的心象表现和象征语言"①。缩微玩具模型一般都类似于现实中的物品,在梦中出现或一些难以用语言表达的情感等都可以通过在沙箱中的缩微玩具模型象征性地表现出来。正如皮尔逊和韦尔逊(Pearson & Wilson,2001)所指出的那样:"当缩微玩具模型成为象征物以后,就开始表达我们潜意识中的语言。"②

4. 游戏治疗师

沙箱游戏疗法治疗师从事的是一项富有挑战性的工作,只有经过严格的专业训练的人员才可以担任游戏治疗师的工作。如要在特殊教育领域中运用沙箱游戏疗法对特殊儿童进行心理干预,游戏治疗师应具备以下几个方面的特质。

首先,需要掌握特殊教育学、临床心理学等方面的基础学科的理论知识。游戏治疗师只有掌握了特殊教育的基本理论,了解不同类型的特殊儿童心理发展特点,以及可能出现的心理问题,才有可能恰到好处地运用沙箱游戏疗法的各种技巧。此外,游戏治疗师在实施沙箱游戏疗法过程中,必须善于解读接受治疗的儿童的深层心理,只有这样,才可能适时地介入和把握治疗进程,才可能充分了解且掌握治疗性介入方面的知识,积累起丰富的治疗经验。

其次,需要具备丰富的临床经验。用沙箱游戏疗法治疗的过程中,游戏治疗师除了要提供一个"自由的受保护的空间"(卡尔夫,1980)、发展一种"静默的关系"(Pearson & Wilson,2001)、见证接受治疗的儿童的创造性行为(Enns & Kasai,2003)外,还要具有诊断能力,能根据接受治疗儿童的沙箱游戏作品来发现问题及找到治愈的线索。此外,游戏治疗师只有在掌握丰富的临床经验的前提下才能解读接受治疗儿童的沙箱游戏疗法作品中的投射意义,并及时做出回馈。

第三,要有较强的感受性。在用沙箱游戏疗法治疗的过程中,从接受治疗儿童进入治疗室的那一刻起,游戏治疗师就要以敏锐的观察,通过对接受治疗儿童的每一个动作、表情的判断、认真倾听接受治疗儿童的每一句话,来迅速捕捉接受治疗儿童内心的微妙变化,感受到这种变化背后可能蕴涵的心理意义,并做出敏感的反应。

第四,要有健全的人格。游戏治疗师的作用在于帮助接受治疗的儿童走出困惑和心理困扰,从不适应社会生活到走向适应,重获心理平衡。但是,如果游戏治疗师本人缺乏健全的人格,也就无法对接受治疗儿童的问题做出敏锐的洞察以及合适的反应,这样不但不能为接受治疗儿童带来积极的变化,反而可能会产生负面影响。

(二)沙箱游戏疗法的治疗假设

沙箱游戏疗法基于下面四个假设来证明在游戏治疗师的陪伴下,接受治疗的儿童能通过在沙箱中自由的摆放、创造的过程达到心理治疗效果。

1. 人类具有超越现有环境、趋向整合和治愈的内部基本力量

就像人的身体具有自我治愈创伤的力量一样,每个人的心理深处也有自我治愈心灵创伤的力量。但是有时候,由于各种原因,这种个体内在的自我治愈力量可能会受阻,不能发挥其应有的机能。沙箱游戏疗法就是通过创造一个自由的、受保护的空间,在游戏治疗师的包容、接纳和关注下,使接受治疗儿童的自我治愈力量得以发挥。

① 张日升.箱庭疗法[M].北京:人民教育出版社,2006:4.

② Pearson, M. ,& Wilson, H. Sandplay and symbol work:Emotional healing and personal development with children, adolescents and adults. Melbourne:Australian Council for Educational Research,2001:1.

2. 人类有运用象征、隐喻、神话等重要的交流方式的能力

有学者指出,象征、隐喻、神话等作为一种重要的交流方式,可以"传递"来自个体潜意识中的内容,人类通过运用这样一种独特的"传递"方法,将身体和心理以及物质和精神加以整合(Ammann,1991;Shaia,2001)。当接受治疗的儿童无法用言语表达他们内心的困境时,通过意象和象征物进行交流就为接受治疗的儿童提供了另外一种可选择的语言,这种"语言"得以支持这些儿童表达出一些他们自己都不是很理解的认识和表达(Morena,2001)。在这样一种"传递"的过程中,接受治疗的儿童被阻塞的情感得到了表达,建立了更高的自信和更为敏锐的自我洞察力,这样问题就自然会得以解决,行为也会发生相应的变化(Pearson & Wilson,2001),也就产生了"自我治愈"的效果。

3. 人类能将个体感受在与环境的互动中表现出来

在实施沙箱游戏疗法过程中,有时候,直接的语言交流会给接受治疗的儿童造成巨大的心理压力,对于一些无法用言语准确表达自己的内心问题的人群来说,如有语言表达障碍的人,直接的语言交流并不是一种有效的方式。而沙箱游戏疗法能促进个体在情境中的表达,支持言语和非言语的交流方式,通过个体与环境的互动,其表达的情感比用单纯的抽象词汇丰富得多。

4. 人类具有平衡理性与非理性的力量。

人格中的理性力量和非理性力量各自以不同的方式在个体身上发生作用。当其中某一部分的力量过于强大,而使其中另一部分相对处于压力状态时,就会出现个体心理状态的失衡,出现一系列的心理问题。在实施沙箱游戏疗法过程中,接受治疗的儿童通过在沙箱内摆放缩微玩具模型,使潜意识的内容进入意识水平,被意识所认识。而游戏治疗师通过对其作品的分析来阐释发生在这些儿童身上的日常生活中不可理解的一些事件,对他们的未来进行预测,或发现可以改变接受游戏治疗儿童的目前消极状态的线索(Edinger,1992)。

📌 第2节　沙箱游戏疗法理论

沙箱游戏疗法起源于西方,在发展的过程中又不断融入了中国文化,今天的沙箱游戏疗法可以说是东西方文化融合的产物。沙箱游戏疗法的理论渊源有三个:东方文化、荣格的分析心理学思想和纽曼(Erich Neumann)的儿童发展阶段理论。

一、东方文化与沙箱游戏疗法

虽然沙箱游戏疗法发源于西方,但是在创立伊始却融入了不少东方文化的因素,因而这一疗法也特别容易被东方人所接受。

(一)太极与阴阳说的影响

卡尔夫把宋代新儒学的奠基者周敦颐的太极图,作为理解沙箱游戏疗法运作的重要理论基础。她说:"我在研究中国思想的时候,遇到了(周敦颐的)太极图(如图4-7)。在我看来,这与我关于沙箱游戏疗法的思想是相互印合的。第一个象征无极的圆圈,好比出生时的自我。第二个是阴阳运作而产生五行的圆圈,这正蕴含了自我的表现过程,包含了形成意识自我与人格发展的心理能量。太极图的第三个圆圈,可以比作个别化过程(individuation)的开始。而太极图的第四个圆圈,正反映了心理分析中的转化(transformation),一种生命的

周而复始的象征。"①

太极八卦和阴阳五行,一直是卡尔夫所追求的沙箱游戏疗法的本质性内涵,以及其作为方法技术的内在核心结构。卡尔夫十分自信地说:"太极图的这些意象告诉我们,在悠久的文化传统中,我们可以从个体的发展模式中,看到我们生命的物质与心理律动。因而我认为,我们对儿童和成人的所有心理治疗,都应该很好地参考这一观点。"②

（二）禅学与自我超越说的影响

中国禅学文化中的自我和超越思想与沙箱游戏疗法实践也有着一定的联系。在接受治疗的儿童的沙箱游戏作品中经常会出现圆圈形式塑造的沙的结构,这在荣格的心理学中被看做是"自我"（self）和"自我实现"（self-realization）的象征。这种圆形的构造,在东方文化中出现并且经常在接受治疗的儿童的沙箱游戏作品中出现,通常表明接受治疗的儿童观念的平衡、意识与潜意识的整合以及心理上相互矛盾的因素间的逐渐平衡（Ammann,1991；Morena,2001；Shaia,2001；Vaz,2000）。通过自我超越,这种引导力量能够促进个体自我潜能的实现,从而使得个体能够整合意识和潜意识的经验、自我中被否认的以及以相反的方向相互作用的各个方面（Jung,1960）。

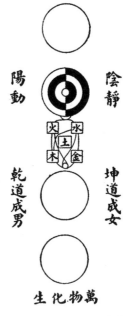

图4-7　周敦颐太极图③

二、分析心理学与沙箱游戏疗法

沙箱游戏疗法除了受到东方文化的影响外,也深受精神分析心理学的影响。

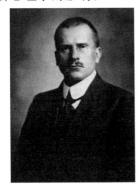

图4-8　荣格④

分析心理学理论涉及面很广,就对沙箱游戏疗法有直接影响的而言,主要是"集体无意识"（collective unconscious）、"原型"（archetype）和"原型意象"（archetype images）的概念,"情结"（complex）和人格类型等的理论,词语联想、梦的分析和积极想象（active imagination）的临床方法,以及作为心理分析目的的"自我化过程"等。这些都是沙箱游戏疗法运作的重要基础,只有通过这些专业术语,人们才能真正地走进神秘的沙箱世界,感受沙箱世界的魅力,体会人的内心世界的另一种真实。下面介绍精神分析学派的代表人物之一的荣格所提出的关键概念。

（1）集体无意识。集体无意识是荣格的人格结构中三种基本成分之一,它包含着来自祖先的过去的记忆,就是一种代代相传的

①　Dora M. Kallf. Sandplay：A Psychotherapeutic Approach to the Psyche. Sigo Press,1980：33-37. ②　Dora Kalff. Foreword. In Katherine Bradway. Sandplay Studies：Origins,Theory & Practice. Boston：Sigo Press,1990：1.

③　此图转引自 http：//www. confuchina. com/10%20lishi/taiji%20wuxing. htm.

④　此图转引自 http：//psy. buu. edu. cn/bigclass. asp？typeid＝14&bigclassid＝85.

无数同类经验在某一种族全体成员心理上的沉淀物，它的内容能在一切人的心中找到，带有普遍性。荣格认为："集体无意识与个人无意识截然不同，因为它的存在不像后者那样可以归结为个人的经验……个人无意识主要是由各种情结构成的，集体无意识的内容则主要是原型。"①

（2）原型。原型是普遍的、集体的、原始的心象，这种心象是人类原始经验的集结，它们像命运一样伴随着我们每一个人，其影响可以在我们每个人的生活中被感觉到。② 无意识主要是由原型构成的，它具有一种符合独特群体和个人的大体相似的内容和行为方式。集体无意识具有这样一种普遍的表现方式，它组成了一种超个人的心理基础，普遍地存在于我们每个人身上，并且会在意识及潜意识的层次上，影响着我们每个人的心理与行为。

（3）原型意象。在荣格的分析心理学中，很难直接认识原型本身，于是又引入了"原型意象"的概念，它是原型将其自身呈现给意识的主要形式。原型与原型意象是不同的：原型本身是无意识的，我们的意识无从认识它，但是可以通过原型意象，来理解原型的存在及其意义。因此，原型意象可以看做是原型的象征性表现，通过原型的表现以及表现的象征，我们就可以认识原型。

（4）象征。象征是无意识的主要语言，是荣格分析心理学的一个重要概念。象征是一种"有意义的意象"，它自发地从潜意识中产生，是"基于潜意识之上的"，是原型的外化，原型必须通过象征来表达自己。象征对于沙箱游戏疗法的意义和作用也是不言而喻的，游戏治疗师必须了解沙箱游戏疗法中模型的象征意义才能引导接受治疗的儿童进入更深层次的觉察和整合。

（5）词语联想技术。这是一种用来探究和分析人的心理机制的方法。它有助于接受治疗的儿童把曾经意识过但被压抑或忘却的个体无意识唤回意识中，从而探测被压抑或忘却的东西是什么，它所涉及的内容主要是无意识的内容，也即个人情结。词语联想技术在沙箱游戏疗法中的应用主要是激发接受治疗的儿童将深层的想法和情感表现出来，并引导他正视自己的想法和情感。当儿童完成自己的沙箱游戏作品后，就会和游戏治疗师就自己的沙箱游戏作品进行对话，游戏治疗师的个别词语引导常会让接受治疗的儿童情绪突变，这就是激起了他们的个人情结。通过这样的激发，接受治疗的儿童可以重新审视他的个体无意识，并使意识与个体无意识进行对话，从而解开个人情结。

（6）梦。梦给我们展示的是未加修饰的自然的真理。梦的基本目的不是经过伪装满足欲望，而是恢复心理平衡，荣格称之为梦的补偿。他认为，如果一个人的个性发展不平衡，当他过分地发展自己的一个方面，而压抑自己的另外一些方面时，梦就会提醒他去注意到被压抑的一面。梦的分析方法就是以其原型意象和象征性为基础。随着沙箱游戏疗法的深入，各种象征意象会在沙箱中大量涌现，当游戏治疗师和接受治疗的儿童在一起解读沙箱时，就是要透过沙箱的象征意象去发掘其隐藏的、未知的积极意义。

（7）积极想象技术。积极想象技术是一种通过一定的自我表达形式吸收来自梦境、幻想等无意识内容的方法。它致力于唤醒人格最深层的集体无意识，然后在无意识与意识之间建立起一种交流，从而使自我的各个方面逐渐整合，成为一体，对立双方的统一和融合作用最终导致心理转化。积极想象在沙箱游戏疗法中的应用分为四个阶段，参见图4-9。

---

① 荣格.集体无意识的概念·荣格文集[M].冯川，编译.改革出版社，1997：83.
② Carl Jung. Archetypes and the Collective Unconscious. Princeton：Princeton University Press，1977：30.

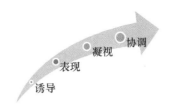

图 4-9　沙箱游戏疗法中积极想象的四个阶段

如图 4-9 所示,沙箱游戏疗法中的积极想象第一阶段是诱导出宁静的心灵状态。这需要摆脱一切思绪、不做任何判断,自然地注视着无意识内容和支离破碎的幻象片断来自发地浮现和展开。第二阶段是将想象中所获得的心象,通过摆放沙箱游戏作品将其用积极象征的方法表现出来。第三阶段是游戏治疗师与接受治疗的儿童一起凝视沙箱,引导儿童将无意识水平的深层心理与心灵的意识开始积极对峙,力图理解无意识产物及其信息的意义。第四阶段是将儿童的意识和无意识相互协调,并与心灵的意识状态和谐一致起来,以达到人格整合的实现。

人格的发展、自我化的出现和转化以及自我的实现,是荣格分析心理学以及沙箱游戏疗法的关键。[①] 自我化是指迈向一个人自己的全体、潜力和自己本身的意识的过程,成为一个在心理上整体而又分离的个人的过程。[②] 自我化的过程也就是个体内心的意识和潜意识逐渐学会彼此尊重、相互适应的过程。人格的发展就是自我化的过程,这个过程将意识的核心自我和整个人格的核心自我建立有机和睦的连接,从而达到自我的实现。沙箱游戏疗法中,自我的实现常与曼陀罗(Mandala)的意象相伴出现,它是荣格用来描述象征本我、秩序和整合全部统一的圆圈的用词,当接受治疗的儿童接近整合时,在沙箱中经常会象征性地创造出这种东西。

三、儿童发展理论与沙箱游戏疗法

纽曼是一位著名的荣格学派分析家和发展心理理论家,沙箱游戏疗法理论的基础之一是纽曼的自我发展论。他将儿童的心理发展分为三个阶段。

(1) 阶段 1:"母婴一体"(出生～1 岁)。

这一阶段婴儿内心的整体性驻留在母亲的自我当中,婴儿生理需要的满足,如解除饥饿、抵御寒冷等都集中在母亲的身体方面,婴儿在母亲的爱中体验着绝对的安全与可靠。

(2) 阶段 2:"母子分离"(1～2 岁)。

儿童的自我与母亲的自我分离,在儿童与母亲的关系中流露出对母亲的爱,所获取的安全感进而演变为信任感。

(3) 阶段 3:"自我整合阶段"(2～3 岁)。

儿童的自我中心开始在自己的无意识中聚集,并以整体性的象征符号展示出来,这在儿童的游戏和绘画等符号语言中得以描绘和表达。

卡尔夫将纽曼的发展阶段理论整合到沙箱游戏疗法理论之中。她认为,当儿童有问题

①　申荷永.沙盘游戏疗法的历史与理论 [J].心理发展与教育,2005,2.

②　Barbara Labovitz Boik. , E. Anna Goodwin. 沙游治疗:不同取向心理治疗师的逐步学习手册[M].陈碧玲,陈信昭译.台北:心理出版社,2001:6.

时,其自我就会因为缺乏母亲的保护或过度焦虑而无法展现出来。同时,由于战争、疾病或其他外部环境的干扰,儿童也可能无法获得一般意义的心理发展,因而不能充分体验纽曼所论述的自我形成的三个阶段。如果自我的整体格局没有在生命早期形成,它就会在以后生命中的任意阶段被启动。沙箱游戏疗法的目的就在于促进儿童自我的展现,在游戏治疗师提供的自由安全的环境中,让接受治疗的儿童能再现最初的"母婴一体"的阶段,创造出一种内在的平静,其中包含整体人格发展的倾向。因为沙箱游戏疗法的本质就在于唤醒儿童的无意识及躯体感觉,激发出本源的心理能量。

第3节 沙箱游戏疗法的实施

沙箱游戏疗法的实施分为创作沙箱游戏作品和解读沙箱游戏作品两个部分。其中解读沙箱游戏作品又包括接受治疗的儿童就自己的作品进行描述、游戏治疗师与接受治疗的儿童之间就沙箱游戏作品的对话、游戏治疗师对作品的理解等内容。

一、沙箱游戏作品的创作

沙箱游戏作品是接受治疗儿童与游戏治疗师沟通交流的重要媒介。整个创作过程由双方共同完成,但在整个创作过程中,接受治疗儿童一直是处于自主、自立的主体地位,而游戏治疗师的重要任务就是陪伴、关注和观察。沙箱游戏作品的创作过程通常由五个部分构成,参见图 4-10。

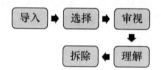

图 4-10　沙箱游戏作品的创作过程

（一）沙箱游戏疗法的导入

沙箱游戏疗法不需要太多的指导语,只要沙子或模型激起了接受治疗的儿童的兴趣,就可以进入游戏。游戏治疗师只要说:"想玩吗？在沙箱里做自己喜欢的东西吧!"对于接受治疗的儿童任何担心的提问,都可以用"行"来回答,"你想怎样玩就怎样玩"。这样做是为了不限制接受治疗的儿童的思路,让他能够尽情地自由发挥。

如果接受治疗的儿童对摆放沙箱游戏作品没有产生自发性兴趣,游戏治疗师可以试着给予一定的引导:"你看这里有一个沙箱,里面有沙子,愿意的话,你可以用手摸摸看;这里还有很多玩具,你可以拿到沙箱里来玩,想做什么都可以,也没有时间限制。"如果接受治疗的儿童对摆放沙箱游戏作品表现出一定的关注,游戏治疗师可以作进一步引导,向接受治疗的儿童更为详细地介绍沙箱游戏玩法,如果接受治疗的儿童愿意的话,也可以邀请他触摸一下沙子,同时注意他脸上的反应和表情变化。经过游戏治疗师的引导,大多数接受治疗的儿童都会自发地进入摆放沙箱游戏作品的过程,很自然地开始其沙箱游戏作品创作之旅。

沙箱游戏疗法其实并没有固定的"指导语",其引入需要游戏治疗师根据接受治疗的儿童类型、情境等选择不同的方式。

在沙箱游戏疗法的引入时有两点需要注意:

首先,游戏治疗师只能"引导"而非"迫使"接受治疗的儿童去摆放沙箱游戏作品。游戏治疗师可以采用自己的方式向接受治疗的儿童介绍沙箱,引导接受治疗的儿童进入,但要注意不要让接受治疗的儿童产生非做不可的压力感——每个人都有适合自己的沟通无意识的途径,也都需要有自己接触潜意识的内在准备,游戏治疗师要为接受治疗的儿童提供多种可能的选择,让接受治疗的儿童自己决定。

其次,有些接受治疗的儿童在某些时候可能不适合沙箱游戏疗法,比如具有意识发展障碍或意识承受力较弱以及不能控制自己的情绪等的接受治疗儿童,他们可能会在接受沙箱游戏疗法的过程中,引发出内在的创伤体验或情结,某些非常强烈的体验对于承受性较弱的接受治疗的儿童来说是很危险的。遇到此类儿童建议立即停止实施。

（二）缩微玩具模型的选择

当接受治疗的儿童愿意进行沙箱游戏时,就可以让他们自由选择缩微玩具模型进行创作了。此时的游戏治疗师作为见证者可以站在一边,静静地观察,但千万不能打扰接受治疗的儿童,以免阻碍他们的创作思路。游戏治疗师须记录接受治疗的儿童的创作过程,如玩具模型摆放的顺序、移动过的玩具模型、反复更换玩具模型的地方,以及接受治疗儿童当时的表情和情绪变化。

游戏治疗师在沙箱的创作过程中也扮演着支持者的角色。在沙箱的创作过程中也可能会有很多意想不到的情况发生,需要游戏治疗师利用丰富的经验,灵活应对。

在进行沙箱游戏作品创作过程中,以下两点需要注意:

首先,沙箱游戏疗法被称为"非言语治疗",虽然并非指不说话的治疗,但在接受治疗的儿童摆放沙箱游戏作品的过程中,游戏治疗师要尽量保持沉默,要默默地观望与守护,避免干扰接受治疗的儿童内在的工作与表现。但当接受治疗的儿童主动要求语言交流的时候,不管是需要帮助,还是主动提出了问题,游戏治疗师都要根据基本的心理治疗技术给予响应。

其次,记录数据的保密性问题。无论是采用何种记录方式(做笔记、录像、拍照等),都要征得接受治疗的儿童的同意,并声明会保守其秘密。未征得接受治疗的儿童同意的任何记录方式都可能引起其不安,从而影响良好互动关系的形成。

（三）儿童对作品的自我审视

当接受治疗的儿童完成了自己的沙箱游戏作品后,游戏治疗师需要给他们一定时间来审视自己的沙箱游戏作品,让他们借此与自己的内心世界对话。沙箱游戏作品是在潜意识水平上完成的,在游戏过程中看起来是接受治疗的儿童在自主选择玩具模型,而实质上是这些玩具模型在背后牵住他们的手。大多数的情况是接受治疗的儿童自己都难以意识到自己的内心声音在说话,可能也不清楚自己为什么要这样摆放沙子和模型。因此,让他们在自由摆放完沙箱游戏作品之后,要留时间给接受治疗的儿童审视自己的作品、深入理解自己作品。

此时的游戏治疗师扮演的仍然是一个静默的见证者角色,不需要为儿童的沙箱游戏作品做出任何诠释,也不需要提供任何建议,因为审视沙箱游戏作品是接受治疗的儿童同自己的内心世界对话的时间,最好不要以任何方式打断这种对话。当接受治疗的儿童在审视自己的沙箱游戏作品时,游戏治疗师要关注该儿童的视线移动,要观察接受治疗的儿童对作品的哪些部分注视良久,哪些部分只是匆匆掠过,同时还要观察他们的表情和动作的变化,这种关注既是向接受治疗的儿童表达关注和尊重,又是捕捉他们深层心理的有效途径。

（四）对沙箱游戏作品的理解与对话

接受治疗的儿童在审视完自己的沙箱游戏作品后,要尽可能详细地解释一下沙箱游戏作品的内容,如作品中描述的场景、场景中人物的活动、场景中发生的故事、故事发生的时间等。通过倾听接受治疗的儿童的具体解释,游戏治疗师就能更深刻、更具体地理解该儿童在沙箱中象征性地显现出来的心象,从而能更好地揣摩该儿童的内心世界。

游戏治疗师除了对儿童的沙箱游戏作品进行观察之外,为了更完整和准确地把握作品所蕴涵的深层含义,只要儿童具备一定的表述能力,就必须与接受治疗的儿童进行对话,倾听他解释自己的沙箱游戏作品。这是因为仅仅靠接受治疗的儿童选择的模型和场景的象征性意义还不足以看出接受治疗的儿童内心世界的个体差异性所在,象征性意义仅能提供一般性、普遍性的意义,仅凭这些还无法得出准确的解释。

图4-11是一个高功能自闭症谱系障碍幼儿的沙箱游戏疗法作品。如果单从作品分析,很难发现深藏在这名幼儿心中的内心情感。通过下面的对话,则可进一步了解到困扰他心头的是挥之不去的恐惧感。

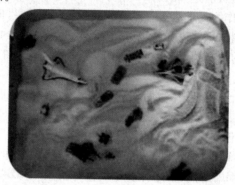

图 4-11　一位高功能自闭症谱系障碍幼儿的沙箱游戏作品

以下是该儿童(C)与游戏治疗师(T)的对话:

C:这是一个军用飞机场,是一个没有人的军用飞机场,有人在远方遥控。

T:哦,原来这里是一个军用飞机场。那这个坦克是做什么用的?(因接受治疗的儿童在摆放的过程中坦克用到的次数特别多,说明坦克模型在其中有着某种重要的意义。)

C:是来打敌人的。有敌人不断地来进攻,就用坦克打他们。

T:哦,有敌人来攻打他们啊。那都有什么敌人会来攻打这里?

C:有怪物老鼠、蝙蝠……

从对话中我们不难发现,接受治疗的儿童是一个非常缺乏安全感的儿童,他认为周围的世界太不安全,充满威胁,随时都有可能有敌人前来袭击。这也很好地解释了该儿童在学校中的攻击性行为,由于缺乏安全感,他在与别人交流时缺乏信任感,感觉随时会受到威胁,于是就转而攻击别人。通过接受治疗的儿童自己的解释,我们就了解了问题的症结所在,既说明了他在幼儿园中的攻击性行为的原因所在,也为下一步的治疗提供了线索。

在对沙箱游戏作品的理解和与接受治疗的儿童对话时,游戏治疗师提出适当的问题是有必要的,但不能刨根问底,因为询问过多可能会给接受治疗的儿童带来巨大的阻抗,影响良好的治疗关系的建立。此外,在接受治疗的儿童解释沙箱时,游戏治疗师也要认真注意接受治疗的儿童说话的语气、动作、表情等,这些都为游戏治疗师深入了解作品提供了有价值的信息。

(五)作品的拆除

当对沙箱游戏作品的解释和对话结束以后,就进入沙箱游戏作品的拆除阶段。作品的拆除也是一个非常重要的环节,若处理不当,可能会给接受治疗的儿童带来负面的影响。因为沙箱游戏作品对接受治疗的儿童来说,是源自他们内心深处的表白,是他们的内心世界。看似一个不甚起眼的玩具模型,实际上可能被接受治疗的儿童注入了深刻的意义和价值。所以,游戏治疗师需要尊重儿童赋予沙箱游戏作品的特殊意义和象征,也不要当着接受治疗的儿童的面拆除沙箱游戏作品。

二、沙箱游戏作品的解读

沙箱游戏作品没有所谓的好坏,每一件作品都是接受治疗的儿童精心创作的"内心世界"。要解读儿童的沙箱游戏作品,除了聚焦于作品的整体性,即作品的均衡性、丰富程度、细致程度、流动性、生命力,更主要的是分析每个作品的主题。所谓沙箱游戏疗法主题,是指接受治疗的儿童创造的沙箱游戏作品中呈现的一个或一系列的可视意象。游戏治疗师可从显性主题和内隐主题两个维度来解读儿童的沙箱游戏作品。

(一)显性主题的解读

所谓沙箱游戏作品的显性主题,是指儿童通过缩微玩具模型的摆放而呈现出来的外在表现和整体影像。闵歇尔(R. R. Mitchell)和弗雷德曼(H. S. Friedman)经过研究发现,接受治疗的儿童通过创造自己的沙箱游戏作品来展现其内部世界时,几乎每个沙箱游戏作品都有一定的主题,就此他们提出了"沙箱游戏疗法主题"(Sand Play Themes)的概念。

沙箱游戏作品虽然可以包含好多个主题,但归纳起来这些主题大致可以分为两类:创伤主题(Themes of Wounding)和治愈主题(Themes of Healing),这两种不同的主题在沙箱游戏作品中各有不同的表现。

1.创伤主题

在创伤主题中,混乱、空乏、分裂、限制和忽视等是较为常见的内容。

混乱。在沙箱中表现为分散与分裂,没有形状和规则,随意性较大,如接受治疗的儿童把众多不同的模型胡乱放入沙箱中,没有任何界限也忽视了外在的现实,或是接受治疗的儿童虽然细心地挑选了一些模型,但放置的模型之间没有联系,如图4-12所示。

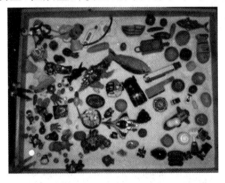

图4-12 混乱主题的沙箱游戏作品[①]

空乏。表现在沙箱游戏作品中就是极少或根本没有缩微玩具模型的摆放,即使摆放出来,也只有一些没有生命感觉的缩微玩具模型,给人一种沉默抑郁、对任何事物都失去兴趣

① 此图片由陈丽丽提供。

的感觉。如图 4-13 就是一个低功能自闭症谱系障碍儿童的沙箱游戏作品,从图中我们可以看出,他没有使用任何模型,只是单纯地用手抓沙,表现出空乏的特征。

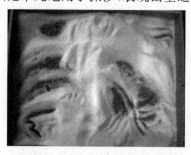

图 4-13　空乏主题的沙箱游戏作品①

分裂。摆放在沙箱各部分之间的缩微玩具模型是孤立的或分离的,没有任何内在联系,呈现出分裂的迹象。

限制。本来代表自由形象的缩微玩具模型,在沙箱中却体现出陷入困境状态,如鸟被关在鸟笼里面。

忽视。在沙箱游戏作品中可以有许多不同的表现形式,一般是沙箱中的类似人物的缩微玩具模型被摆放在角落,显得孤立,投射该儿童失去帮助或支持的孤独感。

创伤主题的表现形式还有隐藏、倾斜、受伤、受阻、倒置、残缺、陷入、攻击等。限于篇幅,在此不一一列举。

创伤主题更多出现在初始的沙箱游戏疗法阶段,随着治疗的进展,创伤主题会逐渐减少,而治愈主题会不断增加。

2. 治愈主题

治愈主题往往反映着接受治疗的儿童内在的积极变化,其表现形式有联结、旅行、赋能、深入、诞生等。

联结。联结表现为缩微玩具模型之间的联系和对立面的联结。例如,在地面和一棵大树的旁边出现了一架梯子,便属于这种联结的表现,或者在象征天使和魔鬼的对象之间出现的桥梁,便属于对立双方沟通与结合的可能,如图 4-14 所示。

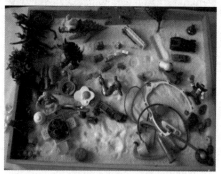

图 4-14　联结主题的沙箱游戏作品②

---

① 此图片由陈丽丽提供。
② 此图片由陈丽丽提供。

旅行。沙箱中摆放的缩微玩具模型出现明显的运动迹象或线索,如图 4-15 所示,路上的汽车沿着同一方向在前进。

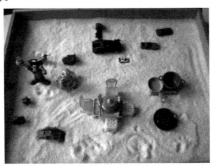

图 4-15 联结主题的沙箱游戏作品①

赋能。赋能表现为沙箱中所摆放的缩微玩具模型呈现出活力、勃勃生机和运动。比如,栽种着绿树和花,汽车开始启动,火箭将要升空等。

深入。深入表现为对更深维度的探索和发现,如发现了埋藏在地下的钻石等。

诞生。新发展的出现是明显的治愈和转化的主题。例如,摆放的婴儿、花儿和小鸟等玩具模型都伴随着新生的象征,如婴儿出生、花儿绽放、小鸟孵卵。

治愈主题的表现形式还有培育、变化、神圣、趋中、整合等。

除上述创伤主题和治愈主题外,我国学者申荷永还提出了"转化主题"的概念,在创伤主题和治愈主题之间搭起了一座桥梁,他还阐述了"蝴蝶"、"青蛙"、"蝉"和"蛇"四种主要的转化象征,发展了我国沙箱游戏疗法主题分析理论。

(二)内隐主题的解读

除上述显性主题解读外,J. R. 曼努欣(Joel Ryce Menuhin)与 R. 阿玛尼(Ruth Ammann)还分别研究了沙箱中各个区域所呈现的内隐主题,即沙箱的各个区域所对应的意识水平。

J. R. 曼努欣认为主要有三种水平的心理内容投射在沙箱游戏疗法中:意识水平、个体潜意识水平和集体无意识水平。在对随机抽取的 1000 个成人沙箱游戏作品分析上,他发现95%的沙箱游戏疗法遵循图 4-16 所呈现的分布状况。

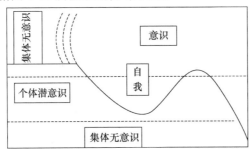

图 4-16 J. R. 曼努欣的沙箱分析结果②

---

① 此图片由陈丽丽提供。
② 此图转引自蔡成后,申荷永.沙盘游戏模具收集与主题分析[J],社会心理科学,2005(2):50.

"自我"一般出现在沙箱中间,常呈现出椭圆形。集体无意识呈现在沙箱底部,沙箱中间部位显现个体潜意识,沙箱上部主要是意识层面。从整体来看,无意识层面的内容主要呈现在沙箱的左半部,意识层面的内容主要呈现在沙箱的右半部。

R.阿玛尼认为,虽然沙箱融合了三维和二维的特质,但接受治疗的儿童是站在沙箱前边创作沙箱游戏作品,所以更多体验到的是一种类似于在一张白纸上作画的感觉,整个沙箱可以分成四个区域,每个区域一般呈现一个内隐主题,如图 4-17 所示。

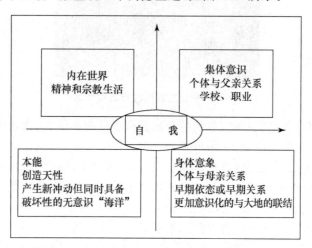

图 4-17 沙箱内代表不同内隐主题的四个区域[①]

沙箱的中心通常包含着沙箱的主要主题。曼陀罗一般出现在沙箱游戏作品的中心,它代表着自我和自我之间关系的变化,甚至象征着人格的核心。沙箱左半部主要是接受治疗的儿童内在世界的呈现,倾向于无意识的一面,沙箱右半部主要呈现的是接受治疗的儿童的外部世界,倾向于意识的一面。

综合图 4-16 和图 4-17 我们可以看出,沙箱的上部与右部更多的与意识和未来相连;沙箱的下部与左部更多的与无意识和过去相连;而沙箱的中间部分则与自我相连。

沙箱游戏模型承载了接受治疗儿童的情感,把他们无形的心理内容以适当的象征性方式呈现出来。沙箱游戏疗法主题分析使我们能够在总体上把握沙箱游戏疗法模型所表现的象征性意义。当然,沙箱游戏疗法主题分析只是给我们提供一个方向性的帮助,解释沙箱游戏作品时还是要与接受治疗儿童的个人发展水平和实际生活情况结合起来。

🌀 第 4 节　沙箱游戏疗法的应用

沙箱游戏疗法发展到今天,已经成为不仅适用于普通儿童,更适用于有发展障碍的特殊儿童的游戏治疗方法。同时,越来越多的沙箱游戏疗法研究者也已不再局限于仅仅把沙箱游戏疗法作为一种心理治疗工具,而是将沙箱游戏疗法的研究范围不断扩展、研究层次不断深化,如进行了有关沙箱游戏疗法的信度问题的研究,探究年龄、智力因素和心理健康状况

---

① 此图转引自蔡成后,申荷永.沙盘游戏模具收集与主题分析[J].社会心理科学,2005(2):51.

对沙箱游戏作品创作的影响,及沙箱游戏作品的性别差异、皮亚杰的儿童发展阶段理论与儿童沙箱创作的关系、沙箱游戏作品的诊断价值等。沙箱游戏疗法目前正在特殊儿童的教育与康复领域得到日益广泛的应用,其应用主要体现在临床应用和临床诊断两方面。

一、临床治疗的应用

沙箱游戏疗法运用于特殊儿童的临床,主要是基于以下三方面的考虑。

首先,沙箱游戏疗法容易吸引特殊儿童。

沙箱游戏疗法可以让儿童表现出他原本无法澄清的意识和潜意识,沙子和缩微玩具模型对儿童有着天然的亲和力。在实施沙箱游戏疗法过程中,儿童的活动基本不会受到干预,可以自由地表达自我、宣泄不良情绪。从表面看只是一堆玩具模型,对于这些儿童而言,却有了活生生的意义。儿童的想象以及象征性表达,在沙箱中可以获得充分的表现。这种表现过程不仅仅包含着治疗与治愈的作用,也包含着潜意识的发挥以及创造力培养的意义,沙箱游戏疗法启动了儿童的心灵,促进了儿童对情绪的体验和表达。

其次,沙箱游戏疗法适用于言语能力低下的特殊儿童。

由于大多数特殊儿童伴有一定程度的智力障碍、语言障碍或情绪障碍,甚至有不少特殊儿童是三者兼而有之,加之儿童本身语言发展未成熟,他们很难用语言表述自己所体验到的焦虑、压抑或无助。在实施沙箱游戏疗法过程中,借助于沙箱游戏疗法这一象征性语言,儿童的无意识会自动流露在沙箱游戏作品上,游戏治疗师陪伴儿童并观察沙箱,由此能够根据沙箱上的情境与情节去洞察儿童的潜意识内容,游戏治疗师在适当时候以语言来描述儿童的某一行动(某一情节),从而让儿童有机会面对自己的潜意识,以此增强儿童的意识和潜意识相互交流和协调,增强意识的力量。

再次,沙箱游戏疗法为特殊儿童提供自我治愈和自我成长的环境。

沙箱游戏疗法为儿童提供了一个自我治疗和自我成长的环境,通过沙箱游戏疗法,象征性地、超语言地释放出儿童受阻碍的或被压抑的能量,使个体精神的自我修复功能得以启动。最重要的是为他们提供了一种体验和经历,即整合的经历(experiencing of wholeness),这是沙箱游戏疗法的归宿与最终目的。[①]

日本学者樱井素子曾在澳大利亚对一个 8 岁的儿童实施了沙箱游戏疗法,该儿童被诊断患有自闭症、重度语言障碍,轻度迟滞,社会性、情绪性未成熟,在与同伴交往方面表现非常孤僻,见到陌生人也会非常紧张。樱井素子在四年里对该儿童进行共 24 次沙箱游戏疗法,后来,这个儿童不但进入了公立的普通学校读书,而且情绪也变得非常丰富,唱歌富有感情,原来说话语句杂乱的现象消失了,也不再有刻板重复性的动作,在现实生活中已经能够进入朋友圈子。樱井素子的研究也表明,沙箱游戏疗法在不同的文化背景下具有同样的可行性和有效性。[②]

王萍等人采用倒反设计对一位伴有社交焦虑障碍的聋童实施了沙箱游戏疗法。经过 15 次的治疗,该儿童在每天特定时间被观察到的与人接触的次数明显增加,与人交往的方式也发生了转变,交往质量提高,交往范围扩大,焦虑状况也得到了缓解,表明沙箱游戏疗法是改

---

① 钟向阳.沙盘游戏疗法及其在幼儿心理教育中的实效研究 [D].华南师范大学 2002 年硕士学位论文.
② 樱井素子,张日升.在澳大利亚某重度语言障碍学校进行箱庭疗法的尝试[J].心理科学,1999,22(4):35-353.

善特殊儿童社交恐惧的一种的有效心理支持方法。①

河北大学的寇延曾将沙箱游戏疗法应用于自闭症幼儿的干预治疗,发现"沙可以调动自闭症幼儿的感触觉,引发想象,唤醒其潜在的能量,调整能量分配;水给他们一种轻松感、包容感和满足感,并引发想象"②。在对一名3岁的自闭症男孩进行了历时1年半共26次的治疗后,他取得了明显进步,在与人说话时已经能够注视对方,游戏中会主动与他人进行眼神互动,语言方面已经能够说出比较长的句子,会正确使用人称代词,主动跟别人打招呼等。

华东师范大学的陈丽丽将沙箱游戏疗法应用于攻击性儿童的干预治疗,在对两名有着较为稳定而持久的攻击性表现儿童进行了20次沙箱游戏疗法后,这两名儿童在沙箱游戏疗法中表现的创伤主题明显减少,治愈主题明显增加,而在日常生活中,根据两名儿童的教师和家长的反映,他们的攻击性行为也明显减少,这表明沙箱游戏疗法对于攻击性儿童具有理想的干预效果。③

近年来,我们也一直致力于探索沙箱游戏疗法在自闭症谱系障碍儿童康复训练中的积极意义,已取得了一定的成效。下面的案例,便是我们实践的结果。

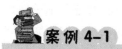 **案例 4-1**

某高功能自闭症谱系障碍儿童的沙箱游戏疗法个案

1. 背景信息

接受治疗的儿童Z,男,独生子,诊断患有自闭症,初期接触沙箱游戏疗法时11岁,就读于普通小学四年级。父母双方具有高等学历、工作稳定、感情融洽,能够提供良好的家庭动力支持,希望通过沙箱游戏疗法帮助接受治疗的儿童缓解考试焦虑。

父亲自述,接受治疗的儿童有明显的完美主义倾向,虽然父母对考试成绩不过分强调,但每次考试前,接受治疗的儿童都表现出明显的焦虑倾向,即使在亲子游戏中,也会突然停下来交流关于考试、排名等问题。

2. 治疗工具及治疗者

2.1 沙箱游戏疗法工具

(1)沙箱:规格为57 cm×72 cm×7 cm,沙箱内侧为天空蓝,底色为海水蓝,沙箱内沙子颜色为白色,高度为沙箱高度的一半。

(2)沙箱游戏疗法模型:具有人物、动物、植物、建筑、居家用品、医疗器具、交通工具、食物、自然物等10个类别。

(3)记录工具:数码摄像机记录沙箱游戏疗法过程,数码相机记录作品。

2.2 治疗者与督导

治疗者陈丽丽为某大学学前教育学系儿童心理发展与教育方向研究生,有两年沙箱游戏疗法经验。在对接受治疗的儿童治疗过程中,导师周念丽博士全程督导。

① 王萍,黄钢,杨少文,张利滨.聋童社交焦虑障碍沙盘游戏治疗的倒反设计研究[J].中国健康心理学杂志,2008,16(12):1375-1378.
② 寇延.幼儿自闭症游戏治疗个案研究[D].河北大学2005年硕士学位论文.
③ 陈丽丽.沙箱游戏疗法对攻击性儿童的鉴别与干预研究[D].华东师范大学2008年硕士学位论文.

3. 沙箱游戏疗法治疗过程及效果

3.1　治疗过程

从 2008 年 5 月到 2009 年 3 月，历时 10 个月(暑假持续治疗，寒假暂停治疗)，每周一次，共进行了 28 次沙箱游戏疗法。本案例主要从接受治疗的儿童制作的沙箱游戏疗法作品及其主要情节对治疗过程进行呈现。

3.1.1　沙箱游戏疗法作品

第一阶段：问题呈现阶段

在接受治疗儿童的初始沙箱游戏作品中，接受治疗的儿童 Z 演绎的情节单一，以水果园中水果的死亡(如图 4-18)和凋零作为作品的主要情节，沙具零散摆放于沙箱下方，人和车都是倒置沙中，没有一定的方向可以前进，作品整体布局空乏，缺乏秩序感和活力，整个作品表现出多个创伤主题，呈现出接受治疗的儿童心理能量流动不畅、内在空乏混乱、能量匮乏等系列问题。但接受治疗的儿童遵循沙箱游戏疗法规则，且对沙箱游戏疗法很感兴趣，是其沙箱游戏疗法得以继续，且后期取得疗效的良好开端。

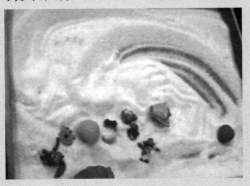

图 4-18　初始沙箱游戏疗法作品：水果的死亡

第二阶段：对抗斗争阶段(第 2 次—第 6 次)

接受治疗的儿童 Z 对沙箱游戏疗法的接纳度很高，每次都积极投入，很快便围绕"保卫与防御"情节展开演绎，并在这五次沙箱游戏疗法过程中，情节呈现出螺旋前进的趋势，即五次沙箱游戏疗法都以"外来邪恶力量进攻城池，一群勇士保卫家园"为主要故事情节，但正邪力量的对比由最初的象征正义力量的人物受伤、死亡发展到有外来神力(仙女)的支持，逐步战胜邪恶力量，再发展到邪恶力量受到惩罚，受到保护的城池或植物恢复生机。

从图 4-19 和图 4-20 两幅作品中可以看出，接受治疗的儿童作品布局趋于均衡，作品情节更加丰富，物品摆放也更有序。虽然有正义力量的损耗，如奥特曼的牺牲和保卫者睡眠，但这正体现出接受治疗的儿童在抵御外在威胁时需要付出极大的损耗，表达出最终仍能够成功保护自己的信心是其治愈的希望所在。此阶段的冲突与抵抗，对接受治疗的儿童舒缓焦虑情绪有很大帮助，接受治疗的儿童在不良情绪得以发泄、自身力量得以验证的情况下，能够更加有序、更有耐心地丰富故事情节。

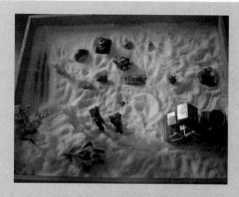 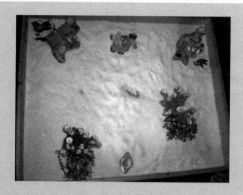

图4-19　第3次沙箱游戏疗法作品：　　　　图4-20　第5次沙箱游戏疗法作品：
祭拜牺牲的奥特曼　　　　　　　　　　植物重生

此阶段系列沙箱游戏疗法的操作，从接受治疗的儿童对缩微玩具的选择来看，体现出一定的刻板倾向，即对特殊物品有着特殊的偏好，如仙女和花喜鹊的选择具有极大的重复性且无法替代。接受治疗的儿童在沙箱游戏疗法操作过程中，也出现了刻板的开门、关门的动作，其父亲说明这是接受治疗的儿童幼年时的刻板动作，在父母的督促下已经消失多年，但在沙箱游戏疗法自由、安全的氛围中，又有所呈现，是接受治疗的儿童对治疗关系逐步信任、大胆表现内心渴望的体现。

第三阶段：自我调适阶段（第7次—第21次）

接受治疗的儿童Z在这15次沙箱游戏疗法中，都围绕历史情节展开，每次的沙箱游戏疗法故事具有连续性，接受治疗的儿童自述在上演一部名为"幽默历史"的连续剧。

与其家长沟通，得知接受治疗的儿童最近都专注于翻阅历史书籍，因此，接受治疗的儿童演绎的故事情节以朝代的兴衰、更替为主线。

在系列故事中，接受治疗的儿童Z的共性表现是对皇帝和大臣的关注较多，摆设场景一般缺乏对故事环境的创设和普通百姓的讲述，这是接受治疗的儿童注意力、理解力有限，并对权力人物之一皇帝过分关注的表现，接受治疗的儿童通过在朝代更替过程中抵御外来侵犯势力，发泄其急躁和不安的情绪，也通过对国家由强盛到衰弱的内因思考（皇帝是否勤政爱民），对自己进行积极暗示，如意志力、坚强、抗挫等质量在游戏中的多次出现。沙箱游戏疗法前期，接受治疗的儿童多单调重复历史事件，自编成分较少，这是其缓解自身压力，自由模仿皇帝角色和实现导演愿望的阶段，是接受治疗的儿童体验自身力量阶段。沙箱游戏疗法中后期，外在神力（仙女、花喜鹊）的帮助作用逐步减少，故事自编成分增多，皇帝通过斗智斗勇抵御异族侵害，实现国家统一的趋势增强，是接受治疗的儿童自身力量不断增长、自信增强的体现。每次沙箱游戏疗法结束后，出示演员表环节都为接受治疗的儿童带来极大满足。在学期末，接受治疗的儿童Z以推翻皇帝统治为结局，宣布"幽默历史"剧的结束，这一阶段的作品如图4-21和图4-22所示。

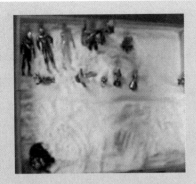 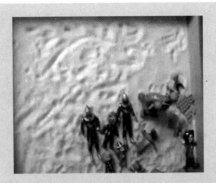

图 4-21　第 11 次沙箱游戏疗法作品：　　　　图 4-22　第 21 次沙箱游戏疗法作品：
　　　　　"蔡藏相争"　　　　　　　　　　　　　　"推翻皇帝统治起义"

　　治疗者在与接受治疗的儿童及其家人的接触中逐渐发现，接受治疗的儿童虽以考试焦虑为主要呈现问题，但其深层次的矛盾和接受治疗的儿童一直呈现出的威胁因素是其与同伴交往不畅。当受到同伴排挤，无法得到同伴认可的时候，接受治疗的儿童就更加聚焦于考试成绩能否提高其在班级的地位，而且其家长也较重视对接受治疗的儿童认知能力的培养，忽略其游戏能力和社会交往技能的培养。因此，治疗者在治疗中期，即第 12 次开始，要求接受治疗的儿童在日常生活中，观察同伴正在进行的游戏及其玩法，并逐步鼓励接受治疗的儿童参与游戏。接受治疗的儿童也由最初对游戏名称的关注，到对游戏细节的模仿，由担心受到同伴嘲讽到能够开心地讲述与同伴的简单交往。

　　第四阶段：走向治愈阶段(第 22 次—第 28 次)

　　接受治疗的儿童在开学的第一次沙箱游戏疗法中，转向演绎学校生活(如图 4-23 所示)，接受治疗的儿童从历史再现转向对现实生活的关注和呈现，是一个可喜的开端，也是前期漫长积累的集中体现。

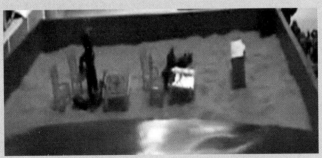

图 4-23　第 22 次沙箱游戏疗法作品："开学之日"

　　接受治疗的儿童在演绎现实的学校生活的过程中，也逐步发生了系列的变化，在第一次以学校生活为主题讲述时，大多数时间再现课堂生活，以学校课时安排为序列演绎，并忽视课间生活。上课期间，教师表现刻板且冷淡，并对接受治疗的儿童的象征物——天线宝宝——多加指责，在一定程度上是接受治疗的儿童学校生活的缩影，也表达了接受治疗的儿童对师生关系的担心和自己学科成绩不均衡的担忧。在接下来的几次沙箱游戏疗法中，接受治疗的儿童逐步丰富了课间生活的演绎,上课成为过渡阶段,接受治疗的儿童在课间休息时会用欢呼表示欢迎,并尝试体验了同伴间的简单的互动游戏,如"捉迷藏"、"老狼老狼几点钟",最后拓展为符合其年龄特征的同伴游戏,如"足球大赛",且天线宝宝队最终获得胜利。图4-24是沙箱游戏疗法结束后,同伴踩着足球在合影,是接受治疗的儿童同伴关系逐步融洽,互动顺畅的体现。

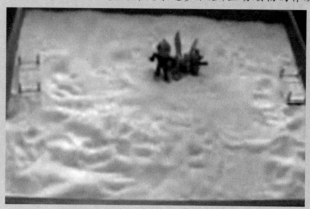

图 4-24　第 27 次沙箱游戏疗法作品:"足球大赛"

3.2　治疗效果

经过了 10 个月系列沙箱游戏疗法的干预,接受治疗的儿童 Z 的焦虑情绪得到极大的舒缓,逐步关注并尝试同伴交往,取得了较明显的效果。附上其班主任的一封 E-mail 作为效果说明:

"×××同学:

孙老师真高兴。老师一直在悄悄地关注着你。这个星期常见你和同学一起快乐地学习,快乐地交往。脸上露出了真心的笑容,快乐的笑容。希望你快乐地长大,健康地长大。

喜欢现在的你 de 老师 你的朋友
2009.3.19"

(案例 4-1 由上海市长宁区愚园路第一幼儿园陈丽丽老师提供)

二、临床诊断的应用

卡尔夫认为初始沙箱既呈现出接受治疗的儿童的问题,也显示治愈的希望和方向。[①] 所谓"初始沙箱",是指接受治疗的儿童所做的第一个沙箱。初始沙箱不但呈现了接受治疗的儿童的问题本质所在,而且,也为游戏治疗师提供了治愈的希望、方向和线索。于是,一些研究者开始探索沙箱游戏疗法作为一种特殊的诊断测量工具的可行性。

(一)前人的研究

鲍耶(Laura Ruth Bowyer)让 76 名被试至少完成三个以上的沙箱,这些被试的年龄在 2 岁到 50 岁之间,包括普通被试和正在接受心理治疗的病人。同时她还考虑年龄和智力因素

---

① Pearson M, & Wilson H. Sandplay and Symbol Work. Australia:Australian Council for Educational Research,2001:44-53.

对沙箱的影响。最终,鲍耶为沙箱的评估确立了五个标准:沙箱面积的使用;攻击主题;控制性和统一性;沙子的使用;沙箱内容。

当被试的沙箱出现以下三种情况时,说明被试可能需要心理治疗:① 被试的沙箱特征不符合其心理年龄的发展阶段。② 被试有意识地用与问题有关的材料。③ 沙箱中出现了所提出的临床人群表现的某些特征,如空洞的沙箱、混乱的无组织的沙箱、攻击性的沙箱、过度防御的沙箱和人物缺失的沙箱(Rie Rogers Mitchell,Harriet S. Friedman,1994)。同时,她还把沙箱测验的结果与韦氏智力量表的结果进行了相关分析,发现两者之间存在显著相关。

藤井(Fujii)在一项关于沙箱技术的诊断信度研究中抽取了来自四个不同团体的男性青少年对其实施沙箱游戏疗法,其中包括小学生、中学生、行为偏差儿童和情绪困扰儿童,每个被试做两个沙箱,中间的时间间隔为2到4个星期。当沙箱游戏作品完成后,分析工作由10个评价者完成,其中5个为有经验的沙箱游戏疗法治疗师,5个为没有沙箱游戏疗法临床经验的教育心理学专业大学生。研究结果显示:5个有经验的沙箱游戏疗法治疗师根据沙箱游戏作品的特征,将被试归入其所属的团体;所有的评价者在一定程度上能够把同一被试不同时间所做的两个沙箱进行正确的匹配且沙箱游戏疗法治疗师的判断准确性明显高于没有经验的大学生评价者。这表明,沙箱游戏疗法具有一定的诊断效度和信度。特别是对于有经验的沙箱游戏疗法治疗师来说,沙箱不仅是一种有效的治疗工具,还可以作为一种有效的诊断工具。

琼斯(Jones,1986)把沙箱游戏疗法诊断和皮亚杰的认知结构发展理论联系起来,制定出自己的一个沙箱记分系统,发现被试在沙箱中所表现出来的情况与皮亚杰的认知结构发展理论有着一致的发展规律。丹克(Denker)用琼斯的沙箱游戏疗法记分系统对74个被试(均为接受沙箱游戏疗法的成年病人)的初始沙箱进行记分,并把沙箱得分与他们的明尼苏达人格测试(MMPI)的得分(病人在初始沙箱之前进行MMPI测验)做了相关分析,结果发现:琼斯的沙箱游戏疗法记分系统适合用于成人的临床诊断,包括男性和女性。丹克的研究结果表明:琼斯的记分系统具有诊断的潜力,可分辨出不同心理发展阶段的被试,区别出特别的模式和性格特征。

(二)我们的探索

已有的关于沙箱诊断效度的这些研究向我们证实,初始沙箱确实具有一定的诊断价值。针对目前在特殊儿童的诊断中存在的问题,即大多是通过成人的回馈和一些相关工作者的经验判断,直接针对儿童本人的心理测验往往由于儿童的语言障碍或情绪障碍而不能得到有效应用,而沙箱游戏疗法提供了一种可以针对儿童本人的诊断工具,通过创造一个自由、安全的氛围,儿童自由地选择模型在沙箱中摆放,象征性地表达出儿童的内心世界,从而与评估者建立了有效的沟通。

我们在建构对自闭症谱系障碍儿童进行综合评估体系的研究中,尝试采用了沙箱游戏疗法作为我们总的评估体系的一部分。通过对不同发展水平的自闭症谱系障碍儿童和普通儿童的初始沙箱游戏作品进行分析对比,我们发现,普通儿童与自闭症谱系障碍儿童之间、不同发展水平的自闭症谱系障碍儿童之间的差异,在其沙箱游戏作品上可以得到较为明显的表现。如图4-25、4-26、4-27是三种不同发展水平的自闭症谱系障碍儿童的沙箱游戏作品。

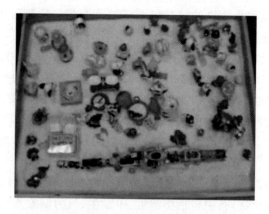

图 4-25 高功能自闭症谱系障碍儿童的沙箱游戏作品①

图 4-26 显示的是中功能自闭症谱系障碍儿童的作品。相较于高功能自闭症儿童，中功能自闭症儿童沙箱作品水平低下。他们虽然对沙箱操作也持有一定的兴趣，对沙箱游戏疗法有一定的接纳度，但不能完全按其规则操作。虽然也能选择一定种类和数量的模型进行操作，但故事情节不清晰，体现出简单的联想力和想象力。但玩沙动作多数适中，基本能符合沙箱游戏疗法的操作规则。注意力比较持久，能完成游戏规定时间的一半以上。

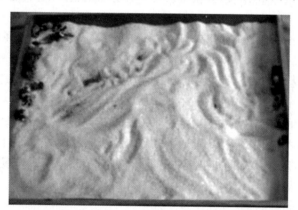

图 4-26 中功能自闭症谱系障碍儿童的沙箱游戏作品②

图 4-27 是低功能自闭症谱系障碍儿童的作品。他们明显对沙箱操作缺乏兴趣，对沙箱游戏疗法的接纳程度较低，不能按其规则操作。也不能选择一定种类和数量的模型进行操作，没有任何故事情节。玩沙动作过大，不能遵守沙箱游戏疗法操作规则。注意力比较短暂，一般不能坚持 10 分钟以上。

---

① 此图片由陈丽丽提供.
② 此图片由陈丽丽提供。

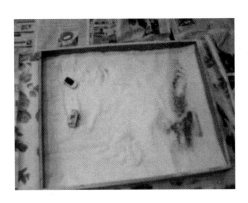

图 4-27　低功能自闭症谱系障碍儿童的沙箱游戏作品①

　　从图 4-25、4-26、4-27 中我们可以看出,高功能自闭症谱系障碍儿童的沙箱游戏作品倾向于选择种类和数量适中的模型,摆放的缩微玩具模型彼此之间存在一定的联系,模型摆放有秩序感和组织性,沙箱的空间布局比较合理,作品主题多为治愈性主题。中、低功能自闭症谱系障碍儿童的沙箱游戏作品则显示明显的空乏特征,作品中很少用到缩微玩具模型,作品整体显得比较混乱,缺乏秩序感和组织性,沙箱的空间布局也非常不协调,作品主题多为受伤主题。

　　在观察自闭症谱系障碍儿童创作沙箱游戏作品的过程中,我们还发现,随着功能的提高,自闭症谱系障碍儿童对沙箱操作兴趣呈上升趋势,对沙箱游戏疗法的接纳程度也逐渐提高。沙箱游戏作品能逐渐有故事情节,略微体现出比较丰富的联想力和想象力。而在玩沙过程中,随着功能的提高,自闭症谱系障碍儿童也逐渐理解操作规则(模型和沙都在沙箱内使用)。注意力比较持久,基本能完成沙箱游戏疗法规定的时间。

　　通过上述三种不同发展水平的自闭症谱系障碍儿童沙箱游戏疗法特点的比较分析,我们获得了以下信息:沙箱游戏作品应该可运用于自闭症谱系障碍儿童的早期筛查和诊断。

　　然而我们还只是处于探索阶段,要将沙箱游戏疗法作为一种独立的发展障碍诊断工具可能为时尚早,但可以乐观地看到,沙箱游戏疗法作为鉴别时的辅助手段,与其他诊断工具(如心理测验、绘画测验、游戏测验等)配合使用,对于提高诊断特殊儿童发展水平的准确性和全面性有着不可低估的意义。

 本章小结

　　本章从沙箱游戏疗法的理论渊源介绍开始,进而陈述沙箱游戏疗法的实施程序以及解读沙箱游戏作品的技法,最后结合自己的探索研究来阐述沙箱游戏疗法的实际运用。

---

　　①　此图片由陈丽丽提供。

思考与练习

1. 成为一名沙箱游戏疗法治疗师需要具备哪些条件？
2. 沙箱游戏疗法的基本程序是什么？
3. 沙箱游戏疗法的基本假设是什么？
4. 如何理解沙箱游戏疗法对于特殊儿童的独特适宜性？

本章导读

1. 申荷永. 沙箱游戏疗法的历史与理论[J]. 心理发展与教育. 2005,2.
2. 张日升. 箱庭疗法[M]. 北京：人民教育出版社,2006.
3. 钟向阳. 沙箱游戏疗法及其在幼儿心理教育中的实效研究[D]. 华南师范大学教育学院 2002 年硕士学位论文.

第5章 智力障碍儿童的游戏治疗

学习目标

1. 了解游戏治疗在智力障碍儿童心理发展中所起的作用。

2. 掌握对智力障碍儿童进行游戏治疗过程中如何制定目标、如何采取策略,以及采取的具体方法。

3. 通过具体的案例来掌握方案的形成和操作过程。

根据美国《残疾人教育法》定义,智力障碍(Mental Retardation,简称 MR)儿童是一个智力功能水平明显低于同年龄儿童心理发展的平均水平,并同时存在社会适应性行为缺陷的群体。因其同时兼具智力发展迟缓和社会适应性困难,因此,如何通过行之有效的治疗方法,使其潜能得以发挥,社会适应能力得以增强,一直是特殊教育工作者及智力障碍儿童的家长亟待解决的问题。

智力障碍儿童的发展障碍是由于染色体异常和大脑器质性损伤等生理原因所致,因而他们的共性是对外界刺激的反应较为迟缓。而个别差异则体现在障碍程度越重,他们的认知能力和言语的接受及表达能力就越弱。智力障碍儿童受其智力水平、生活经验、认知能力和言语表达能力限制,当他们感受到心理压力和心理不适时,往往无法用言语清晰地表达内心的感受,也无法控制自己的思维方式,因此,智力障碍儿童常常会比普通的同龄儿童表现出更多的外显性行为问题,例如较强的攻击性行为、频繁的吵闹、非常任性、自卑及少言寡语等。针对他们的心理问题,游戏治疗师和心理、教育工作者如果较多使用一些心理治疗方法,如精神分析法、认知疗法、完型疗法等需要较高领悟能力和表达能力的方法,就很难被他们理解和接受。与此同时,在一般的心理咨询中已被证明是行之有效的心理咨询技术,如联想、换位思考、陈述等,也很难在智力障碍儿童身上奏效,因为他们由于认知能力和言语能力的低下,很难理解游戏治疗师和心理、教育工作者到底在说些什么,要求他们做些什么,更为困难的是,他们不太能准确清晰地表达自己的真实感受和想法。

鉴于此,游戏治疗可能是最适合智力障碍儿童的心理治疗和教育干预的方法。尽管他们的游戏能力、游戏水平及复杂性程度都相对低下,但一般来说,即使是重度的智力障碍儿童,也都具有一定的参与游戏的能力。从游戏是儿童的天职来看,任何儿童都很难离开游戏。对智力障碍儿童来说,玩具和游戏方式更可能是他们接触社会、表达自己内心感受的重要工具。

在本章中,将着重讨论游戏治疗对智力障碍儿童心理发展的意义,阐述实施适合智力障碍儿童游戏治疗的具体策略和方法,介绍相关的实际案例。本章的目的在于引起游戏治疗师和心理、教育工作者对智力障碍儿童游戏的关注,并能够尊重智力障碍儿童参与游戏的权利,发挥游戏治疗本身所具有的教育功能,让游戏治疗切实成为促进智力障碍儿童认知能力和社会性发展的有利工具。

❄ 第1节　游戏治疗在智力障碍儿童心理发展中的作用

在探讨游戏治疗在智力障碍儿童的心理发展中的作用时,首先需要明确他们是儿童,每一个儿童都有游戏的需要。通过观察和研究发现,智力障碍儿童的游戏活动虽然比较刻板重复,也缺乏一定的想象力,但是在游戏中,他们同样可以解决认知和情绪体验的冲突及矛盾,在游戏中也可获得生理发展的需要,得到情感的宣泄和愿望达成的需要,获得自我调控的需要,以及满足提高社会适应能力的需要。

在对智力障碍儿童实施游戏治疗时,要注意兼收并蓄,综合各种心理咨询理论学派的长处,针对智力障碍儿童的心理发展特点来实施。根据人本主义理论,在实施游戏治疗时,注重营造宽松的游戏氛围,让智力障碍儿童感受良好的人际互动氛围,在这种氛围中学习社会交往技能。根据精神分析学派理论,在实施游戏治疗时,注重游戏的宣泄功能,让智力障碍儿童通过玩具和游戏方式,将他们的负面情绪进行释放和宣泄,疏通内心的各种冲突。根据行为主义理论,在实施游戏治疗时,注重对靶行为(target)的设置,将一些基本社会交往技能作为靶行为,以智力障碍儿童所喜欢的游戏形式,吸引他们参与其中,在欢快的游戏中获取技能,为智力障碍儿童获取适应社会性行为提供了可能。

正因为游戏治疗能使智力障碍儿童获得积极关注、包容、温暖和理解,因此有助于他们获得积极的情感体验,表达和宣泄消极体验,使得他们内心世界的能量达到平衡,在一定程度上解决了情绪和由于情绪导致的行为问题;也正因为游戏治疗能有助于智力障碍儿童获得表达自我,自我调控和习得性适应行为,从而较快地融入现实生活之中。

综上所述,通过前人与自身的实践研究,我们可以看到游戏治疗在智力障碍儿童的心理发展中的具体作用体现在以下五个方面。

一、游戏治疗能使智力障碍儿童获得心理安全

智力障碍儿童因受其认知和言语能力发展的影响,很难与他人形成良好的心理交流,因而他们的愿望往往无法表达,而成人或同伴对他们的要求和指示也很难理解和接受。从一些研究观察中发现,智力障碍儿童因更难适应按成人的兴趣和习惯组成的社会世界,因此他们更有可能遭到成人对他们的不满。有些智力障碍儿童因不能按照家长的要求去行动而经常遭到家长的责骂,有些智力障碍儿童因学习困难而经常遭到家长的训斥。[①] 长期生活在这样的环境中,就容易丧失安全感,当智力障碍儿童的安全需要经常得不到满足时,就会产生持续焦虑、恐惧等心理问题,进而导致适应行为障碍。而游戏治疗恰能为智力障碍儿童提供安全的心理环境。在实施游戏治疗的过程中,智力障碍儿童因被允许根据自己的进度和爱好来行动,可按自己的兴趣、能力来构想游戏的内容和方式,因此他们可以不受外部力量的阻拦,放心大胆地探索各类游戏。在没有成人的建议、命令、指责、约束等干预下,智力障碍儿童可以最大限度地感受并了解周围的人和物的关系,可以自由自在地探索自己所想要探究的世界。因此,游戏治疗能使智力障碍儿童在安全的心理环境中获取心灵的安全感,满足心理安全的需要。

---

① 　王顺妹.游戏在弱智儿童心理康复与行为矫正中的作用[J].中国临床康复,7(27):3740-3741.

二、游戏治疗能使智力障碍儿童获取对他人信任的感受

人的痛苦之一就是被他人漠视。在人们的传统观念中,智力障碍儿童是不可造就之才,因而人们很难将自己的目光投到这些特殊儿童身上,甚至对他们采取漠视、轻视和鄙视的态度。智力障碍儿童由于缺乏与人平等交往的经历,所能感受的又大都是消极的被人抛弃、受人虐待和欺辱,所以他们难以对他人产生亲近感,更不用说信任。据观察,相同智龄的正常儿童与智力障碍儿童之间最大的区别就在于对待他人的态度。正常的儿童善于交往,容易与他人产生亲近感,而智力障碍儿童在与人交往的过程中则显得木讷,不容易接近。有些儿童在与陌生人的首次接触过程中,还可能做出不友好的举动,采用攻击行为,以排除心中的恐惧。[①] 而在游戏治疗中,游戏治疗师和心理、教育工作者,从职业道德和本身所具有的爱心出发,会以宽容、接受和理解之心,来对待智力障碍儿童,其和蔼的态度、宽松的氛围都会使智力障碍儿童倍感亲切,久而久之,这种亲切感就会转化成一种信任感。同时,游戏治疗将玩具材料作为语汇、游戏方式作为表达内容的沟通方法,能使智力障碍儿童与成人之间产生更多的自然接触。游戏治疗的体验,能使智力障碍儿童感受到安全、愉快、平等、友好,智力障碍儿童若能将这种感受扩展到现实生活中,则容易对他人产生更多的信任感。

三、游戏治疗能使智力障碍儿童宣泄消极情绪

智力障碍儿童因其心理发展迟缓,遭遇到的现实生活中的创伤性事件概率较大,由此所带来的消极情绪比同龄儿童更多。由恐惧、伤心、愤怒、焦虑构成的消极情绪如果得不到宣泄,这些痛苦的体验长期积累就会使智力障碍儿童产生心理和行为问题。在游戏治疗中,可以通过让他们玩象征游戏来释放心中积郁的消极情绪,如让智力障碍儿童重复创伤性事件的一些环节,将痛苦的体验转嫁到玩具娃娃身上,这种痛苦的体验转嫁是在游戏场景中进行的游戏活动,不会给同伴和其他人造成伤害,因此他可以无所顾忌地宣泄心中郁积的消极情绪。

四、游戏治疗可以让智力障碍儿童在游戏中达成愿望

智力障碍儿童也有许多自己的愿望,但受心理发展水平和实际能力所限,他们要达成愿望往往比同龄人困难得多,在现实生活中他们常会为实现不了自己的愿望而感受挫败,愿望和实际有着较大的落差。而在游戏治疗中,因为游戏是一种带有自导性和愉悦性的活动,是快乐和自由的活动,特别是游戏能借助象征和想象的故事来补偿现实世界之不足,因而智力障碍儿童能比较容易地达成现实中不能实现的愿望。与普通儿童相比,智力障碍儿童需要通过游戏活动来达成愿望的需求更强。实践中发现,智力障碍儿童在与其认知发展水平相吻合的游戏环境中,能通过装扮行为,如扮成妈妈来照顾洋娃娃,实现他们帮助别人的愿望。在实际生活中,他们几乎没有机会去帮助别人,因为人们普遍认为他们什么都不懂,只能让别人照顾。可以说,游戏治疗是使智力障碍儿童愿望达成的一条通道。

---

① 王顺妹.游戏在弱智儿童心理康复与行为矫正中的作用[J].中国临床康复,2008,7(27):3740-3741.

五、游戏能使智力障碍儿童体验成功的快乐

与普通儿童一样,智力障碍儿童也需要快乐,也有追求成功的愿望。然而,现实生活中他们比同龄人体验了更多的失败,因为即使是"认识颜色"这种极为简单的任务,他们都难以正确回答,从而很难体验到成功的快乐。与普通儿童一样,智力障碍儿童也会受快乐原则驱使,容易被游戏活动吸引,因而,游戏也是他们最为喜欢的活动之一。在游戏治疗中,智力障碍儿童借助游戏这样的快乐活动,可以不断地获得成功体验,这是因为游戏是无外在目的和无外力约束的活动,是游戏者自愿参加的活动。与此同时,游戏是儿童独立自主的活动,是根据他们自身的兴趣和能力所进行的自主活动,因而,在游戏治疗过程中,智力障碍儿童可以在没有外在压力、轻松愉快的氛围中完成游戏任务。实践研究发现,相比其他各项活动,智力障碍儿童的游戏活动兴趣最高,在游戏中他们会表现出更高的主动性和积极性,体验到更多的成功快乐。

第2节 智力障碍儿童游戏治疗的实施

从理论层面的探讨,到实践层面的探索,是需要一种转换途径的。因为它们分属于不同领域的范畴,一个是思考,一个是行动。由于我国对智力障碍儿童进行有序、系统的游戏治疗的研究文献尚不多见,因此,在本节中将我们已在尝试的一些实践探索加以梳理,从游戏治疗目标的制定到策略形成乃至具体方法三个方面进行阐述。

一、实施目标的制定

对智力障碍儿童实施游戏治疗的终极目标乃在于开发他们的智力潜能,使其最大限度地缩小同普通儿童的差距;教授相应的社会生活知识和技能,使其具有社会适应力,最后做到在生活上自理,在社会上自立。

为实现这样的终极目标,我们必须按照智力障碍儿童的心理发展水平,将其分解为各个具体的、切实可行的阶段性目标。

（一）各发展水平智力障碍儿童的游戏治疗目标

智力障碍儿童由于发展障碍程度的不同,其心理发展水平的差异很大,因而在制定游戏治疗目标时,首先要从智力障碍儿童的现有水平出发。

1. 重度智力障碍儿童的游戏治疗目标

所谓重度智力障碍儿童,是指在标准智力测查中其 IQ 在 25 以下的儿童。由于他们心智发展水平低下,几乎不具备言语能力,独立生活能力极为薄弱,因此,在游戏治疗中主要目标应锁定在帮助他们获得基本的生活自理能力和初步学习能力上。

具体来说,可先从提高基本生活能力和能模仿他人的行为动作两方面来制定目标。

（1）聚焦日常基本生活

在游戏治疗中,从饮食起居、卫生、睡眠等着手,使他们能自己吃饭、穿衣,能够自己大小便,并做到便后洗手等。这些生活琐事看起来微不足道,但对重度智力障碍儿童来说,要获得这些能力是十分艰巨的任务,也是他们得以自立于社会的重要途径。下面就通过两个案

例,来介绍如何根据重度智力障碍儿童的特点,来制定游戏治疗的具体目标。

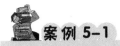 **案例 5-1**

5 岁的 H,一直无法控制自己的大便,每次大便都拉在裤子里。

游戏治疗师或训练教师为他实施游戏治疗之前,根据 H 的个人兴趣和偏好,建立了近期、中期和长期目标。

近期目标:能够认识便器并喜爱坐在上面。

中期目标:当有便意时,能发出相应的信号。

长期目标:能够自己坐在便器上解大便。

案例 5-2

已有 4 岁的 B,还不会自己拿勺吃饭,一直需要人喂他。

游戏治疗师或训练教师为他实施游戏治疗之前,先建立了相应的近期、中期和长期目标。

近期目标:精细肌肉运动,可以抓握金属调羹。

中期目标:手眼协调,可以用勺舀饭。

长期目标:左右手配合,能用勺舀饭并送到嘴边。

比起案例 5-1,案例 5-2 目标更关注手的功能强化,这是在游戏治疗中初步的手、眼、脑的协调训练,也是矫正、修复大脑的最早阶段。

(2) 聚焦模仿能力的获得

根据班图拉的学习理论,儿童的社会学习途径主要是通过模仿获得的。因此,在儿童的心理发展中,模仿能力占有很重要的地位。已有研究发现,新生儿已具有实时模仿能力,即现时现地(just here and just now)的模仿,但延迟模仿,即彼时彼地(there and then)的模仿能力的发展速度和水平却因人而异。我们通过观察发现,大多数重度智力障碍儿童都较缺乏延迟模仿能力,这就阻碍了他们的各种技能的顺利获得。为此,对他们进行游戏治疗之际,有必要将模仿能力作为主要的目标之一。

通过游戏治疗,对重度智力障碍儿童的模仿能力进行训练时,可根据各个儿童的心理发展水平和兴趣爱好来制订具体目标,下面也介绍两个案例。

案例 5-3

已满 6 岁的 L 尚无言语能力,对他的要求就是让他能发出"妈妈"的声音。

近期目标:能跟着游戏治疗师或训练教师,模仿张嘴的动作。

中期目标:能跟着游戏治疗师或训练教师,模仿双唇接触的动作。

长期目标:能跟着游戏治疗师或训练教师,模仿发出"妈妈"的声音。

案例 5-4

为使年龄为 6 岁的 M 能模仿"办家家"中炒菜的象征游戏行为,制定的具体目标为:

近期目标:能跟着游戏治疗师或训练教师,模仿拿锅铲的动作。

中期目标:能跟着游戏治疗师或训练教师,模仿将积木放在"锅"中并用锅铲翻动的动作。

长期目标:能跟着游戏治疗师或训练教师,一边"炒菜",一边说出"炒"、"炒"、"炒"。

从上述案例 5-3、5-4 来看,为重度智力障碍儿童制定的游戏治疗目标主要是聚焦于耳、口、手、眼、脑的协调训练。这两个案例中所设定的目标,是在前两个案例的基础上,进一步强调心理各发展器官的总体协调。

2. 中度智力障碍儿童的游戏治疗目标

中度智力障碍儿童是指在标准智力测查中其 IQ 在 25～50 的儿童。由于中度智力障碍儿童具备了最简单的言语能力,也有初步的自理能力,因此,对他们实施游戏治疗时,其目标设定在促进其感觉信道、接受性语言能力和基本生活能力发展的基础上,进而以激发游戏兴趣、提高表达性语言为主,使智力障碍儿童在游戏中获取基本的知识技能,以增进他们在生理、心理上产生新的平衡。

具体来说,可先从提高简单的口语能力和获得生活常识两方面来制定目标。

(1) 聚焦于简单的问候和请求

学会与人打招呼,是社会交往中的一项重要内容。曾有一位日本的保育园园长强调说,不会与人打招呼,就意味着失去做人的资格。虽然这话有点极端,但也说明了问候在人际互动中的重要性。与此同时,能向他人简单表述自己的请求,也是人得以自立于社会的重要能力,因为只有清楚表达自己的所思所想,别人才可能提供帮助。

从一般情况来看,中度智力障碍儿童在这两方面的能力都较缺乏,为此,我们在为中度智力障碍儿童实施游戏治疗之际,有必要将简单的问候和请求的表达作为教育干预的主要目标之一。通过游戏治疗,对中度智力障碍儿童进行口语表达训练时,应根据他们的心理发展水平来制定具体目标,下面介绍两个案例。

案例 5-5

K 儿童是个胆小怯懦的中度智力障碍儿童,虽然会说简单的单词,但看见人就躲在父母的身后,从不敢与人主动打招呼。为改变这一情形,在实施游戏治疗之际,游戏治疗师或训练教师为他制定了以下具体目标:

近期目标:看着游戏治疗师或训练教师拿着的手偶,能跟着点头、挥手和微笑。

中期目标:一看到游戏治疗师或训练教师拿着的手偶,就能主动点头、挥手和微笑。

长期目标:看到熟悉的人甚至是陌生人,能主动点头、挥手和微笑,说"你好!"。

我们可以看到,在这个案例中,目标的设置是从中度智力障碍儿童所喜闻乐见的手偶着手,由偶及人,让 K 儿童有一个逐渐适应过程,而不是强迫他马上去适应陌生人。设定的打招呼目标也是从被动到主动,有一个循序渐进的过渡阶段。这样的目标可能更易于被中度智力障碍儿童所接受。

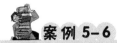 **案例 5-6**

　　N 儿童因不会用言语清晰地表达自己所需要的食物或玩具,因此,当自己无法拿到时就大发脾气,有时甚至躺在地上打滚。为减少该儿童暴怒发作的频度,减低其发作强度,在实施游戏治疗之际,游戏治疗师或训练教师为他制定了以下具体目标:

　　近期目标:能用手指出自己想要的食物或玩具。

　　中期目标:能用言语表达"我要……""我想……"

　　长期目标:能用简单的句子表达愿望,如"我要吃饼干"。

　　这个案例的目标主要是强调了言语的训练。初看 N 儿童的表现,以为是情绪障碍,但究其实质,乃是因为言语表达存在困难。因此,在设定游戏治疗的目标时,应该透过现象看本质,抓住中度智力障碍儿童的问题核心,而不受一些表面现象的限制。

　　3. 轻度智力障碍儿童的游戏治疗目标

　　轻度智力障碍儿童是指在标准智力测查中其 IQ 在 50～70 的儿童。由于轻度智力障碍儿童具备了一般的言语能力,也有接近普通儿童的学习能力,因此,对他们实施游戏治疗时,其目标设定可以在协同语言和思维的训练,开阔视野和增强知识技能等方面,甚至应激发他们的创造能力,以增强他们的自信。

　　由于轻度智力障碍儿童,特别是智商在 60 以上的儿童,因其智力水平接近普通儿童,因此,在思维和言语训练方面应有一定的难度。与此同时,尽管智力水平接近普通儿童,但就目前我国的教育现状来看,绝大多数的轻度智力障碍儿童都在特殊学校,缺乏与普通儿童之间的良好互动,因而他们难以在同伴中取得认可、获取自信的机会。因此在为他们设定游戏治疗目标时,最好是能兼顾言语、思维和情感的需要。

　　下面以案例 5-7 来说明。

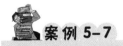 **案例 5-7**

　　儿童 J,能用较流畅的言语来表达,接受能力较强,但就是常常显得自信心不足。每次游戏治疗师或训练教师拿来新的玩具,J 的第一句话就是"我不会玩",每次有新的作业布置,第一句话就是"我不会"。面对这样一个自信心缺乏的轻度智力障碍儿童,为他设定的目标如下:

　　近期目标:在擅长的体能游戏中,可以达到拍 30 下球的目标。

　　中期目标:在不擅长的音乐领域,能学会吟唱 2～3 首儿童歌曲。

　　长期目标:能够较有信心地接受新事物。

　　对轻度智力障碍的儿童来说,培养他们的思维和言语能力固然十分重要,但是如果没有自信和自尊,即使有很强的接受新事物的能力,却可能被自卑绊住自主探索的脚步,所以列举上述尚不成熟的一个案例,以此引起读者对轻度智力障碍的儿童情感发展的更大关注。

　　(二)根据游戏治疗过程中的信息回馈制定目标

　　对智力障碍儿童实施游戏治疗,是一个长期的系统工程。上述案例所介绍的目标制定只是一个或数个游戏活动时所定的具体目标。随着游戏治疗的进程,智力障碍儿童的心理发展水平的提高需随之改变目标,而新的目标制定主要是依靠游戏治疗过程中的信息回馈。

1. 解读来自智力障碍儿童本身的信息

我们有时容易忽视对智力障碍儿童本身信息的解读,因为中、重度智力障碍儿童很难用言语来清晰地表达他们的感受和思想。因而,在实施游戏治疗之际,更多的是依据游戏治疗师或训练教师的主观判断来为他们制定游戏目标,但事实上智力障碍儿童在游戏过程中会给我们提供许多有益的信息。关键之处在于我们要善于解读这些信息所传递的意义所在。

对于轻度智力障碍的学前儿童以及中、重度智力障碍的儿童,我们可以通过运用基于游戏评估的方式,来对他们的感知觉、认知、社会情绪、语言交流能力等进行仔细观察,并使用量的研究方法来对某一个靶行为的发生频度和强度进行统计分析,同时运用质的研究方式做白描式的记录,最后根据量和质的研究结果,来为不同发展水平的智力障碍儿童度身定做游戏治疗的目标和方案。

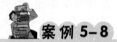

案例 5-8

已满 6 岁的儿童 L,虽然没有任何有意义的口头言语,但在拼图游戏中,他的速度远远超过同班的普通儿童。

游戏治疗师或训练教师通过对案例 5-8 中的这一游戏行为所传递的信息解读,可以推知儿童 L 尽管言语发展十分迟缓,但他的空间认知能力、颜色知觉能力和机械记忆能力发展都没有迟滞,甚至超过同龄人。因此在为他制定游戏治疗的目标时,注意用其长带其短,即以他的发展强项来带动发展弱项。

目标 1:当游戏治疗师或训练教师说出"红"、"黄"等表示颜色的词后,能用手指将拼图中相应颜色的拼图指出来。

目标 2:当游戏治疗师或训练教师说出"把红的拿给游戏治疗师或训练教师"后,能将拼图中相应颜色的拼图拿出来。

目标 3:能指着拼图中"红"、"黄"等颜色的图卡,跟说"红"、"黄"等词。

通过上述案例,我们看到了游戏治疗师或训练教师在设定游戏治疗目标时,依据的是以弱带强的原则,即通过该儿童的认知强项来带动他的言语发展弱项。这种投其所好的目标制定,可能更易被智力障碍的儿童所接受。

与此同时,我们还可以根据智力障碍儿童在游戏中所表现出来的情绪状态,来及时修订游戏治疗的目标。

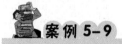

案例 5-9

案例 5-7 曾列举的智力障碍儿童 J,在刚开始接受每周一次的游戏治疗中,表现得还较愉快,因为主要是让他通过滑滑梯、拍球等大运动来消耗身上的能量。但当让他做音乐中的韵律游戏时,经常表现出行为刻板、混乱,甚至常常出现大声尖叫的情况。

游戏治疗师或训练教师经过仔细观察和分析,所得的结论是,儿童 J 在接受游戏治疗过程中,在自己擅长的体能领域,因有更多的机会体验到成功的喜悦,因此会表现更多的积极情绪,而在自己非擅长的领域,往往会有更多的挫败感,易引起情绪上的焦虑不安。

据此,他们对原先制定的目标加以修正,重新制定了以下目标:

目标1:通过拍皮球获得自信。

目标2:能用快、慢不同的节奏来拍皮球。

目标3:能边拍皮球、边唱简单韵律的儿歌。

通过案例5-9我们可以看到,在为智力障碍儿童制定游戏治疗实现目标时,不仅要投其所好,以强项带弱项,同时也要将该儿童的强项领域和弱项领域有机地结合起来,或许这样做,才能避免智力障碍儿童在接受游戏治疗时,因自身的发展障碍而引起情绪问题。

2. 收集来自家长和游戏治疗师或训练教师的信息回馈

只有充分注意各种途径的信息回馈,并能对这些信息回馈进行认真细致分析,才能科学地把握住游戏治疗的进程、判断其实施的效果。当然,这些信息回馈要同游戏治疗师和教育工作者的细致观察和科学检测紧密结合起来,才能很好地对游戏治疗的进程做出合适的决策。

收集来自家长和游戏治疗师或训练教师的信息回馈的方法主要有问卷法、访谈法等。为了在短时间内获取更多的回馈信息,以利于了解为数众多的智力障碍儿童在接受游戏治疗过程中的兴趣和参与度以及达成水平,我们通常会采用问卷的方法来进行。小链接中显示的是请家长按照游戏治疗师的方法,在家庭中对中度智力障碍学前儿童实施一周游戏治疗的信息回馈。

 小链接

"我的小脸"活动的评估表(一周)

评估者:第一次时间　第二次时间　第三次时间　第四次时间
　　　　第五次时间　第六次时间　第七次时间

训练内容及步骤	评估观察记录													
	活动次数①							兴趣表现②						
	第1次	第2次	第3次	第4次	第5次	第6次	第7次	第1次	第2次	第3次	第4次	第5次	第6次	第7次
1. 指认自己的五官														
能坐下来看镜子														
看着镜子,能指出眼睛的位置														
看着镜子,能指出鼻子的位置														
看着镜子,能指出嘴巴的位置														
看着镜子,能指出耳朵的位置														
看着镜子,能指出脸的位置														
2. 亲近智力障碍儿童														
接受游戏治疗师或训练教师的亲近														

---

① 记录方式:不看指导者、无反应,为0;能看着指导者,为1;能跟着指导者做几下,为2;能跟着指导者从头到尾做,为3;能独立做,为4;能独立做并完全正确,为5。

② 记录方式:没有丝毫兴趣,为0;有点好奇地跟着做,为1;很有兴趣地跟着做,为2。

小链接所显示的样本,主要聚焦了两个维度:一是接受游戏治疗的智力障碍儿童是否能达成目标,二是在达成目标的过程中其参与的兴趣度如何。通过让家长或游戏治疗师或训练教师做这样持续一周的记录,我们基本上能判断该游戏治疗所设定的目标是否切合该儿童的心理发展水平。对感觉过易的儿童,会在下周适当调高难度,而对感觉过难的儿童,会在下周适当调低难度,在如此循环的过程中,为每一个接受游戏治疗的智力障碍儿童设定切实可行的目标。

二、实施策略的形成

要使游戏治疗能真正促进智力障碍儿童的心理发展,除了制定适宜的切实可行的目标之外,还有一个重要的方面就是能够形成便于实施的多种策略。在此,我们将从以往的实践研究中提炼出的四种策略,即兴趣激发策略、生活联系策略、多通道综合策略和反复循环策略进行说明,以期达到抛砖引玉之效。

(一) 兴趣激发策略

对智力障碍儿童实施游戏治疗,关键之处可能首推激发兴趣的问题。虽说游戏是儿童的天职,然而并不是每一个儿童都喜欢所有的游戏,特别是智力障碍儿童,由于是大脑器质性损伤造成的心理发展迟缓,与普通儿童相比,其智力有不同程度的差距,感知觉发展缓慢,言语和思维发展更表现出明显滞后,所以他们的游戏范围往往较窄,游戏间的联系少,参与游戏的积极性不高,因此,如何通过运用有效策略来激发智力障碍儿童接受并坚持游戏治疗,是一个值得思考的问题。我们在实践中发现,兴趣激发的关键点乃在于实施每一个游戏活动之始,也正应了"良好的开端是成功的一半"之说。

1. 以音乐激发兴趣

除了个别的智力障碍儿童,绝大多数智力障碍儿童都比较喜欢音乐,特别是节奏简单、曲调明快的音乐。因此,在每次实施游戏治疗之始,可以播放曲子或童谣等,以利于智力障碍儿童迅速进入游戏治疗。在欢快的音乐伴奏下,让没有言语能力的重度智力障碍儿童模仿着如小链接中显示的童谣做动作,让有言语能力的轻、中度智力障碍儿童跟说童谣。

 小链接

童谣:

办家家

我当妈妈你当爸,
小狗小猫是娃娃,
快快来搭小房子,
我们一起办家家。

2. 用肢体语言激发兴趣

用肢体语言来开展游戏活动,这也是智力障碍儿童喜闻乐见的形式之一。因此,我们可以通过手指谣等简单的肢体语言,吸引不同水平的智力障碍儿童参加到游戏治疗中来。没有口头言语能力的儿童,可以只跟着做动作,而有口头言语能力的儿童,则可以边做手指动作,边跟唱或自己唱出手指谣。在小链接中将介绍一个较为简单的手指谣,标出来的文字是说唱内容,而下面的句子就是说明如何做手指动作。

小链接

手指谣:

繁忙的大街

1. 这是一条热闹街

左手大拇指、食指、中指指腹互碰,靠近嘴边,像吹哨子一样吹两下。

2. 车子跑满一大街

继续做指挥交通的动作。

3. 这是一条热闹街

左手大拇指、食指、中指指腹互碰,靠近嘴边,像吹哨子一样吹两下。

4. 你走后来我走前

双手手肘弯曲,手掌张开,在身体的两侧画圆,像车子行进的样子。

5. 我们一起去逛街

同动作[4]。

由于智力障碍儿童的有意注意时间很短,他们能够把注意力集中起来的时间大约在7～10分钟,因此,通过上述活动来激发其兴趣,一次持续时间最好不要超过10分钟,稍事休息后,可以在转换其他活动之后,再回来进行相似的活动。同时需注意的是,智力障碍儿童喜欢多次反复,所以如果一次兴趣激发之后不进行第二次、第三次的兴趣激发,可能容易使第一次的兴趣激发失败,而且再进行兴趣激发的难度也许会更大。

(二) 生活联系策略

要对智力障碍儿童实施游戏治疗,其每个活动设计都最好与他们的现实生活紧密联系。因为只有当游戏接近智力障碍儿童的生活实际,使他们能感同身受,才便于他们理解和掌握游戏内容。在生活联系策略上,可以考虑从以下两个维度入手。

1. 认识自我和他人

让智力障碍儿童在人际互动关系中,区分自己和他人,学会自我认知和对他人的认知,这是与他们每天的生活最具紧密关系的。不少重度智力障碍儿童连自己的五官和肢体都不认识,因此很难有良好的自我意识。在实施游戏治疗的过程中,我们注意将相关内容纳入进来,并作为游戏治疗主题的起始。

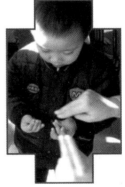

图 5-1　"我的小小手"之游戏

从图 5-1 中看到,这个智力障碍儿童正聚精会神地做着手指游戏,这是他认识自我的一个路径。与此同时,通过与成人的互动,他还可以看到自己和别人的手在做同样的动作,由此获得区分他人与自我的认知能力。

2．转化抽象为具体

智力障碍儿童受其心智水平所限，比较难以把日常生活的知识加以迁移，因此，在教授他们认识一些常用名词之时，最好以实物呈现，这种将抽象名词转化为可视的玩具的做法，较有利于智力障碍儿童把所学的知识与实际生活联系起来。

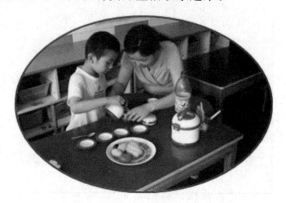

图 5-2　这儿也是"麦当劳"

日常生活中最多的内容是饮食起居，因此，根植于他们的生活基础，设计有趣的游戏活动很有必要。图 5-2 是依靠十分逼真的玩具，把"麦当劳"的一些场景再现出来，通过让智力障碍儿童进行游戏，使其了解"排列"、"倒水"、"水壶"等词的意义。

3．结合最有影响盛事

在现实生活中，除了平时的衣食住行，一些重要的盛事也可纳入游戏治疗之中。2008 年的北京奥林匹克运动会，是中国人民百年等待一回的重大盛事，在全国民众中掀起了奥运热潮。结合这一生活实际，我们对智力障碍儿童实施游戏治疗之际，纳入了这个重要内容。

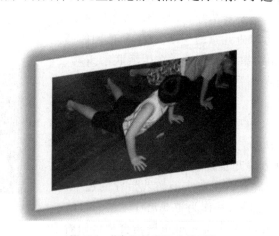

图 5-3　"我们是奥运小选手"

图 5-3 中，胸前挂着"奥运金牌"，认真做着俯卧撑的两名儿童，虽然我们看不到他们的表情，但一个如此全神贯注，一个热切地看着同伴，由此可以推知，他们很乐意接受这样的游戏治疗。

（三）多通道综合策略

将多种感觉、知觉和运动等能力综合起来的能力培养，称为多通道综合策略。智力障碍儿童在接受游戏治疗的过程中，如能认真用耳听、用脑想、用嘴说、用眼看，手舞足蹈，那么这将更好地促进他们的脑、眼、耳、口、手、脚的协调，这种综合训练能起到事半功倍之效。

1．手、眼、脚之协调训练

对尚不具备口头言语能力或言语表达能力十分薄弱的中重度智力障碍儿童来说，加强他们手、眼、脚之协调训练，既是可行，又是必须，因为这些视觉信道、感觉运动的发展，能有益于他们将来接受和处理外部信息。

图 5-4 中的儿童正在攀岩。从照片上看到，这个儿童的手、眼、脚都协调得很好。对于这个擅长运动的儿童来说，这种协调训练既可促进他多种感觉通道的综合发展，又可增强他的成功体验，以此提高其接受游戏治疗的积极性。

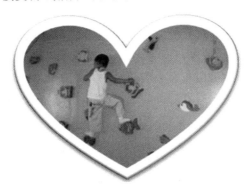

图 5-4　正在攀岩的智力障碍儿童

2．言语与思维的协同训练

对已具备一定言语能力的智力障碍儿童来说，训练他们的口头言语能力和加强其思维训练，也是游戏治疗的一个重要内容。而要达到这样的训练目的，也需要多通道的综合训练。

图 5-5 中正在耍龙舞的是轻度智力障碍儿童。在这个团体游戏中，由游戏治疗师或训练教师发出"起立"、"蹲下"、"快跑"、"慢走"、"停"等指令。一方面是增强他们接受社会指令的能力，一方面又让他们能比较"快"和"慢"的速度，加强思维能力。从图 5-5 中我们看到，5 个儿童同时参加这一游戏活动，他们都能服从命令听指挥。对这些智力障碍儿童来说，他们能从这样的活动中获得成功后的喜悦，再加上游戏治疗师或训练教师的及时表扬和鼓励，就能更好地激发他们的游戏兴趣。

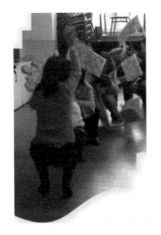

（四）反复循环策略

反复循环策略是指增强游戏治疗的持续性和变化

图 5-5　在耍龙舞的智力障碍儿童

性。没有持续性,不能收到训练的效果,没有变化性,不能连续不断地激发智力障碍儿童的兴趣,同样不能收到很好的训练效果。

1. 反复巩固以利加强

根据智力障碍儿童的心理发展特点,实施游戏治疗的关键之处还在于多次反复,坚持恒久。我们在以往的实践研究中发现,有些智力障碍儿童在接受游戏治疗干预的过程中有长足进步,然而,停止一段时间的干预后,不仅没有进步,有的甚至出现倒退现象,令人痛心。因此,对他们实施游戏治疗的时候,不能急于求成,更不能时停时行。

在此所言反复,不仅是指在进行游戏治疗时所安排的游戏活动的反复,同时也让家长和游戏治疗师或训练教师在智力障碍儿童的日常生活和学习中也能够将游戏活动有效地渗透其中。因此,游戏治疗师或训练教师不仅要在智力障碍儿童接受游戏治疗期间对他们进行训练,而且在训练结束后,还要将游戏活动内容让家长带回家,在家庭当中继续巩固。游戏治疗师或训练教师也可将这些游戏活动作为教学活动来进行。多管齐下,多次反复,容易更好地产生训练效果。这种周而复始的游戏治疗实施,可以促进智力障碍儿童的大脑发育,同时也更能使他们感受到自己的进步。反之,由于中断而产生的退化,使智力障碍儿童的进步速度放慢,这不仅会耽误智力障碍儿童心理发展的关键时机,更严重的是可能会使智力障碍儿童的大脑康复被中断,多感觉通道的协调也受到破坏,其游戏治疗的效果大打折扣。

2. 稳中有变以求新奇

上述的持续性,主要指游戏治疗干预的时间和空间的延伸及次数的增多,其重点在于量的强化,而稳中求变,乃是关注于游戏治疗的内容和方式的新奇,其重点在于质的提高。尽管不少的智力障碍儿童喜欢反复和固定,但一直沿用一成不变的游戏内容,久而久之也会使他们丧失游戏兴趣。因此,在掌握稳中有变以求新奇的策略时,应根据循序渐进的规律,先易后难,先简单后复杂。这种渐变的游戏治疗,既能激发智力障碍儿童的游戏兴趣,又可促进智力障碍儿童的大脑神经细胞的生长发育,这样将有利于智力障碍儿童的注意力集中和记忆力的提高。

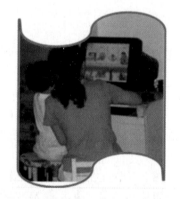

图 5-6　运用多媒体给智力障碍儿童
进行游戏训练

不仅在内容上,在游戏形式上,也要特别注意探索,尽可能运用一些科技媒介物或新奇玩具等进行游戏,使游戏治疗能连续不断地变化,更具新鲜感,以激发智力障碍儿童的更多兴趣。

图 5-6 是利用计算机软件,对智力障碍儿童进行图片配对的游戏训练场面。运用科技载体,实施游戏治疗,能使游戏更具有科技特征,以此也可缩短智力障碍儿童与时代进步的距离,使他们的视野渐趋开阔。多形式的游戏治疗实施,可使他们心智发展更具有科学性、立体性、跳跃性,以此让智力障碍儿童与普通儿童的距离逐步减小。

三、实施的具体方法

在教育领域中为智力障碍儿童实施游戏治疗之际,具体可从以下三个方面着手:一是创设环境,二是游戏材料投放,三是通过游戏进行教学。

（一）创设适宜的游戏治疗环境

从社会生态学的视野,除了把游戏治疗看做一种特殊的训练,还可将游戏治疗看做是渗透在智力障碍儿童日常学习和生活中的综合性活动。从这个角度,我们来具体探讨如何创设安全温馨、机动灵活和密切结合的游戏治疗环境。

1. 安全温馨的环境

在实施游戏治疗之前,游戏治疗师或训练教师首先要为接受游戏治疗的智力障碍儿童提供一个安全无障碍的游戏治疗环境。

在物理环境创设上,至为关键的一点是消除安全隐患。因为智力障碍儿童对危险的认识能力有限,较缺乏危险意识。他们往往会不顾一切地从很高的地方跳下来,或拿起剪刀就大肆挥舞。因此,为他们创设实施游戏治疗的任何空间,如训练室、教室或家庭,都应认真检查环境的安全性。应在每次实施游戏治疗前,对安放有电线、煤气等的场所都要认真检查,确保安全,危险物品如刀器等,都不能放在这些儿童能拿到的地方。对年幼的智力障碍儿童,更应注意桌角、楼梯、水池等安全防范。

在人际环境创设上,尤为重要的是温馨的充满人文关怀的氛围。游戏治疗师或训练教师及游戏同伴等组成的人际环境,要始终能让智力障碍儿童获得安全感、被接纳感,以有利于他们良好社会互动的开展。

从图 5-7 可以看到,游戏治疗师或训练教师蹲在地上满面笑容,而手拿相机的陌生人尽管是第一次见面,但其欢快的笑容同样富有感染力。这位智力障碍儿童在这种温馨的人际环境中,如沐春风,脸上绽开了如花的笑容。如能怀着这种愉悦的心情接受游戏治疗,想必能收到事半功倍之效。

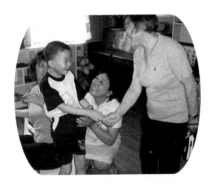

图 5-7　温馨的人际环境使智力障碍儿童笑意荡漾

2. 机动灵活的环境

在实施游戏治疗的过程中,游戏治疗师或训练教师还应给智力障碍儿童创设一个机动灵活的游戏环境。灵活性体现在游戏治疗时间的安排上。一般来说,预设一次游戏治疗的时间大约为 45～50 分钟,但因为智力障碍儿童的心智发展水平和兴趣都不尽相同,游戏治疗师或训练教师要对不同的对象进行观察、访谈、评估,了解每一个智力障碍儿童的兴趣、操作方式和能力,并根据他们的参与度和兴趣度,来做适当调整。在开始让智力障碍儿童接受新的游戏治疗内容时,因他们可能需要更多的时间去处理参与一项游戏所需要的信息,可适当延长时间跨度。当智力障碍儿童被一项游戏深深吸引,表现出高涨的热情、持久的参与性时,也可以适当延长这一游戏活动的时间。如果他们已对游戏失去兴趣,游戏治疗师或训练教师要及时调整和适当缩短游戏时间。因为让他们一直处于勉为其难的状态,久而久之,就会使他们丧失游戏兴趣,甚至会产生排斥情绪。

3. 密切结合的环境

所谓密切结合的环境,是指在对智力障碍儿童实施游戏治疗的过程中,尽可能创设与现实生活场景相似的游戏环境。这样的密切结合现实生活的游戏环境,有利于智力障碍儿童将训练中所体验和学会的知识、技能迁移到实际之中。

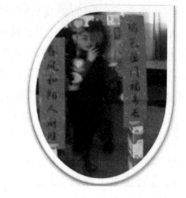

我们在图 5-8 中看到一个与现实生活极为相似的游戏环境。在新年即将来临之际,如何让智力障碍儿童知道过新年的习俗和礼仪,游戏治疗师或训练教师颇费了一番苦心。在用牛奶空盒搭起的门帘两边挂上迎春的春联,让智力障碍儿童穿过这个"门帘"去"走亲访友",使他们能亲身感受到过年的氛围。这样的游戏环境使他们更容易学习日常生活的礼仪,了解更多的风土人情。

图 5-8　新年"走亲访友"的游戏环境

(二)投放适宜的游戏材料

根据不同的干预目的,应投放适宜的游戏材料。因适宜的游戏材料可以帮助智力障碍儿童发展游戏技能,促进其心理各方面的发展。

1. 投放适宜低幼智力障碍儿童的游戏材料

对年龄幼小的重度智力障碍儿童投放的游戏材料可以以木质的高结构性玩具为主。木质的玩具手感好,又不太含有有害物质,可以放心地让年龄幼小的重度智力障碍儿童自由玩耍。高结构则因其有具象性,较适合重度智力障碍儿童以形象思维为主的心理特征。如能加上一些靠自己的手指运动发出响声的玩具就更好,因为可以借此促进年龄幼小的重度智力障碍儿童的视听觉发展和手指肌肉运动。图 5-9 显示的一组玩具就比较符合上述的各种要求。

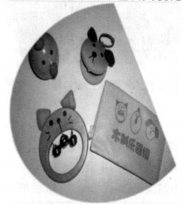

图 5-9　适宜低幼智力障碍儿童的游戏材料

2. 投放适宜中度智力障碍儿童的游戏材料

如果说对重度智力障碍儿童实施游戏治疗的主要目的之一是促进他们形象思维的发展,那么,对中度智力障碍儿童实施游戏治疗的主要目的之一可能是促进他们抽象思维的发展。因此,那些能促进他们视觉空间认知和数理能力发展的游戏材料就较为适宜。

图 5-10 所显示的玩具,左边的较适宜中度智力障碍儿童学会类型认知,右边的较适宜他们学习数概念。

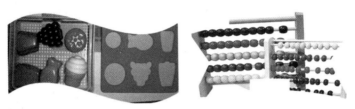

图 5-10 适宜中度智力障碍儿童的游戏材料

3. 投放适宜轻度智力障碍儿童的游戏材料

由于轻度智力障碍儿童智力水平基本接近正常儿童,因此,对他们实施游戏治疗的主要目的之一,可能更应该放在促进他们抽象逻辑推理能力的发展上。为了达到这样的目的,最好使用那些开放式的低结构游戏材料。所谓开放式低结构游戏材料,是指没有具象,可以通过自由的配对组合等形成一定的形状或有意义的图片或文字的材料。

图 5-11 显示的是一组基本的汉语拼音字母的塑料片。在游戏过程中,轻度智力障碍儿童可以拆卸每一块塑料片,并将印有最基本的声母和韵母的塑料片,按照汉语拼音规律加以组合。通过这样的游戏,他们可以更容易地掌握汉语拼音的规律。因此对轻度智力障碍儿童来说,这可能是较为适宜的游戏材料。

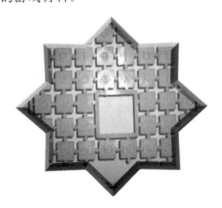

图 5-11 适宜轻度智力障碍儿童的游戏材料

对于轻度智力障碍儿童,除了上述简易的插塑、积木等传统的游戏材料,还可以使用一些有一定难度的智力玩具、计算机软件等辅助性游戏材料。因为伯利赛特和阿德坎斯(Blisset and Adkins,1993)等人的研究表明,轻度智力障碍儿童可以通过交互电视技术,参与知识竞赛,进行同伴交流,这种交互电视技术创造的真实竞赛情境对智力障碍儿童的发展有很大帮助。穆勒(Muller,1985)等人的研究也发现,与单独进行拼图游戏相比,使用计算机进行游戏的智力障碍儿童参与了更多的社会交互活动,并能表现出更积极的交互性社会行为。

综上所述,游戏治疗师或训练教师通过投放适宜不同程度智力障碍儿童的游戏材料,可以提高他们接受游戏治疗的兴趣,使游戏治疗这一载体真正能起到促进智力障碍儿童心理发展的作用。

(三)开展游戏性教学活动

教学游戏化,可能是对学龄阶段的智力障碍儿童实施教育的有效手段。因为要能够激发智力障碍儿童的学习兴趣,使他们能被教学内容所吸引,仅靠一般的满堂灌教学方式恐怕很难做到,以往的观察研究发现,仅靠游戏治疗师或训练教师的口授和板书,很难让智力障碍儿童保持注意力集中,也很难保持持久的学习兴趣。为此,有必要将游戏治疗的方式引入课堂的教学活动之中。如果运用游戏教学的方式进行教学活动,即通过上述的游戏环境的创设、游戏材料的投放,实施各种游戏活动,能让智力障碍儿童通过游戏来接受各种知识、学会各种社会技能,他们就可以在快乐的氛围中,通过身体力行来学习,从而更容易取得认知、沟通、社会适应能力的进步。

根据智力障碍儿童的心理发展水平和需要,可从以下四种类型的游戏来开展教学活动。

1. 开展体能游戏型教学活动

智力障碍儿童,特别是中重度的智力障碍儿童,除了心智水平发展迟滞,在大小肌肉运动、手眼协调方面可能也都或多或少地存在一些问题。针对这种情况,我们可以通过开展体能型游戏活动来进行大小肌肉的运动能力的训练,如双脚跳、蹲行等动作训练,提高他们的动作灵活性,同时也训练他们的手眼协调性。

通过图5-12,我们可以看到,智力障碍儿童积极参与到游戏活动中来,每个人都显得十分投入。当游戏治疗师或训练教师发出"向上"的口令时,三个儿童都认真地举起手来。在这个活动中,智力障碍儿童主要提高了奔跑能力和手眼协调能力,同时还增强了言语的接受能力。

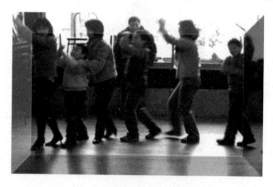

图5-12 体能游戏型教学活动

2. 开展情绪游戏型教学活动

如前所述,由于心智发展水平所限,不少智力障碍儿童还常伴有一些情绪和行为问题。通过开展情绪型游戏活动,即创设轻松愉快的游戏环境,进行适宜他们心智水平的游戏活动,就可以缓解他们的负面情绪,如恐惧、忧虑、害羞、冷漠、攻击等。由于大多数智力障碍儿童都有失败的经历,因而可利用游戏来补偿未达成的愿望,宣泄其痛苦情绪,这将有利于他们的健康心理的发展。

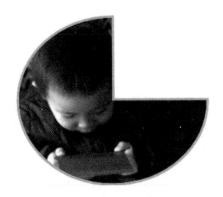

图 5-13 拿到荣誉证书爱不释手

因为游戏是一种内在的、无外界压力的活动,智力障碍儿童在游戏时不会承受思想负担,容易获得成功感和成就感,这对消除他们的压抑、恐惧、退缩等不良情绪是十分有利的。图 5-13 是一位智力障碍儿童上完游戏教学课后,拿到荣誉手册后爱不释手的情景,就是一个很好的明证。

3. 开展认知游戏型教学活动

根据教学目标和教学内容,利用认知型游戏活动的设计,渗透性地给智力障碍儿童传授基本知识,培养他们的基本技能,也是一个重要的教学形式。

如图 5-14,让智力障碍儿童通过"喂饼干"游戏,重复向"小动物"嘴里喂饼干的游戏行为,来逐渐认识圆形、正方形、三角形等各种几何图形。同时,还可以通过给不同的动物涂上不同的颜色,让智力障碍儿童寻找相应颜色的食物,使他们学会辨别各种颜色,并掌握各种颜色的名称。

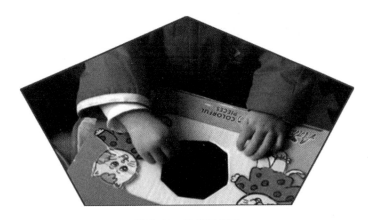

图 5-14 喂饼干游戏

4. 开展社会游戏型教学活动

智力障碍儿童除了在语言、认知等心理层面有发展迟滞问题,还伴有由此带来的社会交往技能不足等问题。为此,如前所述,可以创设一些密切结合生活实际的游戏环境,来进行形象生动的社会游戏型教学活动,以此促进智力障碍儿童的社会认知和社会交往能力。

如果将图 5-15 所示的动车组模型放在教室里,通过让智力障碍儿童进行"乘车"活动的游戏,既可让他们知道乘车的注意事项、安全知识,又可计算乘车的时间和距离等,在社会认知能力得到促进的同时还能增加数理概念。这种教学活动应能受到智力障碍儿童的欢迎。

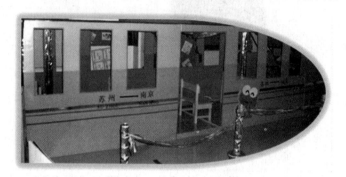

图 5-15　动车组玩具模型

🌀 第 3 节　智力障碍儿童游戏治疗之案例

一年多来,我们在进行智力障碍儿童游戏治疗的实践摸索中,深深体会到,要使游戏治疗真正收到成效,首先,须根据智力障碍儿童的身心发展规律来确立一些基本原则,其次,制定较符合他们心理发展速度的短期和中期目标,最后,要有使他们乐意接受的操作程序。下面将围绕这三个要点,来具体介绍我们如何为智力障碍儿童实施游戏治疗。

一、游戏治疗方案制订原则

由于重度智力障碍儿童的心智发展水平很低,接受信息和处理信息的能力很弱,因此,在为他们制订游戏治疗方案之际,主要遵循以下原则:

1. 由近及远原则

所谓由近及远原则,是指制订游戏治疗方案时,首先着力于让智力障碍儿童先从认识自己的五官开始,继而慢慢地认识自己的肢体,由此从己推人,逐渐认识家庭成员,再认识所在区域的人。与此同时,先认识家庭内部的生活,继而扩展到一般的社会场景等。

2. 形象可视原则

所谓形象可视原则,是指制订游戏治疗方案时,要根据智力障碍儿童的认知特征大都停留在形象思维的特点,尽可能运用形象可视的手段来进行游戏活动。如多用镜子、照片、形象逼真的玩具等,来实施游戏治疗。

3. 多次重复原则

所谓多次重复原则,是指制订游戏治疗方案时,能充分考虑智力障碍儿童的接受及处理外在信息的低水平特点,通过多次重复,逐渐加深他们的感官印象,以弥补其前学后忘之不足。一般来说,越是心智发展水平低下的儿童,越可能喜欢单纯重复的东西。

4．动作表现原则

所谓动作表现原则，是指制订游戏治疗方案时，需充分考虑智力障碍儿童在言语发展上的严重迟缓特点，尽可能使用肢体语言或用面部表情语言来呈现想要教授的游戏内容，因为重度智力障碍儿童的言语能力非常低下，在理解言语和表达言语方面均有困难。

二、游戏治疗方案目标制订

在此以主题"认识我自己"为例，介绍如何根据上述的原则，来为重点智力障碍儿童确立游戏治疗的长期和短期目标的。

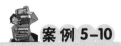 **案例 5-10**

主题 认识我自己

第一次 题目：我的小脸

● 长期目标：1．认识自己的身体，知道主要部位的名称并会指认；能分辨男女性别特征。

　　　　　2．在成人的帮助下，学习清洁自己身体的简单方法。

● 短期目标：1．学说五官的名称，能听指令指出相应的五官。

　　　　　2．愿意配合游戏治疗师或训练教师一起做五官指认游戏。

第二次 题目 我的五官真能干

● 长期目标：1．能认知自己的五官，并能在他人的言语描述指引下，准确地认识自己五官的特点。

　　　　　2．能够遵守日常生活中的安全、卫生规则，发挥自己五官的功用。

● 短期目标：1．感知自己五官的特点，能在提示下去观察他人的五官。

　　　　　2．指出五官部位，提高智力障碍儿童对自身、他人的关注程度。

第三次 题目 我的小手和小脚

● 长期目标：1．认识自己的身体，知道主要部位的名称并会指认；能分辨男女。

　　　　　2．在成人的帮助下，学习清洁自己身体的简单方法。

● 短期目标：1．知道手的名称、外形及位置。

　　　　　2．愿意用手指学做各种模仿动作。

　　　　　3．初步理解常见的动词（大年龄）。

第四次 题目 我有一双能干的手

● 长期目标：1．对自己有认同感，能用不同的方法表达自己的情感和想法。

　　　　　2．能够遵守日常生活中的安全、卫生规则，乐意做力所能及的事。

● 短期目标：1．认识小手，能分辨手心手背，并学说名称。

　　　　　2．知道自己小手的本领，愿意练习简单的生活技能。

　　　　　3．学习和同伴一起合作游戏。

三、游戏治疗方案操作程序

下面我们举实例，来说明游戏治疗方案的具体实施程序。

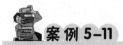 **案例 5-11**

第一次

材料准备：五官卡片一套（眼睛、鼻子、嘴巴、耳朵、脸）、镜子。

活动步骤：

1. 游戏治疗师或训练教师示范照镜子，引导智力障碍儿童模仿着指认自己的五官。

2. 亲近智力障碍儿童，如摸摸小脸、碰碰鼻子、碰碰耳朵等。鼓励智力障碍儿童和游戏治疗师或训练教师亲近。

3. 游戏：小手开花

儿歌	动作
一开花，二开花，	1. 智力障碍儿童手心相向合拢，游戏治疗师或训练教师将智力障碍儿童双手放在中间由内向外抚摸，每说一句抚摸一下。
三开亲亲小鼻子；	2. 和智力障碍儿童碰碰鼻子。
四开花，五开花，	3. 同1。
六开亲亲小额头；	4. 帮助智力障碍儿童用手抚摸额头，或亲亲额头。
七开花，八开花，	5. 同1。
九开亲亲小下巴。	6. 帮助智力障碍儿童抬起下巴，和游戏治疗师或训练教师亲亲下巴。

第二次

材料准备：万花筒、镜子、图书；香水、鲜花；各种甜、咸、酸食品；小铃、沙锤、手鼓等物品若干，眼罩、口罩、耳塞若干；娃娃脸一个、五官图、磁带、录音机。

活动步骤：

1. 引发兴趣

游戏治疗师或训练教师："我看见你们的小脸了，大家看看我们的小脸上有什么？（出示娃娃脸，一一摆放）它们长在小脸的什么地方？"

游戏治疗师或训练教师吟唱儿歌：

小小鼻子本领大，长在脸的最中央。

鼻子上面是眼睛，鼻子下面是嘴巴。

耳朵、耳朵最听话，长在我的头两旁。

＊小结：我们的小脸上有眼睛、鼻子、嘴巴、耳朵。

2. 智力障碍儿童体验

游戏治疗师或训练教师引导：

"这儿有许多东西，你可以自己找一个地方，用你的小耳朵去听一听、小眼睛去看一看、小鼻子去闻一闻、小嘴巴去尝一尝，看看有什么秘密。"

引导智力障碍儿童运用各种感官感受探索，同时引导他们相互游戏。

3. 引导智力障碍儿童交流

刚才你玩了什么？

你是怎么玩的？你用什么玩的？

＊小结：我们的小眼睛会看东西、小鼻子能闻味道和呼吸、小耳朵可以听声音、小嘴巴会吃东西和说话,它们的本领可真大!

4. 让智力障碍儿童体验

如果没有了眼睛、鼻子、嘴巴、耳朵,猜猜会怎么样呢?

让智力障碍儿童戴上眼罩等,看看会发生什么事情。

5. 同智力障碍儿童交流

戴上了这些东西,感觉怎么样?

想一想为什么会这样?

＊小结：没有了眼睛、鼻子、嘴巴、耳朵,我们很不方便,所以我们要好好保护它们!

第三次

材料准备：布偶、手铃、手套、纸、蜡笔、剪刀、榔头、手枪玩具、大炮玩具等。

活动步骤：

1. 游戏：拍手歌

智力障碍儿童围成圆圈,边念儿歌边拍手。

儿歌：拍拍拍,拍小手,找个朋友拍拍手。踩踩踩,踩小脚,找个朋友碰碰脚。

2. 说说手和脚

(1) 利用布偶与智力障碍儿童握手,引导智力障碍儿童伸出手。

(2) 出示手铃问："小铃戴在哪里?"(智力障碍儿童伸出手,把小铃戴在其手上,让智力障碍儿童玩一会儿。)

(3) 出示玩具娃娃,和玩具娃娃碰碰脚。介绍脚的名称及位置。

(4) 走脚印。要求智力障碍儿童能根据地上的脚印提示走路(小年龄智力障碍儿童可两个一组玩骑自行车的游戏,也可两个游戏一起玩)。

(5) 演示课件,引导智力障碍儿童边看边用手做模仿动作。如枪——叭叭叭,大炮——轰轰轰等(大年龄)。

附儿歌：

小手拍拍,变把手枪,叭叭、叭叭、叭叭叭、叭、叭、叭,

小手拍拍,变门大炮,轰轰、轰轰、轰轰轰、轰、轰、轰,

小手拍拍,变把剪刀,咔嚓、咔嚓、咔嚓嚓、咔、嚓、嚓,

小手拍拍……(游戏治疗师或训练教师可以自由编排内容)。

(6) 引导智力障碍儿童能跟着一起做模仿动作。鼓励智力障碍儿童跟着一起念儿歌,学发音。

3. 自由操作

出示纸和笔,要求智力障碍儿童拓印自己的手和脚。边拓印边学说名称。

4. 歌舞：找个朋友拍拍手

引导智力障碍儿童能和同伴一起拍手、踏脚。

第四次

材料准备：课件;理发店的玩具如帽子、梳子、电吹风,娃娃、各种衣服、围巾、衣架、夹子等。

活动步骤：

1. 互动游戏：拍手歌（集体游戏）

玩法：出示老鼠玩具，集中智力障碍儿童注意力。智力障碍儿童两个一组面对面站好，边念儿歌边互相拍手。

附儿歌：

你拍一，我拍一，一只老鼠学穿衣，

你拍二，我拍二，二只老鼠摸摸耳，

你拍三，我拍三，三只老鼠爬高山，

你拍四，我拍四，四只老鼠学撕纸，

你拍五，我拍五，五只老鼠学跳舞，

你拍六，我拍六，六只老鼠拍拍球，

你拍七，我拍七，七只老鼠在打气，

你拍八，我拍八，八只老鼠吹喇叭，

你拍九，我拍九，九只老鼠叫舅舅，

你拍十，我拍十，十只老鼠做朋友。

2. 主题活动

(1) 观看课件，认识手。知道手心和手背，并学说名称。

(2) 引导智力障碍儿童相互之间手心拍拍、手背拍拍。

(3) 看课件，说说自己的小手会干什么。边说边学做相应的动作。

(4) 区域游戏：晾衣服、为娃娃穿衣服、打扮自己。孩子能在游戏治疗师、训练教师或家长的帮助下，学习玩各种游戏。

3. 歌舞：我有一双小小手

引导智力障碍儿童能和同伴、游戏治疗师或训练教师一起边唱边做动作。

四、游戏治疗方案效果检验

一年来的实践证明，根据上述的游戏治疗原则、确立的游戏治疗目标及实施的具体步骤，对智力障碍儿童的身心发展起到了一定的推动作用。具体表现在以下五个方面。

1. 激发了游戏兴趣

由于游戏的设计是根据智力障碍儿童的感知和领悟能力较低的特点而进行，带有很强的直观性和趣味性，因此，几乎每一个游戏活动都能引起他们的注意，并调动了他们强烈的好奇心和积极性，参与游戏治疗的智力障碍儿童，大都表现出较强的游戏兴趣。

如图 5-16 所示，这个智力障碍儿童正跟着兴高采烈的训练教师，认真地模仿训练教师手的动作。为了保护儿童的肖像权，我们无法将这个儿童的整个面貌呈现出来，但我们依稀能看到他带着微笑，看到他两个小手模仿的动作惟妙惟肖，参与游戏的兴趣度之高可窥一斑。

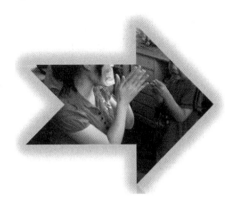

图 5-16 正饶有兴趣模仿"我的小手真能干"游戏的智力障碍儿童

2. 锻炼了言语理解能力

由于在游戏治疗的实施过程中,大量运用了肢体语言配合口头言语的方法,又多次重复,所以,在很大程度上锻炼了智力障碍儿童的言语接受能力,使他们的言语理解力得到很大进步。刚开始接受游戏治疗时,不少重度智力障碍儿童几乎无法理解游戏治疗师或训练教师的简单指令。但一年多来,他们都有长足进步,基本上能做到服从游戏治疗过程的每一个指令。

图 5-17 虽然只是一个侧面图,但我们可以看到这个智力障碍儿童,理解了什么叫"亲一下"的含义,并已经能够付诸实施。

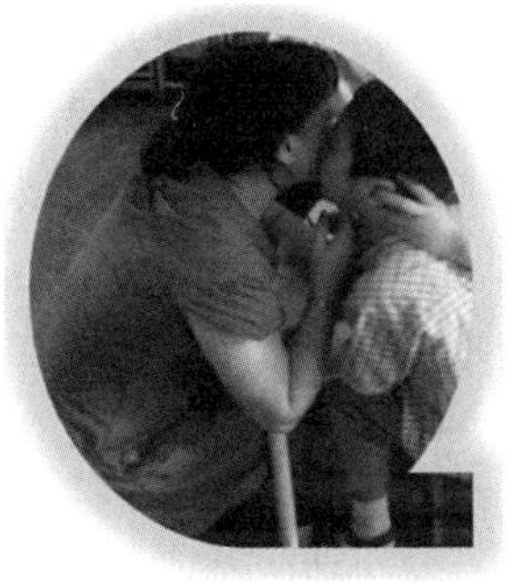

图 5-17 智力障碍儿童接受指令,用自己的小嘴去亲吻训练教师

3. 增强了儿童的自信心

因为游戏治疗的设计是根据智力障碍儿童的实际发展水平,采取多次反复、循序渐进的方法,在实施过程中又因人而异,这种相对灵活的方式使不同程度的智力障碍儿童都比较能接受,也较容易让他们体会到成功,所以,大多数接受游戏治疗的智力障碍儿童都在不同程度上获得了信心。图 5-18 就是一个很好的明证。

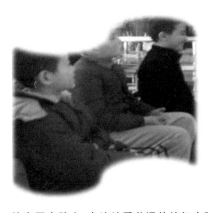

图 5-18 笑意写在脸上、专注地看着课件的智力障碍儿童

虽然所列举的游戏治疗之案例,取得了初步的成功,也具有典型性,但挂一漏万之处在所难免。在此所介绍的游戏治疗的具体实践内容,还有待于进一步的完善。

 本章小结

智力障碍儿童兼具智力发展迟缓与社会困难于一身,因此,需根据他们的发展特征实施游戏治疗。本章着重讨论游戏治疗在智力障碍儿童心理发展中的作用,以及为智力障碍儿童实施游戏治疗中的目标制定、策略形成和具体方法的运用,并通过案例的形式,来介绍游戏治疗实施方案的形成和操作过程。

 思考与练习

1. 游戏治疗对智力障碍儿童心理发展主要起到哪些作用?
2. 如何为不同程度的智力障碍儿童制定适宜的游戏治疗目标?
3. 实施游戏治疗的主要策略有哪些?
4. 实施游戏治疗的具体方法有哪些?

 本章导读

1. 查尔斯·斯查尔夫,唐纳·卡戈罗斯.游戏治疗技巧[M].何长珠,译.台北:心理出版,1999.
2. 盖瑞·兰爵斯.游戏治疗——建立关系的艺术[M].高淑贞,译.台北:桂冠图书公司,1994.
3. 毛颖梅.游戏治疗的内涵及其对智力障碍儿童心理发展的意义[J].中国特殊教育,2006(10).

第6章　学习困难儿童的游戏治疗

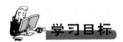学习目标

1. 了解游戏治疗在学习困难儿童心理发展中所起的作用。
2. 制定对学习困难儿童实施游戏治疗的目标,以及采取的策略和具体方法。
3. 通过具体的案例来掌握方案的形成和操作过程。

美国著名特殊教育家柯克(S. Kirk)于 1963 年首次提出了"学习困难"(Learning Disabilities)这一术语,并将没有视觉、听觉和智力发展障碍却在听讲、说话、阅读、书写以及数学方面有困难的儿童定义为"学习困难儿童"。1975 年,美国国会通过的 PL94-142 公法——《全体残疾儿童教育法案(1975)》(*The Education for All Handicapped Children Act of 1975*)进一步对"学习困难儿童"做了如下定义:"特指性学习困难(Specific Learning Disability)是指那些在基本心理过程的一个或几个方面失调的学生,这些方面包括对口语和书面语等语言的理解和应用的困难,表现为听、说、读、写、思维方面能力的不足,以及学习数学和计算的困难。"[①]这一定义将由于感知觉障碍、脑损伤、轻微脑功能障碍、诵读困难和发展性失语症而引起的学习困难儿童包含在内,但仍然不包括由于视觉、听觉和智力障碍,以及由于情绪紊乱,和环境、文化、经济不利所引起的学习困难儿童。学者还从认知心理的角度对学习困难儿童做了如下定义:"在学习上存在一定的障碍,缺乏普通的竞争能力,学习成绩明显落后于其他儿童。学习困难儿童有时也伴有轻度的脑功能障碍或其他轻度的伤残,但其主要特点是缺乏正确的学习策略,没有形成良好的认知结构。"[②]

综上所述,学习困难儿童尽管也受生物因素的影响,但他们与智力发展障碍、自闭症谱系障碍儿童的最大区别,乃在于他们不存在严重的先天性发展障碍,而更多的受学习策略和认知结构的影响。鉴于此,作为广义教学手段的游戏治疗,应当根据学习困难儿童的这些特征,聚焦于提高他们的学习兴趣、教授他们适宜的学习策略和提高他们的学习能力。因为游戏具有愉悦性、自主性和直观性,对学习困难儿童,特别是年龄较小的学习困难儿童而言,可能不失为有效的教学手段。

本章将着重讨论游戏治疗对学习困难儿童心理发展的意义,阐述实施适宜学习困难儿童游戏治疗的具体策略和方法,介绍相关的实际案例,让游戏治疗切实成为促进学习困难儿童认知能力、提高他们学习能力的有利工具。

---

① Paul H. Dworkin. Learning and Behavior Problems of Schoolchildren [M]. W. B. Saunders Company,1985. 41.

② Janet W. Lerner. Learning Disabilities: Theories, Diagnosis, and Teaching Strategies[M]. 9th Edition. Houghton Mifflin Company,2003.

☯ 第 1 节　游戏治疗在学习困难儿童心理发展中的作用

学习困难儿童与智力障碍儿童、自闭症谱系障碍儿童相比,虽然其障碍程度低,但因他们往往集记忆、元认知、行为、社会情感、学习动机和自我意识等方面的问题于一身,在阅读、写作或数学能力上明显落后于同龄儿童,因此,如何通过儿童喜闻乐见的游戏形式,将教学活动游戏化,以此提高学习困难儿童的综合心理发展水平,促进其学习能力,是一个值得探讨的重要问题。然而,由于学习困难儿童大多为学龄儿童,游戏又大都被认为是适合年龄幼小的学前儿童,因此迄今为止我国将游戏治疗运用于学习困难的研究和实践都不太多见,目前所查到的文献中有刘敏娜等人的研究报告。他们运用结构性游戏治疗,聚焦于研究学习困难儿童的自信心训练、社交技能训练、情绪情感技能训练。结果显示,游戏治疗提高了实验组儿童在家庭生活、同伴交往、学校生活、自我认识和抑郁体验方面的生活质量,改善了他们在学习焦虑、人际焦虑、孤独倾向、自责倾向和冲动倾向方面的心理状况。[1] 在本节中,结合上述文献以及我们自身游戏治疗的实践研究,来探讨游戏治疗在学习困难儿童心理发展中的具体作用。

一、使学习困难儿童获得自我效能感

所谓的自我效能感,是指对自己能力的认可度。自我效能感的获得与体验成功的多寡有关:体验成功越多的儿童,其自我效能感也越高。学习困难儿童因受其记忆、认知、言语和社会交往能力发展的影响,在学习上经常表现得比同龄人落后,因此,他们就会感受到习得性无能。这种习得性无能感会使学习困难儿童丧失努力的内驱力,因为他们容易错误地认为再努力也很难取得学习的成功,即使偶尔获得成功,他们也往往会归因为运气而不是努力,而当失败时,他们就会更加自怨自艾。在游戏治疗中,因为一般让学习困难儿童完成的都是带有较大的游戏性、难度较小的任务,因此,他们在游戏治疗中能获得许多成功的体验。与此同时,因为在实施游戏治疗的过程中,特别是在初始阶段,学习困难儿童被允许根据他们的记忆特点、认知风格、兴趣偏好来完成某一任务,可按他们的兴趣、能力来构想与阅读、数学有关的游戏的内容,因此他们可以放心大胆地探索各类与学业有关的游戏。在这样宽松的氛围和自主学习的环境中,学习困难儿童可以自由自在地探索知识世界,可以充分体验到游戏化学习的成功经验,这些成功体验的积累,无疑能使学习困难儿童逐步提高其自我效能感。

二、使学习困难儿童感受被接纳的愉悦

研究结果表明,学习困难儿童缺乏社会交往行为所必需的技能,这给他们理解和适应社会带来了困难。因此,学习困难儿童多伴有学习、情绪和行为问题。在社会交往方面,学习困难儿童更容易被同伴拒绝,同时,也容易遭到教师和家长更多的训斥。由于日常生活中遭

---

① 刘敏娜,黄钢,章小雷.结构式集体游戏治疗对 10～11 岁学习困难儿童的心理干预研究[J].中国儿童保健杂志,2007,15(5):491-493.

遇到太多的被拒绝和被忽视,学习困难儿童容易有"破罐子破摔"之念,这些消极心态会使他们产生更多的学习厌倦。而在游戏治疗特别是团体游戏治疗中,学习困难儿童会在游戏治疗师或教师的引导下,与同伴共同进行象征游戏、建构游戏或合作游戏。在这样的团体游戏治疗中,每一个学习困难儿童都是平等的,具有共同的发展特点和同样的心理问题,他们之间不太容易产生鄙视和被鄙视的氛围,因此,彼此之间更容易相互接纳。与此同时,这些游戏活动需要他们共同参与、精诚合作,因而每一个学习困难儿童都在试图学会接纳别人的同时,也能感受到被同伴接纳的喜悦。除此之外,游戏治疗师或教师也会遵守职业道德,对前来接受游戏治疗的学习困难儿童给予更多的宽容和真诚的接纳,他们的微笑、鼓励甚至是拥抱,都会使学习困难儿童感受到被成人接纳的愉悦。有了这些被接纳的体验,学习困难儿童在日常生活中所感受的被拒绝的沮丧和对自我失去信心的消极情绪就会得到很大程度的疏解,取而代之的是被接纳的愉悦。而这种愉悦能增强学习困难儿童接受外来信息、挑战学习任务的积极性。

三、促进学习困难儿童认知能力的提高

麦克尔耐(McKlnney)指出:认知问题是学习困难儿童的主要矛盾。[1] 广义的认知包含注意、感觉、知觉、记忆、思维等能力,而狭义的认知能力主要指对信息的输入、保持、操作和输出。无论是从广义的认知层面来看,还是从狭义的认知层面来分析,游戏治疗都具有独特作用。首先,游戏治疗能提高学习困难儿童的注意力。迷宫、搜寻两张极其相似的图片中细微的区别之处等游戏都可有效延长学习困难儿童的有意注意时间。让学习困难儿童玩海洋球以及由各种材料做成的玩具,则可促进他们的感觉发展。而通过让他们玩模仿性口头或行为动作的游戏,则可促进他们的短时记忆和长时记忆。通过形象生动的视觉游戏,演绎原本极为抽象费解的概念,可以增强学习困难儿童形象的思维。

四、提高学习困难儿童的言语能力

学习困难儿童一般都有言语障碍,他们往往有构音困难,在语言理解和表达上存在一定困难。大多数学习困难儿童言语能力障碍还表现为读字遗漏或增字,阅读时出现"语塞"、漏行、字节顺序混乱、不能逐字阅读等现象,组词时不能恰当提取相应的词语。这些情况的出现,与其心理紧张和情绪焦虑有较大的关系,也与其前庭平衡觉的发展欠缺有一定联系,更与他们厌倦阅读有关。在游戏治疗中,可以通过焦虑宣泄游戏来使他们获得心理的宽松;通过有趣的文字接龙游戏和拼音配对扑克增强他们对文字的兴趣;通过摇晃和平衡等游戏来促进他们的平衡觉发展。在轻松愉快的游戏中,学习困难儿童不仅在情感上能体验到愉悦满足,也可以在轻松的氛围中逐渐建立对文字、音韵的喜好。久而久之,就可以在不知不觉中提高他们的语言能力,进而能提高他们与他人交往的社会兴趣。

---

① J. D. McKlnney, Research on Conceptually Derived Subtypes of Specific Learning Disabilities, In M. C. Wang, M. C. Reynolds & H. J. Walberg(Eds.)Handbook of Special Education Research and Practice[M]. New York Program on 1988.

五、提高学习困难儿童对数学逻辑的兴趣

在以往对学习困难儿童的诊断和评估中,往往只注意到他们语言能力的不足上,认为由于学术语言的缺乏,他们在对文章的阅读和理解上存在困难。但我国学者方俊明指出,据研究结果表明,除阅读之外,3/4 的学习问题儿童还表现出数学成绩不佳,多数人要接受数学方面的特殊辅导。[①] 因此,如何提高学习困难儿童对抽象的数学逻辑的兴趣,进而提高他们的学习能力,便成为对学习困难儿童进行教育干预的主要课题。游戏治疗挑战这样的课题有其独特的优势,即可利用儿童的"游戏是天职"特点,将枯燥乏味的抽象逻辑思考,转化为有趣的形象可视之行为。如有一个 8 岁的学习困难儿童,连基本的"2+3=5"这样的数学题都不会做,在学校一直受到教师的训斥,焦急的家长就只有通过请家教来提升他的数学能力,但 3 个月下来毫无起色。游戏治疗师发现,原来这个儿童一看到让他写数字或认数字卡片就扭转头去,没有丝毫兴趣。因此在游戏治疗中,游戏治疗师就将他最喜欢的小汽车作为教学工具,让这个学习困难儿童与游戏治疗师共同游戏,将游戏治疗室变成汽车厂,学习困难儿童与游戏治疗师变成汽车生产工人,在你追我赶的"生产"过程中,1 辆汽车变成 2 辆,2辆再加上 3 辆变成 5 辆,在游戏过程中,游戏治疗师边玩边强调数字概念和递增关系的概念。在循环往复的"生产"过程中,学习困难儿童因为特别有兴趣,很快就掌握了数和量的概念,与此同时,对原来不甚了解的加法运算也有了很好的理解。

六、使学习困难儿童体验成功的快乐

与普通儿童一样,学习困难儿童也需要快乐,也有追求成功的愿望。然而,现实生活中他们比同龄人体验到更多的失败,因为即使是认识颜色这种极为简单的任务,他们也可能难以正确回答,从而很难体验到成功的快乐。与普通儿童一样,学习困难儿童也会受快乐原则驱使,容易被游戏活动吸引,因而游戏也是他们最为喜欢的活动之一。在游戏治疗中,学习困难儿童借助游戏这样的快乐活动,可以不断地获得成功体验,这是因为游戏是无外在目的和无外力约束的活动,是游戏者自愿参加的活动。与此同时,游戏是儿童独立自主的活动,是根据他们自身的兴趣和能力所进行的自主活动,因而在游戏治疗过程中,学习困难儿童可以在没有外在压力、轻松愉快的氛围中完成游戏任务。实践研究发现,相比其他各项活动,学习困难儿童的游戏活动兴趣最高,在游戏中他们会表现出更高的主动性和积极性,体验到更多的成功快乐。

🎮 第2节 学习困难儿童游戏治疗的实施

对学习困难儿童的研究,在我国属于新领域,如何根据不同类型的学习困难儿童,进行有的放矢的游戏治疗,是一个非常值得探讨的问题。由于这方面的实践尚不太多,因此,本节将从我们有限的实践案例中列举一二,以此来具体阐述游戏治疗目标的制定到策略形成,以及具体实施的方法。

---

① 方俊明.当代特殊教育导论[M].西安:陕西人民教育出版社,1998.

一、实施目标的制定

对学习困难儿童实施游戏治疗的终极目标在于唤起他们的学习兴趣,使他们能够以轻松愉快的心情投入到学习活动中。与此同时,通过游戏,教授一些行之有效的学习策略和方法,使其减轻学习上的困惑和负担。为实现这样的终极目标,我们必须按照不同类型的学习困难儿童的心理特征,将其分解为各个具体的、切实可行的各阶段性目标。

(一)各类型学习困难儿童的游戏治疗目标

虽以"学习困难"来概括所有在学业上表现出各种问题的儿童,然究其实质,学习困难的成因和表现形式均有不同。我国学者杜亚松在其编著的《儿童心理障碍治疗学》一书中将学习困难分成"暂时性学习困难"、"能力型学习困难"、"动力型学习困难"和"整体型学习困难"四类。因此,在为他们制定游戏治疗目标之前,首先要探索其形成学习困难的深层原因和分清其类别,唯有此,才可能对症下药,使游戏治疗取得实际效果。

1. 暂时性学习困难儿童的游戏治疗目标

暂时性学习困难的儿童是指那些言语能力没有偏差,学习能力处于中上水平的儿童。这些儿童的个性特征和能力与普通儿童没有什么明显差异,但他们往往是由于家庭或自身生活突然发生了重大变故,如亲人的生离死别、家庭的分崩离析,或自己遭受病痛甚至伤残等,由此产生的焦虑、悲伤和愤怒等负面情绪会严重干扰这些儿童,使他们难以集中精力来进行学习,即使是平时学业成绩优良的儿童,也可能因此表现出学习成绩直线下降。如不及时让他们的负面情绪得到宣泄,给予正向鼓励,这些原本只是暂时性学习困难的儿童很有可能转变为持久性学习困难。因此,对暂时性学习困难儿童所进行的游戏治疗的首要目标,就是让他们克服情绪上的障碍,能够轻松愉快地投入到学业中。

下面举两个案例,来具体说明如何对不同成因的暂时性学习困难儿童制定切合其实际的游戏治疗目标。[①]

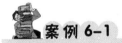 **案例 6-1**

10岁的L,原本是个品学兼优的好学生,可是有一段时间突然成绩大幅滑坡,与此同时,在班级里经常看到他像一只勇敢的公鸡,不断向同学发起挑衅,特别是对那些原先成绩不如他,可现在遥遥领先于他的同学,总是气冲冲地大喊大叫,甚至出现拔拳相打的情况。

游戏治疗师和训练教师首先对他的改变作了深入的调查。经过调查发现,L的父亲原是一家公司的总经理,家庭条件优越,母亲是个全职妈妈,对他的教育抓得很紧。可是L的父亲最近因吸毒被拘留,母亲整天以泪洗面。无论从精神上还是物质生活上,L都难以承受这样的打击,一直争强好胜的L虽然尚年幼,但他绝不愿家庭的丑闻让同学知道。自尊心遭到极大伤害的L,便以极为强势的攻击性言行来掩盖内心的挫败。据此,游戏治疗师和训练教师为L制定了以下游戏治疗目标。

① 杜亚松.儿童心理障碍治疗学[M].上海:上海科学技术出版社,2005:247

近期目标：能够降低攻击性言行的出现频率。

中期目标：能够从父亲被拘留的阴影中逐渐走出来。

长期目标：能够重拾自信，恢复学习热情。

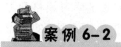 **案例 6-2**

　　Y是一个人见人爱的12岁女孩，学习成绩也一直名列前茅。可最近俨然换了一个人：见到同学和老师都不打招呼，变得十分沉默寡言。上课的时候总是双目呆滞，好像魂不守舍，原先积极举手回答问题的她，现在上课再也不举手发言了。各科成绩直线下降。

　　游戏治疗师和训练教师为摸清原因，到Y家进行了家访。通过与家长的交谈了解到，原来Y被查得了较严重的慢性肾炎，盐分摄入必须严格控制，她感到浑身无力。肾炎引起的浮肿，也使她由于自己的外貌改变而自卑。疾病和自卑一直困扰着Y，使她难以自拔，陷入了暂时性学习困难的困境之中。为此游戏治疗师和训练教师拟通过游戏治疗，分别达到以下三个时期的目标。

　　近期目标：能够正视自己的疾病。

　　中期目标：能够从对疾病的恐惧中逐渐解脱出来。

　　长期目标：能够恢复对自身体力的信心，重新融入班级集体。

　　这两个案例分别显示了由于不同的原因而造成的暂时性学习困难，但不管是来自家庭的变故还是来自疾病的侵袭，少年儿童均易遭受情感的创伤而在学习方面出现滑坡。对这些儿童当深入探究其不同原因，为其制定既有共性又有个性的游戏治疗目标。

　　2. 能力型学习困难儿童的游戏治疗目标

　　能力型学习困难儿童是指那些虽然不乏学习动机和兴趣，但是由于注意力、记忆力、学习策略的掌握等认知能力上的不足而遭遇学习困难的儿童。这些由于能力问题而出现学习困难的儿童往往会分别在阅读、拼写和计算等方面表现出较大困难，情况严重的时候会同时出现阅读、拼写和计算的困难。据调查，尽管这类儿童在学习困难儿童中所占比例最少，只有5.7%，[①]但由于受能力所限的儿童在学习上遇到的困难最大，因而运用游戏治疗来提高其学习能力对这些儿童来说是个福音。那么，对遭遇不同方面困难的儿童如何制定不同的游戏目标呢？下面分别列举两个案例来说明。

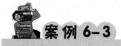 **案例 6-3**

　　M已是小学三年级的学生，阅读能力较弱。读课文时如没有用手指点着、一行一行地阅读时就会出现从上一行跳到下一行的情况。抄写课文时也会碰到同样的情况：错行抄写，漏洞百出。为此没少挨父母的责骂甚至体罚，但情况仍不见好转。由于常遭受批评和指责，M一看到语文课本就厌烦，有时一个小时都无法把一小段课文抄写完毕。

---

① 杜亚松.儿童心理障碍治疗学[M].上海：上海科学技术出版社，2005：247

针对 M 的情况,游戏治疗师和训练教师分析其原因,认为可能与其前庭统合失调有关,加之长期的挨骂,对阅读学习产生了畏惧和厌烦的负面情绪。因此为其制定了以下的游戏治疗目标。

近期目标:去除对阅读的厌烦心理,愿意拿起书本。

中期目标:前庭统合得到加强,手眼协调能力得到提高。

长期目标:能够在 10 到 20 分钟之间集中精力来阅读。

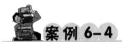 **案例 6-4**

> J 是一个二年级小学生,书写算术符号时常会把一些基本符号搞混。如容易把"＋"写成"－",做算术题时,往往会把"4+1＝?"的题看成是"4-1＝?",因而会把答案写成"3"。老师和家长认为是该儿童学习马虎所致,一再批评和提醒都无济于事。

游戏治疗师和训练教师通过观察分析,推测 J 经常出错的原因与其大大咧咧、只求速度不求精确度的个性有关,同时与其欠缺图形认知能力以及细致观察的心态和能力也可能有联系。此外,家长和教师的一再批评可能容易使该儿童感受到心理压力。为此,根据 J 的特点,在取得家长和教师认可的情况下提出了以下游戏治疗目标。

近期目标:能喜欢图形认知,并对图形认知有敏感性。

中期目标:能够找出各种图形和符号间的细微差别。

长期目标:养成仔细观察和区别图形与符号间细微差别的习惯。

这两个案例虽然都是能力型学习困难儿童,但他们所体现的问题层面却不尽相同。因此在为他们制定游戏治疗目标时,可能不仅要关注到他们的感觉统合失调之共性问题,更要关注其分别面临的具体学习困难问题。

3. 动力型学习困难儿童的游戏治疗目标

动力型学习困难儿童是指那些在学习能力上和一般儿童没有显著差异,但是在学习态度、学习动机等方面存在不同程度问题的儿童。这些儿童的显著特征是有明显的厌学、畏学情绪和逃避学习的倾向,有的甚至逃学和拒绝上学。据调查,这类儿童竟占学习困难儿童的58%之多。[①] 动力型学习困难儿童往往由于在学习上经历过许多次失败和挫折而无法及时排遣负面情绪,同时又得不到鼓励和体验成功的机会,久而久之,便开始怀疑自己的学习能力,慢慢变得心灰意冷,自暴自弃,最后陷入一种学习倦怠和涣散无力的状态。游戏治疗的主要目标当以激发他们的内在学习动机为主,但对不同成因的动力型学习困难儿童还需制定不同的具体目标。

① 杜亚松.儿童心理障碍治疗学[M].上海:上海科学技术出版社,2005:247。

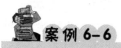 **案例 6-5**

K 是小学四年级的学生。一到二年级的时候学习成绩在全班名列前茅,可是升到三年级之后,成绩开始出现下降的趋势,到了四年级,更是出现了一到周一早上就头疼、恶心等情况,为此常常不能上学。多次缺课,使 K 的学习成绩一落千丈。

游戏治疗师和训练教师为探究 K 的问题,对他的生活史和家庭、学校的生活进行了全面调查。结果发现,K 还在幼儿园的时候,十分热心教育的父母就让他参加识字班,学习剑桥英语、珠心算等名目繁多的文化课,进入小学时,他已认识了近千个汉字,学会了简单的英语日常用语,会做 50 以内的加减法。因此,一到学校,他自然成为一个佼佼者,得到了老师的特别喜爱。凭借幼儿园所学的基础,K 可以不听老师讲课而依然考出好成绩,因此,他逐渐养成一个习惯,上课做小动作而不专心听讲。不良的学习习惯形成后是很难改变的,到了三年级以后,课程的难度加大了,原先的底子已不够用,而不良的学习习惯又阻碍了他对新知识的吸收。随着成绩的下滑,他的自信度也急速下降,考试连续遭遇滑铁卢,更使他觉得难以应付学校的学习生活,潜在的逃学愿望变成了一种生理反应。

针对 K 的情况,游戏治疗师和训练教师制定了以下游戏治疗的目标。

近期目标:通过完成力所能及的小任务,体验到成功的喜悦。

中期目标:恢复自信,乐于接受新的知识和各种信息。

长期目标:形成注意听讲的习惯,并能持续 20 分钟左右专注听讲。

案例 6-6

小学五年级的 G,别的同学只需一小时完成的作业,他往往要花三倍或四倍以上的时间才能完成。做作业时,还必须有父母坐在旁边督促。父母一旦走开,他就开始玩橡皮、转铅笔。为此,每天晚上在父母的陪伴下功课还要做到夜里 11 点左右,第二天到学校上课经常犯困、打瞌睡,算术题常做错,默写生词,其正确率从来没有超过 1/3。

游戏治疗师和训练教师通过家访了解到,G 的父母从小对 G 就管教得十分严厉,只要没达到父母的要求,马上加以训斥。进入小学后,G 成绩一直处于中下游水平,只要一表现出不愿写字或做算术题,父母就开始大声责骂。平时即使答应 G 做完作业可以玩一会,看一会电视,但当 G 真的做完作业后,父母常常会变卦,又要他再去看别的课外练习。游戏治疗师和训练教师清楚地看到,G 的学业不振与其父母的教育方式有很大关联,因此,尝试通过亲子游戏治疗来提高 G 的学习动机,分别为其父母和 G 本人制定以下游戏治疗目标。

为父母制定的目标如下:

近期目标:能在批评孩子三次后,有一次表扬孩子。

中期目标:和孩子约定的事情都能做到,信守诺言。

长期目标:能以鼓励、支持的态度对待孩子。

为 G 本人制定的目标如下：

近期目标：在没有大人督促的情况下自己看书写字。

中期目标：能够在 30 分钟时间里集中精力持续做一件事。

长期目标：可以在没有任何人监督的情况下独立完成某项较有难度的任务。

从上述两个案例我们可以看到，动力型学习困难的儿童会由于自身或父母的养育方式等问题而减低学习的内驱力。要提高其内在的学习动机，必须先找出问题的症结之所在，对症下药，制定出合适的游戏治疗目标，才有可能做到事半功倍。

4. 整体型学习困难儿童的游戏治疗目标

所谓整体型学习困难儿童，是指既有本身的学习能力缺陷，又有内在学习动机缺乏的儿童。由于能力的低下，他们往往会有很大的自卑心理，而这种自卑，又可能造成他们对学习兴趣的不足，自我效能感的欠缺，如果还遭遇家庭变故或自身的疾病困扰，更是雪上加霜。因此，这类儿童比起前面所述的各类学习困难儿童，对其进行游戏治疗的难度更大。但是，尽管整体型学习困难儿童的成因更为繁多复杂，但总有起主要作用的原因。我们在给其制定游戏治疗目标时，还当分清主次，抓住主要矛盾。因在其他的学习困难儿童类型里已详细介绍了各种游戏治疗的目标，在此就不再赘述。

二、实施策略的形成

如前所述，由于学习困难儿童的类型不同，在实施游戏治疗之前，当为他们制定切合其实际的目标。同理，在形成实施策略时，也当根据学习困难儿童各种类型的心理特征和发展水平，有的放矢，方能见效。本节主要聚焦于提高能力型学习困难儿童的学习能力、激发动力型学习困难儿童的内在学习动机的游戏策略的阐述。根据以往的理论和实践研究，我们提出以下四个策略：情景化策略、可视化策略、动作化策略、自控化策略。运用这些策略的根本目的乃在于增加学习困难儿童的学习兴趣，激发其内在学习动机。

（一）情景化策略

所谓情景化策略，是指基于儿童的已有经验，在游戏中将原本抽象的、散珠式的词语，以现实生活中的情景出现，使那些由于语言能力低下而形成学习困难的儿童，特别是低年级的学习困难儿童，容易接受、容易理解的策略。

1. 在情景中发出指示语

不少语言能力低下的学习困难儿童，由于对言语的理解力不够，经常会表现出不听指令的现象。家长和教师常会误以为这些儿童故意违抗指令而对其大加训斥，久而久之，这些儿童会由于担心和恐惧，在听别人发出各种言语性指令的时候，产生逃避和抵抗的心理。推而广之，只要和言语有关的学习科目都会感到头疼并拒绝。针对这类儿童，在游戏中可以设置各种情景，让他们从简单的情景中学会理解言词性指令，从易到难，循序渐进。图 6-1 是一个游戏情景设置的案例图。

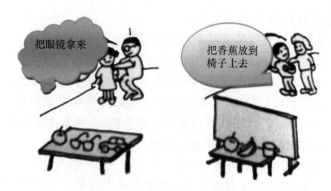

图 6-1　连动词语的指示性游戏情景①

　　如图 6-1 所示,在游戏治疗室里,可将各类实物类玩具放置在离学习困难儿童较远的地方,游戏治疗师或教师可先根据自己发出的指示做出示范,如将重点落实在连动词"拿"、"来"和"放"、"上去"等词语的解释上,让年幼的学习困难儿童能理解并能模仿。等他们能理解这些词语的意思并完全可以服从指令后,游戏治疗师或教师可与接受治疗的学习困难儿童互换角色,让他们成为发出指令者,让其通过替换各类玩具的名称,说出各种指令,以帮助他们切实掌握"把"字句、连动动词等。以后再逐渐加上方位词、介词、连词等,由简而繁,使学习困难儿童能切实理解和执行生活中的相关指令。

　　2. 在生活情景中理解和表达

　　结合每天发生的实际情况,那些抽象的词语被化为一幅幅生活情景,可能是最容易使那些年幼的学习困难儿童来学习和掌握的。下面结合图 6-2 来做具体说明。

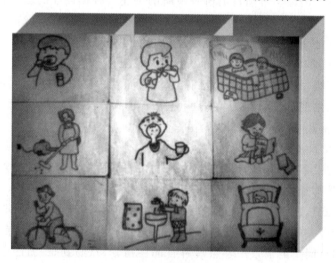

图 6-2　生活情景积木②

---

①　该图根据太田昌孝．永井洋子编著《認知発達治療の実践マニュアル》、日本文化科学社(1992)P.112 改编。
②　该图根据太田昌孝．永井洋子编著《認知発達治療の実践マニュアル》、日本文化科学社(1992)P.116 改编。

对那些词语贫乏、言语表达能力欠缺的学习困难儿童,可以通过如图 6-2 所示的搭"生活情景积木"游戏来提高他们的言语理解和表达能力。在游戏治疗中,可让学习困难儿童将这些积木按他们理解的时间序列来自由排列,随后请他们用言语将所构成的情景加以描述。同时,也可配备一些相关的生活场景图卡,让学习困难儿童按照自己的想法,将积木与这些场景搭配,据此来编说生活情景故事。游戏治疗师或教师则可一边与这些儿童一起搭积木,一边用言词来引导,从常用的名词、动词到形容词、副词,从简单的词组到复杂的句子,循序渐进。让学习困难儿童充分体验到在生活情景中游戏的乐趣,在快乐的游戏过程中学会准确使用各类词性的词和句式。

（二）可视化策略

所谓可视化策略,是指将无形的听觉信息转换为有形的视觉形象,通过增强学习困难儿童的视觉记忆来提高他们学习兴趣和能力的策略。这种策略对以视觉加工为主的学习困难儿童来说,游戏治疗的效果可能更为显著。

1. 视听通道双管齐下

我们曾对一些学习困难儿童做过个案分析。其结果表明,导致学习兴趣缺乏、学习成绩下降的主要原因之一,是由于老师语速快、不喜欢板书。这些儿童的共同特点是都是视觉学习者,即学习内容说多少遍都记不住,但让他们看一遍就能大致记住。为此,我们在游戏治疗中,将一些对低年级儿童来说较难掌握的词语,通过与可视的实物共同呈现的方式,视、听双通道共同作用,以此来激发他们的学习热情。图 6-3 就是一个实践的案例。

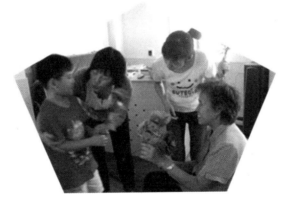

图 6-3　视听双通道游戏

图 6-3 显示的是利用视听双通道来促进学习困难儿童学习的一个游戏治疗情景。在此情景中,让学习困难儿童听着游戏治疗师和教师的指令,手拿月季花,走到奶奶面前,并学说"这是一束美丽的月季花,今天是奶奶的生日,我把鲜花送给奶奶,祝奶奶生日快乐!"对这位才小学一年级的学习困难儿童来说,单有语言的指导,比较抽象难懂,但一边看到具体的视觉画面,一边服从指令,再通过自己的口说出,就能顺利地理解语言的含义了。

2. 运用画面强化记忆

有些低年级的学习困难儿童往往会出现不知如何提问,或对提问的问题答非所问的情况,其主要原因可能在于他们无法准确理解各疑问词的含义。为帮助他们理解,在游戏治疗中,可以运用图 6-4 的画面卡片,来将各疑问词进行自由组合。

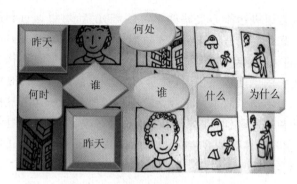

图 6-4 疑问句所用场景图①

在游戏治疗中,一开始可以将图 6-4 卡片切割成各小片,让刚接受治疗的学习困难儿童根据提问,将两两相同的卡片匹配,并加以回答。如"谁有一头卷发?"可让学习困难儿童拿出两张妇女的图片,了解"谁"的提问主要是针对人来进行的。其他依此类推。而对能力程度较强的学习困难儿童,则可以让他们根据自己的兴趣,将各种疑问词与卡片匹配起来,如将"谁"、"在哪儿"、"正干着什么事",将妇女头像、大楼和洋娃娃等图片组合起来。而对学习能力更强的学习困难儿童,则可以让他们根据游戏治疗师的提问将卡片组合起来,自己再加以补充,如"妈妈昨天从百货店买回洋娃娃和积木"。先请他们把相关的卡片排列好,随后再说出妈妈在何时、何处做了什么。进一步可让学习困难儿童说出妈妈为什么要买洋娃娃和积木,是如何去百货店,买的洋娃娃和积木是什么特点等。这样通过画面来强化学习困难儿童的记忆,当会起到事半功倍的效果。

（三）动作化策略

所谓动作化策略,是指在游戏治疗中,通过各种动作,让学习困难儿童理解抽象的语词、语义和数概念等的策略。

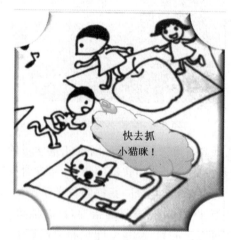

图 6-5 追逐地毯②

---

① 改编自太田昌孝．永井洋子编著.認知発達治療の実践マニュアル.日本文化科学社,1992：237.
② 该图改编自太田昌孝．永井洋子编著.認知発達治療の実践マニュアル.日本文化科学社,1992：168.

图 6-5 "追逐地毯"是我们在对学习困难儿童进行游戏治疗时常用的一个动作化策略。运用这个策略的主要目的是让学习困难儿童通过自己的肢体语言来理解较难懂的语词和数概念。在游戏治疗过程中,将印有各种图案的小地毯随意放在地板上,游戏治疗师或教师会指导接受治疗的能力很低的学习困难儿童注意听音乐,当播放音乐时他们就要站到指定的地毯面前。如当听到"抓小猫咪",就必须站到印有小猫的地毯面前。而对能力相对较强的学习困难儿童,则让他们听着音乐沿着各个地毯奔跑,而一旦音乐停下,他们就要分别说出自己面前的地毯的名称和数量,如"我站在有一大串葡萄的地毯前"。与此同时,也可让学习困难儿童模仿动作,将词义表达出来。如在"C"地毯面前,可以让他们拱起背,而看到"D"的地毯,可以挺起肚子。动作化策略的益处是使没有耐心也没有足够能力理解他人说话的学习困难儿童在欢快的音乐声中,以夸张的动作来学习抽象的概念。

(四)自控化策略

不少学习困难儿童伴有多动、自控力差的症状,这就导致他们很难在课堂的学习过程中遵守课堂纪律,认真听讲,从而拖住了他们学习的脚步。因此,如何在游戏中提高他们的自控能力,也成为游戏治疗中的一个重要课题。在此,介绍两个自控化策略。

所谓自控化策略,是通过游戏,让学习困难儿童懂得在特定的环境下有效控制自己行为的策略。图 6-6 显示的是"服从指令"游戏的自控策略情景。

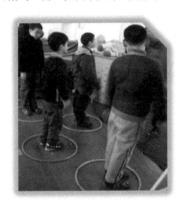

图 6-6 服从指令的自控游戏

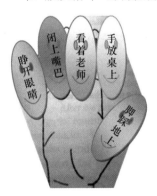

图 6-7 神奇的自律手套

在"服从指令"的自控游戏中,游戏治疗师或教师用小鼓敲击,敲 1 下,接受治疗的学习困难儿童要站在圈里面,敲 2 下要站在外面,敲 3 下要在圈内站 3 秒钟等。游戏治疗师或教师可随学习困难儿童的人数和能力,相应地改变游戏规则,但宗旨只有一个,那就是学习困难儿童要很好地服从指令来控制自己的行动。

如果说图 6-6 主要是从大处着眼,通过游戏来培养学习困难儿童的自控行为的话,图 6-7 的"自律手套"游戏,则主要聚焦于让学习困难儿童学会遵守课堂纪律。

"自律手套"游戏是将手套的每个手指粘上一个笑脸,并在笑脸上贴上相关的自律语,如"看着老师"、"手放在桌上"等。在游戏治疗中,当学习困难儿童出现扭转头、做小动作等现象时,游戏治疗师或教师就会让他们看戴在手上的手套,并按照手套上的自律语来调整自己的行为。经过1个月的游戏治疗,86%的学习困难儿童都学会了看着"自律手套"来集中精力听老师讲课。将这个游戏转移到课堂学习后,也取得了令人欣喜的结果。

三、实施的具体方法

在学校环境中为学习困难儿童实施游戏疗法,具体可从以下三个方面着手:一是"墙面教师"的有效利用,二是课堂上的认知游戏材料投放,三是通过课间游戏激发兴趣。

（一）"墙面教师"的有效利用

教室或学校走廊上的墙面是无声的第三教师。要将游戏治疗有效地运用到教学实践中,有意识地发挥"墙面教师"的作用也是不可忽略的一环,因为这无需特地花时间对学习困难儿童进行游戏治疗,却可以通过潜移默化的内隐学习来提高他们的学习兴趣和能力。

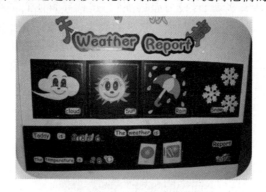

图 6-8　无声的墙面教师①

如图 6-8 所示,为了促进低学年学习困难儿童的英语读写能力,在教室的走廊上可专门开辟一个"天气报告"的墙面专栏。课余闲暇之际,让学习困难儿童根据当天的气候,在"即时贴"上用英语写出当天天气情况的名称,贴在相应的图片上。随着他们能力的提高,不仅可报告当地的天气,还可以同时写出外省市甚至某个国家的天气情况。这样的粘贴书写游戏,既可增强学习困难儿童的听说能力,还可以促进他们的书写能力。久而久之,就能帮助他们形成良好的学习习惯。

（二）认知游戏玩具的适当投放

合适的玩具可能就是最好的教具。对数概念薄弱的学习困难儿童来说,在课堂中,辅以生动有趣的游戏来进行教学,或许能起到事半功倍之效。

图 6-9 是一个较为适合数学学习困难儿童的玩具。对那些不太清楚奇偶数概念或视口算加减法为畏途的学习困难儿童而言,通过这个轱辘散珠玩具,可以在游戏中清楚地理解数概念。当各个珠子分别进入写着不同数字的小洞中,学习困难儿童就可以根据其点数进行加法的心算。同时也可以引导他们观察圆盘中数字排列的内在关系,如 25、50、75 和 100 之间的关系,还可让学习困难儿童把圆盘的总数相加,再减去落入数字的点数总和等。林林总

---

① 此照片拍摄自 3 之 3 幼儿园加城分园。

总的游戏方法,可大大提高学习困难儿童的数学学习兴趣。

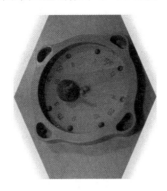

图 6-9　适合学习困难儿童的数学玩具①

（三）轻松课间游戏的适宜安排

　　有效利用课间休息时间,进行适当的认知游戏,对学习困难儿童来说,既可调节心理状态,又可促进其认知能力的发展。

　　图 6-10 呈现的游戏材料,十分简单易行,但能让学习困难儿童在游戏中学到不少相关的知识。从数理逻辑的认知来看,既可让他们通过线的走向,构成如正方形、长方形、三角形、菱形等的不同几何图形,又可根据穿起的扣子数来计算加、减法等。从文字认知来看,可用线串写出如"田"、"中"、"上"、"下"等汉字。除了这些有形的数学、文字等习得之外,更重要的是学习困难儿童通过这样的课间游戏,能提高学习数学和文字的兴趣,而兴趣恰恰是学习的最好动力。因此,小小的课间游戏,或可成为改变学习困难儿童学习状态的重要手段。

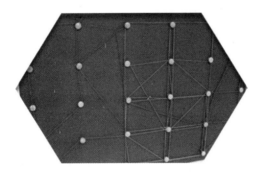

图 6-10　适合课间休息的认知游戏材料

🌀 第 3 节　学习困难儿童游戏治疗之案例

　　针对学习困难儿童的不同成因,有的放矢地开展游戏治疗,是有别于其他类型特殊儿童游戏治疗的特点之一。对那些由于突然的生活变故、情绪受挫等外因而带来的学习动机低下的暂时型学习困难儿童,实施游戏治疗的主要目的乃在于让他们体验学习的快乐,从而提

---

　　①　此照片摄于東京おもちゃ美術館。

高他们的学习兴趣。而对于那些由于自身能力所限等内因而产生学习困难的能力型学习困难儿童,则旨在通过游戏手段,形象直观地去理解那些抽象的令人费解的语词概念或数概念。

在本节中,将介绍我们针对两类不同成因的学习困难儿童而实施的游戏治疗的具体案例。

一、游戏治疗方案制定原则

针对以外因为主的暂时型学习困难儿童,主要遵循以下两个原则来制定游戏治疗方案。

(1)体验成功原则

以体验成功为原则,来制定游戏治疗方案时,首先着力于让暂时型学习困难儿童从负面情绪的阴影中走出来。因为他们在难以承受的心理挫败下,往往会产生很低的自我效能感,而这种低效能感又阻碍了他们去主动学习,久而久之,学习对他们而言就会变成一种不堪承受的重负。因此,在游戏治疗实施之初,可特意设置一些难度低的游戏任务,让他们去完成,从而使他们体验到成功的快乐,可以重拾学习信心。

(2)兴趣激发原则

当多次在游戏中体验到成功之后,暂时型学习困难儿童会被激发起主动学习的兴趣。在制订游戏治疗方案时,可根据暂时型学习困难儿童的个体认知和偏好等特点,预设一些可激发他们去观察、记录以及表述等兴趣的游戏任务,并尽可能运用形象可视的手段来进行游戏活动。这种在游戏中被激发的兴趣,可能也较容易渗透到平时的学习之中。

针对以内因为主的能力型学习困难儿童,我们遵循了以下两个原则制定游戏治疗方案。

(1)引导观察原则

能力型学习困难儿童,受其心理发展能力所限,往往视而不见、听而不闻,即不知如何从看得见的现象中捕捉希望观察到的东西,从听得见的声音中捕捉有用的信息。这种事倍功半的接受信息方法,是阻碍他们学习的一个重要原因。因此,在游戏中,放入一些引导他们学会观察的内容,通过多次重复,逐渐加深他们观察问题的能力,可以弥补其观察学习之不足。

(2)理解关系原则

能力型学习困难儿童,往往在对事物、人际关系的理解上显得力不从心,因为受能力所限,他们要搞清楚各种错综复杂的关系,实非易事。因此,对这些能力型学习困难儿童,特别是低学年的儿童,可以在游戏治疗中,以浅显直白的形象呈现和生动活泼的游戏方式,让这些儿童来简单明了地理解各种事物、人物之间的内在关系。

二、游戏治疗方案目标制订

在此以"探寻动物世界"游戏治疗的主题为例,介绍如何根据上述的原则,分别为暂时型和能力型学习困难儿童确立游戏治疗的长期和短期目标。

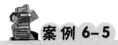

案例6-5

主题　探寻动物世界

为暂时型学习困难儿童制定的游戏治疗目标

第一次

● 短期目标：1. 能自觉、乐意按规则进行游戏。

　　　　　　2. 体验成功的乐趣，乐意学说短句。

● 长期目标：1. 学着听懂游戏的游戏方法，遵守游戏的规则。

　　　　　　2. 了解小动物的特点和习性，对它们产生喜爱之情。

第二次

● 短期目标：1. 喜欢参加音乐游戏，体验活动带来的快乐。

　　　　　　2. 通过为小动物找家，区分爬行类动物和哺乳动物。

● 长期目标：1. 愿意在集体面前声音响亮地回答问题。

　　　　　　2. 能够在集体面前主动举手提问。

为能力型学习困难儿童制定的游戏治疗目标

第一次

● 短期目标：1. 萌发观察鸟类的兴趣。

　　　　　　2. 知道观察鸟类的基本方法。

● 长期目标：1. 能够分辨比较常见的鸟，说出鸟类的明显、有趣的特点。

　　　　　　2. 能用书写方式描述鸟类的特点。

第二次

● 短期目标：1. 通过对实物的观察，体验到观察的乐趣。

　　　　　　2. 以实际操作，了解行为与结果的内在关系。

● 长期目标：1. 了解水中动物的特征，了解这些动物与水之间的关联。

　　　　　　2. 了解捕鱼的工作程序，说出吃鱼、虾对人的身体的影响。

三、游戏治疗方案操作程序

下面将具体介绍我们的实践方法。

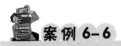

案例6-6

为暂时型学习困难儿童实施的游戏治疗

第一次

材料准备：

毛绒玩具小鸡一个

公鸡和母鸡的图片

小虫、竹叶、桃子、骨头、米粒、青菜、鱼的图片

公鸡和母鸡的头饰圈两个

小鸭拼图人手一份

音乐《小鸡和小鸭》

独木桥

实物：竹叶

活动步骤：

① 在音乐中让学习困难儿童走过独木桥,爬过草地(或翻过草地),逐步过渡到两个朋友手拉手走过独木桥。

② 在独木桥边上放置一个圈圈做鸡窝,每人一个头饰,分别扮演公鸡和母鸡,并给每个儿童分发一个小篮子。

③ 在地上散放一些小积木,让"公鸡"和"母鸡"以跑、跳、蹦、蹲等方式抓"小虫",以放入篮子中的积木数计分,看谁得分最多。

④ 向儿童提问：

母鸡和公鸡的嘴巴是什么样的?

母鸡和公鸡的脚形状像什么?

公鸡什么时候叫,怎么叫?

母鸡和公鸡最喜欢吃什么?(出示小图片小虫、竹叶、桃子、骨头、米粒、青菜。)

⑤ 听音乐学唱歌曲,边欣赏音乐边做公鸡叫的动作,边听音乐边走过独木桥,再寻找母鸡和公鸡喜欢吃的食物。

第二次

材料准备：PPT、录像《小鸡出壳》、剪贴纸人手一份;视频《在农场里》;一次性桌布;剪刀和胶水;动物贴绒若干。

活动步骤：

1. 引发兴趣

游戏：赶小鹿

游戏方法：大家一起商量角色——树林、小鹿和赶鹿的人。赶鹿人说："小鹿、小鹿你别跑,快来跟我做朋友。"小鹿说："只要你能追上我,我就和你做朋友。"说完赶鹿人就要去追小鹿,小鹿就往后面的树林里跑,抓到为胜。

2. 学习困难儿童体验

(1) 游戏：小鸡出壳啦

说说小鸡从哪里来。

结合录像《小鸡出壳》知道鸡妈妈下蛋、孵蛋后小鸡就从蛋壳里出来了。学学小鸡出壳时的情景,体验小鸡出壳后和母鸡相见时的亲密情感。

(2) 小动物找家

说出小动物的名字,数数有几个小动物,按爬行类和哺乳类将它们分成两大类。

(3) 农场里的动物

游戏方法：说出农场里有哪些小动物,知道它们都有两条腿或四条腿,又可以把鸡、鸭、鹅叫做家禽,牛、羊、马叫做家畜,它们都可以饲养在农场里。学唱歌曲《在农场里》。

为能力型学习困难儿童实施的游戏治疗

第一次

材料准备：课件,音乐,手工制作用品如手工纸、糨糊等,大树背景图一幅。

活动步骤：

1. 互动游戏：小鸟找家

游戏方法：学习困难儿童扮演小鸟，在欢快的背景音乐中自由地模仿小鸟飞；家长扮演大树，模仿大树的样子四散站立在教室中；游戏治疗师或老师扮演老鹰躲在教室的一角。当音乐骤停，表示老鹰飞来抓小鸟。小鸟找到一棵大树紧紧拥抱在一起，表示找到了家。被老鹰捉到就停止游戏。

2. 主题游戏

游戏方法一：演示课件出现小鸡和小鸭的照片，引导学习困难儿童看看、认认并模仿小鸡小鸭的样子。游戏治疗师或老师引出话题："今天，来了许多小鸡、小鸭的朋友，你们猜猜，它们是谁？"演示课件，播放若干鸟的局部特征图，让学习困难儿童看看并猜猜。播放图以后，游戏治疗师或老师引导学习困难儿童认识这些常见鸟类动物的名字以及明显、有趣的外部特点：燕子剪刀尾、鹈鹕大嘴巴、猫头鹰像猫脸、孔雀长尾巴、鹦鹉会学说话等。游戏治疗师或老师总结：身上有羽毛、两条腿的是鸟。

游戏方法二：演示课件出现公鸡、鸭子、麻雀的照片，游戏治疗师或老师引导学习困难儿童一一认识这些鸟，并一边念儿歌一边模仿这些鸟走路的样子：大公鸡喔喔叫，走起路来踱方步；大灰鸭嘎嘎叫，走起路来摇又摆；小麻雀最调皮，走起路来跳跳跳。

游戏方法三：演示课件大雁、燕子等鸟的照片，告诉学习困难儿童这些是候鸟，秋天来了就要飞到暖和的南方去了。引导学习困难儿童观察大雁集体南飞时排成有趣的"一"字形和"人"字形。组织家长、学习困难儿童与游戏治疗师或老师一起合作排成大雁南飞时的队形并模仿鸟飞的动作。游戏治疗师或老师还可以用"起飞"、"快飞"、"降落"等语言引导学习困难儿童模仿相应的动作。

游戏方法四：出示大树的背景图，引导学习困难儿童知道小鸟的家在大树上。每个学习困难儿童一张手工纸，在家长和游戏治疗师或老师的帮助下学折各种鸟类动物并张贴在大树的背景图上。

第二次

材料准备：实物金鱼和鱼食；钓鱼的玩具；制作热带鱼的用具。

活动步骤：

1. 互动游戏：捕鱼

游戏方法：学着商量角色，商量谁做小鱼、谁做渔网。两个学习困难儿童双手撑起做渔网，其他学习困难儿童做小鱼，随音乐做小鱼游的动作，当唱到"赶快抓住"时，渔网放下捕住小鱼，被捕到的小鱼就输了。

2. 主题活动：

(1) 水中的鱼

① 出示实物金鱼：这是什么？这里有几条金鱼？金鱼漂亮吗？你看见过的金鱼尾巴像什么？（告诉学习困难儿童鱼的名称及外形特征：眼睛大、全身有鱼鳞、身上有鱼鳍、大尾巴。）让学习困难儿童传看金鱼，观察其外形特征。

② 小鱼游：小金鱼生活在哪里？它们是怎么游的？（师生一起听音乐学习小鱼游的动作，鼓励学习困难儿童和同伴一起结伴游。）

③ 小鱼吃什么：小金鱼最喜欢吃什么？（出示鱼食，请学习困难儿童给金鱼喂食，观察金鱼进食时的情形。）

④ 钓鱼：学着看卡片，根据卡片的意思来钓鱼。如钓 3 条鱼、钓 4 条绿颜色的鱼等，并和同伴再交换渔竿进行钓鱼。

⑤ 鱼和我们人类的关系：游戏治疗师提问儿童：你们喜欢吃鱼吗？你们喜欢吃什么鱼？（观看课件，认识几种鱼。告诉学习困难儿童，妈妈平日在市场买的海鲜都是由渔夫捕获的，这些海产品可供我们做日常食物。它们营养丰富，味道鲜美。鼓励学习困难儿童多吃各式海产品。）

（2）虾

① 观看课件，初步了解虾的外形：全身有软壳包裹，头长有触须及眼睛，身上有很多小脚，尾部向下弯，喜欢在水中生活，靠吃水中的微细生物生活。

② 生虾和煮熟的虾的颜色是不一样的，虾肉很鲜美，肉里没有骨头，我们要多吃虾，有营养。

③ 游戏：快乐的小虾：老师和学习困难儿童扮演小虾，让学习困难儿童听指令游到相应的池塘里。

④ 提问：除了鱼和虾生活在水中，还有哪些动物也生活在水中？

（3）亲子制作：热带鱼

按范例用两张正方形纸制作热带鱼，并粘贴，画上水草。

四、游戏治疗方案效果检验

一年来的实践证明，根据上述的游戏治疗原则、确立的游戏治疗目标、实施的具体步骤，游戏治疗对学习困难儿童提高学习兴趣、提升学习能力，起到了一定的推动作用。具体表现在以下三个方面。

1. 体验到成功的乐趣

由于在游戏治疗中所设计的各项活动，均略低于学习困难儿童的实际能力水平，因此，在整个游戏治疗过程中，几乎所有的学习困难儿童都体验到了成功的快乐。

图 6-11 所显示的是这位数学学习困难儿童，在游戏治疗中成功地挑战了"小动物中的

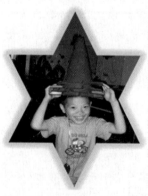

图 6-11　在游戏治疗中获得成功体验的数学学习困难儿童

数学游戏"任务后,高兴地把玩具顶在头上,为自己戴上了成功的"桂冠",脸上洋溢的笑容也表露着内心的喜悦。

2. 提高了学习兴趣

成功体验带来的直接效果,就是学习热情的提高。在为期一年的干预中,有不少学习困难儿童从原来一看到课本就皱眉、一看到数字就头疼,转变为看到书籍能如饥似渴地捧起来学习,看到数字游戏就乐不可支。

图 6-12 的两位学习困难儿童是在接受游戏治疗后,主动要求训练教师对他们进行语文学习辅导的一个场景。从图中我们可以看到这两位学习困难儿童,都是在聚精会神地学习,认真态度令人动容。

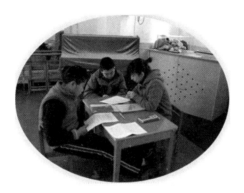

图 6-12　学习困难儿童正聚精会神学习

3. 提高了学习困难儿童的观察力

如前所述,能力型学习困难儿童的一大特点是无法仔细观察事物特征和捕捉重要信息。通过一年多的游戏治疗实践,大多数学习困难儿童的观察力得到了不同程度的提高。图 6-13 显示的就是一位学习困难儿童正在仔细观察,如何将每条街上的商店与路名匹配起来的场景。

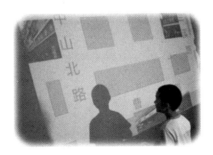

图 6-13　专注地寻找道路与商店排列关联的学习困难儿童

从图 6-13 可以看到,这位学习困难儿童观察时十分专注,略带微笑的表情也表明了他对游戏治疗师给出的游戏任务欣然接受。

上述所列举的游戏治疗案例,是我们的初步实践结果。尽管有了初步成效,也具有一定的代表性,但仍处于探索阶段,许多工作还有待进一步完善。

本章小结

　　学习困难儿童的主要特征是在理解、阅读、思维、表达、计算等学习方面有一定困难,并由此导致他们的学习成绩低下。如何从宏观教育的角度,将游戏治疗作为广义的教学内容来提高学习困难儿童的学习绩效,是一个值得探讨的问题。本章着重讨论作为广义教学手段的游戏治疗在学习困难儿童心理发展中的作用,探讨如何为学习困难儿童制定游戏治疗目标、形成行之有效的游戏治疗策略以及运用切实可行的游戏治疗方法。与此同时,通过案例的形式,介绍为学习困难儿童实施游戏治疗方案的具体过程。

 思考与练习

　　1. 游戏治疗对学习困难儿童的心理发展主要起到哪些作用?

　　2. 如何为不同类型的学习困难儿童制定适宜的游戏治疗目标?

　　3. 不同类型的学习困难儿童实施游戏治疗的主要策略有哪些?

　　4. 在为不同类型的学习困难儿童实施游戏治疗的注意事项有哪些?

 本章导读

　　1. 王书荃,张冬冬. 国外学习障碍研究的历史和现状[J]. 中国特殊教育,1996,3:42-48.

　　2. 刘全礼. 近年来我国学习不良儿童研究综述[J]. 中国特殊教育,2001,4:16-21.

　　3. 刘敏娜,黄钢,章小雷. 结构式集体游戏治疗对 10～11 岁学习困难儿童的心理干预研究[J]. 中国儿童保健杂志,2007,15(5),491-493.

第7章　自闭症谱系障碍儿童的游戏治疗

学习目标

1. 了解游戏治疗在自闭症谱系障碍儿童心理发展中所起的作用。
2. 掌握对自闭症谱系障碍儿童进行游戏治疗的理论和方法。
3. 通过具体的案例来掌握方案的形成和操作过程。

本章探讨了游戏治疗在自闭症谱系障碍儿童心理发展中的作用；以准实验的研究方法，通过与其他类型儿童之间的组间比较、同类儿童的不同功能类型的组内比较方式，探索了自闭症谱系障碍儿童游戏治疗的特点；与此同时，还阐述了如何根据这些特点，为自闭症谱系障碍儿童制定合适的游戏治疗目标、形成适宜的游戏策略和游戏治疗的具体方法。

自闭症谱系障碍儿童被称为"特殊儿童之王"，因为在这个光谱体系中，约75％的儿童同时兼具智力发展、言语发展、社会性发展和情绪发展障碍于一身。如何通过游戏治疗，使他们的多重发展障碍程度降到最低，使他们的潜能抑或是孤岛能力得到最大限度发挥，这已成为目前特殊教育中极具挑战性的课题。

"自闭症谱系障碍"（Autistic Spectrum Disorder，简称 ASD），对我们而言还是一个较为陌生的名词，但在国际医学、心理学、教育界，自闭症谱系障碍已成为一个高频率词，屡见于自闭症研究的文献中。这一概念首先是由英国医生、自闭症研究专家，同时也是自闭症儿童的母亲威英（Lorna Wing）提出的。在1981年[①]她根据世界卫生组织（1977）所制定的诊断标准 ICD-9[②] 修订版和美国精神医学协会（1980）制定的诊断标准 DSM-Ⅲ[③]，将 Kanner 型（即我国通常所称的"儿童孤独症"或"儿童自闭症"）与阿斯伯格（Asperger）型为主要特征，一并归入自闭症谱系障碍，提出了"Autistic Spectrum Disorder"（ASD）的概念。按照她的定义，凡具备"在社会性互动、人际交流方面有欠缺，并在行为与兴趣上有着固着性与反复性"这三个特征的儿童均被定义为 ASD 儿童，并被归入"儿童广泛性发展障碍"范畴之中。因自闭症谱系障碍儿童，特别是低功能的自闭症谱系障碍儿童，一般兼具智力、言语、情绪和社会性障碍于一身，被称为"特殊儿童之王"，因此，对其实施游戏治疗的难度更大、成效显现的速度更慢。为此，需有足够的耐心和恒心来坚持实施游戏治疗。在本章中，将着重探讨游戏治疗对自闭症谱系障碍儿童心理发展之作用，以及如何对不同功能的自闭症谱系障碍儿童实施适宜的游戏治疗。

---

① Wing. L. Asperger's Syndrome：A Clinic Account[J]. Psychological Medicine，1981b，11：115-29

② World Health Organization. Manual of the International Statistical Classification of Diseases，Injuries and Causes of Death (9th rev. Vol. 1)[M]. Geneva：World Health Organization，1977.

③ American Psychiatric Association. Diagnostic and Statistical Manual of Mental Disorder. 3rd ed，[M]. Washington, DC：APA，1980.

❖ 第1节　游戏治疗在自闭症谱系障碍儿童心理发展中的作用

虽然关于自闭症谱系障碍儿童的研究已有不少,但只聚焦于游戏治疗的绩效检验的研究依然还是凤毛麟角。因此,在本节中主要陈述我们的一些初步研究结果以期抛砖引玉。在为期八年的实践研究中我们发现,游戏治疗对自闭症谱系障碍儿童心理发展的主要作用表现在以下五个方面。

一、能使自闭症谱系障碍儿童感受接纳

一般而言,自闭症谱系障碍儿童在接受游戏治疗之前或初始阶段,大都会表现出或沉浸在自己的世界,或对人表现出异乎寻常的过度热情,在日常生活中会使他人感到难堪和难以理解,因此,由于不被理解而遭人反感的体验常常会使自闭症谱系障碍儿童陷入更深的人际交往困难之中。但游戏治疗师或训练教师在实施游戏治疗的最初阶段所设定的主要目标,乃是全面容纳每一个自闭症谱系障碍儿童喜欢沉浸在自我封闭世界的独特行为,理解他们在与人交往中所喜欢使用的独有方式,因为这些行为和方式,是自闭症谱系障碍儿童向游戏治疗师或训练教师打开的一个可以窥见他们内心世界的窗户。因此,对那些喜欢把玩具小汽车反复摆放成直线的儿童,则在游戏治疗的初始阶段,投其所好,提供各种玩具小汽车,在其摆放过程中以关注和欣赏的目光、鼓励的口吻进行激励,让自闭症谱系障碍儿童有被充分接受的体验。而对那些充耳不闻、只喜欢在游戏治疗室里乱跑不停的儿童,在游戏治疗的初始阶段,可以提供一些大型玩具,让他在游戏中消耗过剩体力,又可以在游戏的间隙,以食物等物质奖励让他学会安静片刻。经过数月的游戏治疗,自闭症谱系障碍儿童自然会对充满着宽容、理解之心的游戏治疗师或训练教师产生信任感,而这种信任感的建立,恰是自闭症谱系障碍儿童走出其封闭世界,接纳他人进入其封闭心灵的起点。随着游戏治疗实施的进程,自闭症谱系障碍儿童也会将这种在游戏治疗室中获得的情感体验逐渐扩大到日常生活的环境中,逐渐学会迁移,信任感会促使这些儿童逐渐扩大对他人的交往意愿,也能把心灵之门向更多的人敞开。

二、能让自闭症谱系障碍儿童体验分享

在游戏治疗实施的初始阶段,尽管自闭症谱系障碍儿童能感受到自己的独特性被受到尊重,但是,由于游戏治疗师或训练教师尚未能够参与到他们的封闭世界中,因而,自闭症谱系障碍儿童依然难以获得与他人共享的体验。因此,只有通过游戏治疗实施的深入,让游戏治疗师或训练教师获得参与他们活动的资格,与他们真正做到情感上的水乳交融,自闭症谱系障碍儿童才会体验到与他人共同活动的快乐分享。如当某一个儿童一直在做刻板的"啪啪啪"拍手游戏,游戏治疗师或训练教师可在旁边热心地玩手指游戏;当某一个儿童在用脚有规律地踩地板时,游戏治疗师或训练教师也可模仿着敲打地板。当游戏治疗的实施者和接受者多次重复进行这种平行的共同活动(co-action)[①]之后,既可让游戏治疗师或训练教师

[①]　荫山英顺.自闭症儿童的精神统合疗法[J].华东师范大学学报(教育科学版),1994(1):89.

以自己的感觉水平来理解类似自闭症谱系障碍儿童的感觉世界,体验从事这些活动的乐趣,同时,自闭症谱系障碍儿童也可在与他人保持一定距离的情况下,认识到自己周围跟自己有着"同样喜好"的他人的存在,久而久之这个"他人"便会成为他们时常留意的重要分享对象,从而让自闭症谱系障碍儿童体验到与值得分享的对象共同活动的乐趣。

三、能使自闭症谱系障碍儿童共享快乐

自闭症谱系障碍儿童因为有着强烈的封闭倾向,很难容忍别人进入到他们的独特世界里。通过上述游戏治疗的实施过程,能够使自闭症谱系障碍儿童感受到被接纳的尊重。他们通过平行的共同活动,会逐渐留意到他人的存在,从而初步体验到分享的喜悦,但是这离他们能与他人共享快乐还有一步之遥。因此,在游戏治疗实施到第三个阶段时,游戏治疗师或训练教师就可与自闭症谱系障碍儿童以共同游戏的方式来让他们体验共享快乐。当游戏治疗师或训练教师看到某一个自闭症谱系障碍儿童在屋子里奔跑时,就可跟他玩"老鹰抓小鸡"的游戏,一个逃、一个追,形成追逐游戏。可能一开始这个儿童不能接受别人从旁观、平行的方式转化为直接介入游戏的方式,但由于在实施游戏治疗的初始与第二阶段中,自闭症谱系障碍儿童与游戏治疗师或训练教师之间已形成了信任和信赖,所以,游戏治疗师或训练教师善于抓住介入之契机,就可让自闭症谱系障碍儿童迅速进入共同游戏状态,而这种状态便是使他们体验共享快乐的重要途径。当然不排除自闭症谱系障碍儿童在共同游戏的过程中,会因不安和困惑而时常出现反复,但游戏治疗师或训练教师持之以恒的善意介入,最终能使自闭症谱系障碍儿童获得共享快乐之体验。

四、能使自闭症谱系障碍儿童增强模仿能力

自闭症谱系障碍儿童的模仿能力低下,已成为一种定论,也正是由于模仿能力的低下,他们才疏于社会技能习得。因此,增强自闭症谱系障碍儿童的模仿能力也是游戏治疗的一个重要目标。事实证明,有效的游戏治疗可以很好地促进自闭症谱系障碍儿童的模仿能力。

在上述的共同游戏中,自闭症谱系障碍儿童会因为游戏治疗师或训练教师跟自己一起玩最喜欢的游戏而将其视为快乐同伴,因而在游戏过程中,他们会逐渐增加注视对方的频率,会极其关心地注视游戏治疗师或训练教师的行为,更为显著的是会逐渐发展自发性模仿游戏行为。他们会自发地模仿游戏治疗师或训练教师的口型、行为方式,有言语能力的则会注意模仿游戏治疗师或训练教师的声调和遣词造句方式。模仿能力的发展,在很大程度上促进了他们的社会交往技能。

五、能使自闭症谱系障碍儿童加强交流意愿

伴随着游戏治疗的进程,自闭症谱系障碍儿童与游戏治疗师或训练教师的情感日益增强,在共同游戏的过程中,他们因能体验到共享的快乐,所以能增强与人交往的意愿。在这个阶段的游戏治疗中,自闭症谱系障碍儿童已能把注意力放在与游戏治疗师或训练教师的交往上,虽然他们尚不能娴熟地掌握与人交往的技巧,还不能用得体的方式与人交流,但他们已会通过一些小活动,甚至是以小小的恶作剧来唤起他人的注意,当游戏治疗师或训练教师做出适当响应的时候,他们就会喜不自禁。两者从训练的授受关系转化为友情分享者,从原来的针锋相对转化为游戏同伴,自闭症谱系障碍儿童就会表现出强烈的喜爱情感,并与游

戏治疗师或训练教师达成情感共鸣。有了这种感情基础,自闭症谱系障碍儿童便会慢慢增加与他人用行为来进行交流的意愿。

🔗 第2节　自闭症谱系障碍儿童的游戏特征之探索

在专用测评量表第四版精神诊断(DSM-Ⅳ)中,诊断自闭症谱系障碍儿童的重要标志之一就是看他们是否具备装扮游戏(Pretending Play)的能力。[①] 因为装扮游戏在儿童的心理发展中具有非常重要的意义,因此,备受儿童心理学家、精神卫生医务人员及教育工作者的关注。

心理理论(Theory of Mind)的三大学派(即理论论、模块论和模拟论)的代表人物以及相互主观性理论(inter subjectivity theory)的倡导者就自闭症谱系障碍儿童的装扮游戏能力各抒己见。理论论的倡导者帕纳(Perner)和模块论的倡导者莱斯莉(Leslie)分别认为,表征及元表征能力与装扮游戏能力相辅相成。[②③]

模拟论的倡导者哈里斯(Harris)则指出儿童的装扮游戏与其自己的积极活动共同构成生活脚本(script)。[④] 相互主观性理论的倡导者哈伯孙(Hobson)认为,装扮游戏是儿童理解社会性人际关系的重要手段。[⑤] 他同时指出,自闭症谱系障碍儿童由于缺乏人际交往能力以及理解他人的能力低下,因而他们难以进行装扮游戏。本节以此理论为导引,从两个维度来探索自闭症谱系障碍儿童的游戏特征:一是从组间分析的维度,将他们与心理年龄匹配的弱智和正常儿童作为对照组进行实验研究,二是从组内分析的维度,按其功能将三类自闭症谱系障碍儿童进行比较。

一、与其他类型的儿童之比较

心理学者对自闭症谱系障碍儿童的装扮游戏进行了一系列研究。其中有部分研究通过将自闭症谱系障碍儿童与其他儿童比较的方法,如与弱智儿童、发展迟缓儿童、学习困难儿童、语言发展障碍儿童[⑥]、先天盲儿童[⑦]以及正常儿童对比,得出了自闭症谱系障碍儿童的装扮游戏水平最低的结论。那么,自闭症谱系障碍儿童的装扮游戏水平低下的原因何在?2001年我们曾进行了相关的实验研究探索其答案,在此具体介绍该实验研究的方法和

---

① American Psychiatric Association. Diagnostic and Statistical Manual of Mental Disorder. 4th ed. [M]. Washington, DC: APA, 1980.

② Perner, J. Exploration of the Autistic Child's Theory of Mind: Knowledge Belief and Communication[J]. Child Development, 1989, 60, 3: 689-700.

③ Leslie, A. M. Pretending and Believing, Issues in the Theory of ToMM[J]. Cognition, 1994, 50: 211-238

④ Harris E. Comparison of Auditory Stimulus Processing in Normal and Autistic Adolescents[J]. Journal of Autism and Developmental Disorders, 1981, 11, 2: 175-89.

⑤ Hobson. R. P. On Sharing Experiences Development and Psychopathology, 1989. 1: 197-203.

⑥ Baron-Cohen, S. Charman, T. Brief Report: Prompted Pretend Play in Autism[J]. Journal of Autism and Developmental Disorders, 1997, 27, 3: 325-32.

⑦ Brown, R., Hobson, R. P., Lee, A. Autism and Congenital Blindness[J]. Journal of Autism and Developmental Disorders, 1999, 29, 1: 45-56.

结果。[①]

（一）实验方法

实验方法中主要包含研究对象、实验设计和实验程序等具体细节。

1. 研究对象

6名自闭症谱系障碍儿童（平均实际年龄为52个月，平均心理年龄为23个月，都为男孩）；6名弱智幼儿（平均实际年龄为55个月，平均心理年龄为24个月，4男2女）；6名正常儿童（平均实际年龄和心理年龄均为23个月，4男2女）。

2. 实验设计

实验为准实验研究，是一种半结构化的游戏观察。半结构化，是指游戏场所和时间以及玩具都是预设的，但游戏方式是自由的。自变量：研究对象熟悉的老师与同伴、玩具；因变量：游戏行为，视线所及对象。

3. 实验材料

为判断研究对象是否进行象征游戏行为，分别投放了结构性和装扮性玩具。结构性玩具指功能固定，一般不能拆卸同时不太适用于装扮的玩具。实验中用了四种玩具：积木，拼图，圆形和长方形塑料玩具。装扮性玩具指适用于儿童模仿生活中常见的人和事的玩具。实验中有以下12种玩具：洋娃娃、奶瓶、梳子、吹风机、梳妆台、电话、煤气灶、锅、碗、针筒、听诊器、木工工具。如果研究对象能用装扮性玩具准确地模仿日常生活来进行游戏，就判断其有象征游戏行为。

4. 实验程序

为避免研究对象因环境陌生而产生有异于日常生活的表现，特将实验地点放在他们平时所在幼儿园（共4所）的一间宽敞的房间。实验者将玩具预先放置好，然后由主试带着2名被试一起玩10分钟。接着由6个同伴一起进入房间开始游戏。时间也为10分钟。

5. 数据的收集和处理

在实验中，均用数码式摄像机（Canon，MV550I）将全过程拍录下来。为了避免因拍摄距离太近而对被试产生干扰，都采用22倍的焦距进行远距离拍摄。将拍摄到的全部内容输入计算机，通过多媒体编辑软件（Ulead Video Studio DV 简体中文版），以每一个研究对象在实验中的表现为一个单元，进行渲染（编成一个片段），复制到 CD-ROOM 上。用豪杰解霸软件（XP 超强版）对实验内容进行秒读，然后根据编码表（coding sheet）进行编码分析。

6. 编码（Coding）

本研究用微观分析法，对实验过程和结果以秒为单位进行编码分析。根据游戏行为表现，将游戏分为"以人代人"、"以物代物"和"想象"三种游戏行为。每10秒为一个时间单位。当研究对象在实验中有上述三种装扮性游戏行为中的任何一类行为发生时，则记入1次。如在10秒内同时有两个行为发生，则各记入0.5次。

7. 数据计算与信度分析

按照下列公式计算发生率：发生率＝该行为的发生次数÷分析对象时间（秒单位）。采用 SPSS 10.0 版软件对所有数据进行统计分析。为保证评估分析信度，由实验者和两名受

---

① 根据周念丽.自闭症幼儿社会认知——理论、实验与干预[M].教育出版社,2006 pp.116-119 略加修改.

过编码训练的大学生(不知实验目的)对整个实验场面进行独立编码。而后根据评分者之间的评分方差进行方差分析,求得评分信度系数。本实验的信度系数为0.93。

(二)实验结果

组间比较从装扮游戏出现的频度、游戏兴趣、与他人共同游戏、游戏中的语言使用类型、视线接触和对玩具功能的认知这六个方面进行。

1. 装扮游戏出现频度的组间比较

表7-1显示了三组幼儿的"以人代人"、"以物代物"以及"想象"这三种典型的装扮游戏行为的平均发生次数。

表7-1 三组幼儿装扮游戏的平均发生率

组别	以人代人	以物代物	想象
自闭症组	0.00	0.15	0.00
弱智组	7.70***	4.20***	0.00
正常儿童组	7.20***	4.80***	0.20

注:此表的发生次数以每10秒为一个单位计算。时间总长为600秒。此处平均值的 T 检验,均为弱智组和正常儿童组与自闭症组的比较。*** $p < 0.001$。

从表7-1中可以看到,自闭症谱系障碍组的幼儿除了在"以物代物"方面有0.15的平均发生率,其他两个行为的平均出现次数都为0。自闭症谱系障碍组幼儿"以物代物"和"以人代人"两个行为都在 $p < 0.001$ 的显著水平上低于弱智组。

这个结果验证了自闭症谱系障碍儿童难以进行装扮游戏的定论。其原因何在?以下所报告的结果均是对关联因素的探索。

2. 游戏兴趣的组间比较

在本实验中,将游戏兴趣分为五个层次:"不玩"、"只碰一下"、"摆弄"、"玩一会"和"专心玩"。表7-2显示了三组幼儿表现出兴趣的游戏行为的平均发生率(M)以及标准差(SD)。

表7-2 三组幼儿的游戏兴趣平均发生率和标准差比较

组别	不 玩		只碰一下		摆 弄		玩一会		专心玩	
	M	SD	M	SD	M	SD	M	SD	M	SD
自闭症	0.037	0.018	0.018	0.007	0.019	0.126	0.009	0.018	0.018	0.076
弱智组	0.019*	0.015	0.006**	0.007	0.020	0.007	0.013	0.013	0.039*	0.054
正常儿童组	0.010**	0.008	0.005**	0.006	0.011	0.010	0.005	0.003	0.072***	0.022

注:此表的发生次数以每10秒为一个单位计算。时间总长为600秒。此处平均值的 T 检验,均为弱智组和正常儿童组与自闭症组的比较。* $p < 0.05$,** $p < 0.01$,*** $p < 0.001$。

表7-2的结果表明,自闭症谱系障碍组幼儿明显缺乏游戏兴趣。从"不玩"的平均发生率来看,自闭症谱系障碍组分别在 $p < 0.05$ 和 $p < 0.01$ 的显著水平上高于弱智组和正常组幼儿;"只碰一下"的平均发生率也是自闭症谱系障碍组都在 $p < 0.01$ 的显著水平上高于对照组幼儿。

与此形成对比的是,"专心玩"的平均发生率分别在 $p < 0.05$ 和 $p < 0.001$ 的显著水平上低于弱智组和正常组幼儿。这样的结果说明,自闭症谱系障碍儿童要么不玩,即使玩,也是一碰辄止,无心专注于游戏行为。

3. 与他人共同游戏的组间比较

在实验中,将"他人"的概念限定于自闭症谱系障碍组幼儿所熟悉的教师和同伴,而与他人共同游戏则分为两个维度,一是"接近接触",一是"共同活动"。将三组幼儿与他人共同游戏的平均发生率(M)和标准差进行比较。表 7-3 显示了这个结果。

表 7-3 三组幼儿与他人共同游戏的平均发生率和标准差的比较

组别	同 伴				教 师			
	接近接触		共同活动		玩一会		专心玩	
	M	SD	M	SD	M	SD	M	SD
自闭症组	0.008	0.078	0.004	0.060	0.005	0.009	0.000	0.000
弱智组	0.005	0.057	0.013*	0.011	0.020	0.011	0.011*	0.007
正常儿童组	0.005	0.006	0.003	0.004	0.011	0.007	0.002	0.004

注:此表的发生次数以每 10 秒为一个单位计算。时间总长为 600 秒。* $p < 0.05$,* * $p < 0.01$,与自闭症组的比较。

表 7-3 结果表明,自闭症谱系障碍组幼儿在游戏活动中有一定的与他人接触的行为,但与他人共同活动的行为极为匮乏。对同伴的接近接触要高于对教师的接近接触。在与同伴的共同活动中,要略高于正常儿童(分别为 0.004 与 0.003),但在 $p < 0.05$ 的水平上低于弱智组。对教师的同类行为则在 $p < 0.01$ 的显著水平上低于弱智组。

因从编码分析中发现自闭症谱系障碍儿童和弱智儿童在以下几个方面有更多的可比性,因此以下的研究都在这两组研究对象中进行。

4. 游戏中语言使用的组间比较

虽然自闭症谱系障碍组中只有两个幼儿有口头语言能力,但作为比较,在实验研究中也将这两个儿童在游戏中的语言类型与弱智组的幼儿进行了对比。图 7-1 是这个对比分析的结果。图中的"AU"指代自闭症谱系障碍儿童组,"MR"指代弱智幼儿组。

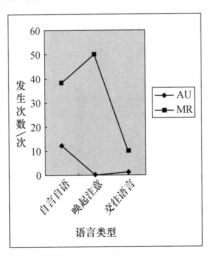

图 7-1 自闭症谱系障碍组与弱智组幼儿的语言类型比较

图 7-1 表明,与弱智组最大的不同点是,自闭症谱系障碍儿童在游戏中的语言行为,除

了自言自语,没有任何交往动机的存在。因为除了"自言自语"的平均发生次数达到 11 次,"唤起注意"和"交往语言"的发生次数为 0。

　　5. 游戏中视线接触的组间比较

　　图 7-2 显示了自闭症谱系障碍组与弱智组幼儿在游戏过程中视线接触类型的比较。

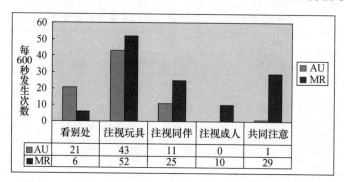

	看别处	注视玩具	注视同伴	注视成人	共同注意
AU	21	43	11	0	1
MR	6	52	25	10	29

图 7-2　自闭症谱系障碍组与弱智组幼儿视线接触类型的比较

　　图 7-2 表明,自闭症谱系障碍组与弱智组的视线接触在 600 秒中的平均发生次数,除了"注视玩具"行为比较接近外(分别为 43 次和 52 次),在其他方面发生次数就迥然不同,突出地表现在"看别处"与"共同注意"两个行为上。前者是自闭症谱系障碍组的发生次数为 21 次,远高出弱智组的 6 次;自闭症谱系障碍组的"共同注意"发生次数只有 1 次,而弱智组的高达 29 次。值得关注的还有,自闭症谱系障碍组"注视成人"的发生次数为 0。

　　6. 功能认知错误的量与质比较

　　图 7-3 是自闭症谱系障碍组和弱智组幼儿在游戏过程中对玩具功能的认知上所犯错误的次数比较。

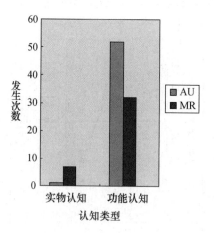

图 7-3　两组幼儿对玩具功能的错误认知的次数比较

　　"实物认知"错误是指对玩具的错误命名,而"功能认知"错误则是指被试在实验中,拿着玩具对自己或洋娃娃以及他人进行游戏时错误使用的情况。比如说,用剪刀剪自己或同伴的手。"低于实际水平",是指幼儿使用玩具的功能准确但比实际年龄要低的行为,比如说将奶瓶放在自己的嘴里。

图 7-3 表明,弱智组幼儿对玩具的实物认知的错误要比自闭症谱系障碍组高,而自闭症谱系障碍组的幼儿在功能认知上所犯的错误达 52 次,比弱智组的 32 次要高 20 次。

上述实验结果表明,与身心年龄相近的弱智和正常儿童相比,自闭症谱系障碍儿童的装扮游戏水平确实最低。通过对实验过程的微观分析,可推测以下三个方面可能是其关联因素。

第一,对游戏本身缺乏兴趣。从对实验过程的记录分析中发现,6 名自闭症谱系障碍儿童对游戏本身所持有的兴趣虽有个体差异,但总体上都非常缺乏。只有一人在游戏中表现出较强的专注性,其他 5 人均"不玩"或"浅玩辄止"。通过对游戏过程的记录分析,这种兴趣的缺乏可能与他们无法与他人分享游戏快乐和对玩具功能认知水平低下有关。

第二,在游戏过程中缺乏与他人的经验分享。主要表现在三个方面,缺乏唤起别人注意的交流性语言、缺乏共同注意和缺乏共同活动行为。这三个方面都表现了自闭症谱系障碍儿童与人经验分享能力的不足。据此推测,自闭症谱系障碍儿童可能就是因此很难通过对他人的态度和情感知觉,而获得他人给某一特定物的约定俗成的象征符号能力,从而使他们难以进行装扮游戏。

第三,对玩具功能缺乏正确认知。自闭症谱系障碍组幼儿在游戏过程中,在对玩具功能的错误认知上,其平均发生率在显著水平上高于弱智组幼儿。由此可见,本研究对象的自闭症谱系障碍儿童尚不具备对玩具功能进行表征的能力。有些即使是按照玩具本身的功能在游戏,但表现出来的却是和其心理年龄相差甚远的行为,如将奶瓶直接放在嘴里。

自闭症谱系障碍儿童由于缺乏这样的初级表征能力,所以他们无法在这基础上赋予玩具一个象征意义。比如说拿长尺做手枪,弱智组的儿童首先知道这是"一把尺",然后赋予它"可当做枪"的意义,具有这样的元表征能力,才可能进行装扮游戏。遗憾的是自闭症谱系障碍组幼儿尚不具备这样的能力。

二、同类儿童各功能间之比较

上述研究都着重于从组间比较中找出自闭症谱系障碍儿童的群体特点,那么同为自闭症谱系障碍儿童,由于智力发展水平不同,即功能的高低不同,是否会在游戏中出现不同的特征?从先行研究结果来看,有语言能力的以及高功能自闭症谱系障碍儿童的装扮游戏水平比无语言能力和低功能自闭症谱系障碍儿童的要高。[1][2] 为判断不同功能的自闭症谱系障碍儿童在自由游戏中与养育者之间的互动特征和在装扮游戏过程中表现出的心理特点,我们于 2007 年至今进行了相关的准实验观察研究。

(一)实验方法

实验方法中主要包含研究对象、实验设计和实验程序等具体细节。

---

[1] Jordan, R., Libby, S., Messer, D., Powell, S. Imitation of Pretend Play Acts by Children with Autism and Down Syndrome[J]. Journal of Autism and Developmental Disorders,1997,27,4: 365-83

[2] Rogers, S. J., Rutherford, M. D. Cognitive Underpinnings of Pretend Play in Autism[J]. Journal of Autism and Developmental Disorders, 2003,33,3: 289-302

1. 研究对象

86 名自闭症谱系障碍儿童(实际年龄范围 30 个月~72 个月;男孩 76 名,女孩 10 名),其中低功能组 48 名(平均实际年龄为 52 个月,平均心理年龄为 24 个月;男孩 43 名,女孩 5 名);中功能偏低组 28 名(平均实际年龄为 55 个月,平均心理年龄为 43 个月;男孩 25 名,女孩 3 名);中功能偏高组 10 名(平均实际年龄为 56 个月,平均心理年龄为 53 个月;男孩 8 名,女孩 2 名)。

此处对自闭症谱系障碍儿童功能划分的依据是使用笔者自编的"1~6 岁儿童心理测查",对每个研究对象进行测查所获的结果,该心理测查主要是按照日本新版 K 式发展心理测查①改编而成。凡心理年龄低于实际年龄 30 个月或以上的儿童被定义为低功能,凡心理年龄低于实际年龄 13~30 个月的儿童被定义为中功能偏低组,凡心理年龄低于实际年龄 6~13 个月的儿童被定义为中功能偏高儿童。

2. 实验设计

实验为准实验研究,是一种半结构化的游戏观察。半结构化,是指游戏场所和时间以及玩具都是预设的,但游戏方式是自由的。

3. 实验材料

为判断研究对象是否进行象征游戏行为,分别投放了结构性和装扮性玩具。结构性玩具实验中用了 6 种:积木,拼图,圆形、长方形玩具,电动玩具,木质实物玩具。装扮性玩具实验中有以下 6 种:洋娃娃、奶瓶、梳子、电话、针筒、听诊器。如果研究对象能用装扮性玩具准确地模仿日常生活进行游戏,就判断其有象征游戏行为。

4. 实验程序

实验地点均在华东师范大学学前教育系的 0~3 岁儿童心理实验室中。实验者先将结构性玩具预先放置好,然后请研究对象及其家长一起进入实验室,让他们进行 10 分钟的自由游戏。接着投放装扮性玩具,让家长和儿童再一起玩 10 分钟。游戏过程中实验者没有任何指导语,只是预先告知家长就像平时在家里的时候一样自由地玩。

5. 数据的收集和处理

在实验中,均用数码式摄像机将全过程拍录下来。为了避免拍摄距离太近而对被试产生干扰,都采用 22 倍的焦距进行远距离拍摄。将拍摄到的全部内容输入计算机,通过多媒体编辑软件(Ulead Video Studio DV 简体中文版),以每一个研究对象在实验中的表现为一个单元,进行渲染(编成一个片段),复制到 CD-ROOM 上。用豪杰解霸软件(XP 超强版)对实验内容进行秒读,然后根据编码表进行编码分析。

6. 编码

本研究用微观分析法,对实验过程和结果以秒为单位进行编码分析。自由游戏主要聚焦于研究对象和养育者之间的互动,所以根据游戏行为表现,将游戏分为"交流发起"、"交流形式"和"交流内容"。而在装扮游戏中,则从"游戏兴趣"、"玩具功能认知"和"装扮行为"三个角度进行分析,其中"装扮行为"又细分为"实时模仿"、"延时模仿"和"情景迁移"三种游戏行为。每 10 秒为一个时间单位。当研究对象在实验中有上述游戏行为中的任何一类行为

---

① 编著者代表 生沢雅夫.新版 k 式発達検査法.第 2 版.ナカニシヤ出版,2005.

发生时,则记入 1 次。如果在 10 秒内同时有两个行为发生,则各记入 0.5 次。

7. 数据计算与信度分析

按照下列公式计算发生率:发生率＝该行为的发生次数÷分析对象时间(秒单位)。

采用 SPSS 13.0 版软件对所有数据进行统计分析。为保证评估分析信度,由实验者和两名受过编码训练的大学生(不知实验目的)对整个实验场面进行独立编码。而后根据评分者之间的评分方差进行方差分析,求得评分信度系数。本实验 6 个分析场景的信度系数为 0.85~0.91。

(二)实验结果

实验结果由两大部分构成:一是自由游戏中亲子交流的发起、形式和内容的比较分析,二是装扮游戏的状态、玩具使用及装扮行为的比较分析。

1. 自由游戏的比较

在自由游戏中,主要聚焦于自闭症谱系障碍的各类功能儿童在与养育者的交流中,其发起、形式和内容上的区别何在。下面将具体报告其结果。

(1)交流发起的频度比较

图 7-4 呈现的是在 10 分钟的自由游戏中,低功能、中功能偏低组和中功能偏高组与养育者之间主动发起和应答行为发生的平均频度之比较结果。

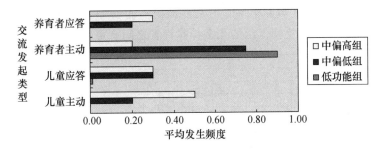

图 7-4　自闭症谱系障碍儿童与养育者间的交流发起与应答发生率比较

从图 7-4 中可以清楚地看到,功能越低的自闭症谱系障碍儿童,其主动发起交流的频度越低,其中,低功能组儿童的主动发起交流的平均频度为零,与此同时,他们应答养育者的交流也几乎为零。与之相反的是,功能越低的自闭症谱系障碍儿童的家长,其主动发起交流的频度越高,而这些家长的应答也随着儿童功能的提高而逐步提高。由此可见,功能越低的自闭症谱系障碍儿童在自由游戏中越疏于和养育者之间进行交流。

(2)交流形式的频度比较

在编码分析中,将自闭症谱系障碍儿童与养育者之间的交流形式分为"口头语言交流"、"表情语言交流"和"肢体语言交流"三大类。其中,"口头语言交流"包含了主动发言、应答性语言和跟说词语三类状况;"表情语言交流"包含了对主动或应答性语言做出积极的表情,如微笑、发出喜悦的"哦哦"等声音或表现出不快的表情;"肢体语言交流"包含了视线对视、共同注意和身体接近等状况。

第一,口头语言交流频度的功能间比较。

表 7-4 表明了三种功能的自闭症谱系障碍儿童在自由游戏中与养育者之间口头语言交

流的平均发生率的比较。

表 7-4 三组自闭症谱系障碍儿童口头语言交流发生率的平均值和标准差

组别	主动发言		应答语言		跟说词语	
	M	SD	M	SD	M	SD
低功能组	0.000	0.084	0.060	0.058	0.148	0.071
中偏低组	0.123*	0.139	0.109	0.128	0.125	0.120
中偏高组	0.137*	0.131	0.127*	0.141	0.110	0.118

注:此处发生次数以每 10 秒为一个单位计算。编码时间长度为 600 秒。* $p < 0.05$,为与低功能组比较的 T 检验结果。

表 7-4 的结果表明,在三组当中,低功能组的"主动发言"的平均发生率为 0,但"跟说词语"的平均发生率却最高,功能越高的自闭症谱系障碍儿童其"主动发言"和"应答语言"的平均发生率都越高,组间的差异已达 $p < 0.05$ 的显著水平,而"跟说词语"的情况益趋减少。

第二,表情与肢体语言交流频度的功能间比较。

图 7-5 呈现了自闭症谱系障碍儿童三种功能间的表情与肢体语言平均交流频度的比较。

从图中可以清楚地看到,不管是表情语言交流还是肢体语言交流,低功能组的平均发生率都最低,表情语言交流的平均发生率随着功能的提高而增加。肢体语言交流的趋势并不完全相同。这可能与中功能组偏低组的儿童与养育者之间有更强的依恋有关。

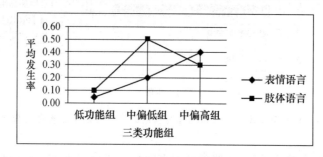

图 7-5 自闭症谱系障碍儿童三种功能间的表情与肢体语言平均交流频度

（3）交流内容的比较

根据交互学习和交流 INREAL(Inter Reactive Learning and Communication)[1]的口头言语交流的分类,再根据自闭症谱系障碍儿童在 10 分钟自由游戏场景中与养育者交流的实际情况,我们将交流内容分成以下四种类型。

① 个体探究型,其中包括"自问",如说"这是什么呀?""探索性自言自语",如说"这个怎么玩呀?"

② 个体创造型,其中包括"想象",如说"这玩具像把枪","信息分析",如说"开关打开车就会开了"。

---

[1] Widaz,R. S. , Intervention for Language Handicapped and Bilingual Children,[J]. Journal of Division for Early Children, 1981. No. 4

③ 积极报告型,其中包括"唤起注意",如说"看呀!""达成汇报",如说"我会玩了"。

④ 消极表达型,其中包括"拒绝",如说"不要","否定",如说"不会"。

表 7-5 显示了自闭症谱系障碍儿童中三类功能组的交流内容平均值和标准差的比较结果。

表 7-5　自闭症谱系障碍儿童三类功能组的交流内容平均值和标准差

组别	个体探究		个体创造		积极报告		消极表达	
	M	SD	M	SD	M	SD	M	SD
低功能组	0.005	0.079	0.001	0.063	0.002	0.017	0.012	0.103
中偏低组	0.095	0.063	0.083**	0.061	0.088**	0.053	0.108**	0.079
中偏高组	0.173**	0.059	0.100**	0.075	0.101**	0.057	0.109**	0.076

注:此处发生次数以每 5 秒为一个单位计算。** $p < 0.01$,都是与低功能组比较的结果。

表 7-5 显示了这样的结果:从整体趋势来看,不管交流内容是什么,都是自闭症谱系障碍儿童功能越高,口头交流的平均发生率就越高。中功能组不管是偏低还是偏高,在"个体创造"和"积极报告"以及"消极表达"三项的平均发生率都在 $p < 0.01$ 的水平上与之存在显著差异,说明低功能组的儿童基本没有可供分析的交流内容。从低功能组本身来看,平均发生率最高的是与人交往的"消极表达",而不是个体自身的关联项目,这说明尽管他们的心智水平低,但仍有较强的与他人交流的意愿。

2. 装扮游戏的比较

在 10 分钟的自由游戏之后,将所有结构性玩具拿走,只剩下 6 种用于装扮游戏的玩具。在时间长、玩具种类少的情况下,比较分析各类功能的自闭症谱系障碍儿童的游戏状态、玩具使用和装扮行为。

(1) 游戏状态的比较

游戏状态主要从"兴趣度"、"持久度"和"安定度"三个层面进行分析。

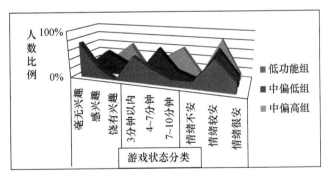

图 7-6　自闭症谱系障碍儿童三种功能间游戏状态的比较

如图 7-6 所示,低功能自闭症谱系障碍儿童在"兴趣度"和"持久度"上表现的特征是 75% 左右的儿童都表现出无兴趣和三分钟之内就不想再玩的状态,而功能越高,其兴趣度和持久度都越高。但在情绪安定性上,三组之间无显著区别。

（2）玩具使用的比较

玩具使用分为"破坏性"、"沿用性"、"创造性"三类。所谓"破坏性"，是指敲打、扔、踢玩具等行为。所谓"沿用性"，是指按玩具被赋予的约定俗成功能的来玩，如用听诊器去"听"，拿针筒去打针等。所谓"创造性"，是指超越玩具被赋予的约定俗成的功能而创造性地使用玩具，如将针筒当做喷雾器来玩。"沿用性"和"创造性"地使用玩具，都被认定为有象征能力，但后者的难度更大。因有不少研究对象固着于某一个玩具，拿在手中把玩，或只看某一个玩具，在此都列入"其他"。图7-6是三组在玩具使用上所占比例的比较。

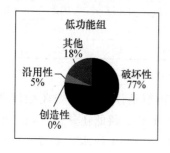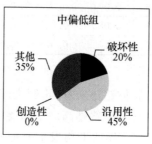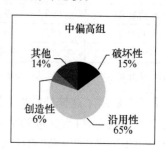

图7-7　自闭症谱系障碍儿童三种功能间玩具使用的比较

从图7-7中清楚地看到，功能越低，其"破坏性"行为的人数所占比例越高，反之，其"沿用性"行为的人数所占比例越低。但不管功能如何，都有破坏性行为和其他行为的发生，这或许是自闭症谱系障碍儿童的共性所致。

（3）装扮行为的比较

此处装扮行为比较主要聚焦于"实时模仿"、"延时模仿"和"情景迁移"三个方面。由于是与养育者之间一起进行游戏，在观察过程中，发现不少爱子心切的（祖）父母经常不知觉地给孩子示范，让孩子用扮医生的玩具等模仿游戏，因此特将儿童的实时模仿作为分析的内容之一。"延时模仿"指能准确模仿他人行为，如打针，同时也包括对象的混淆，如给自己打针等。而"情景迁移"指能分清场景，准确地用合适的玩具进行装扮行为，如用扮医生的玩具为养育者看病，或拿起电话玩具给养育者打电话、用奶瓶给娃娃喂奶等。

表7-6归纳了三组儿童的装扮行为平均发生率的比较。

表7-6　自闭症谱系障碍儿童三类功能组的装扮行为平均发生率

组别	实时模仿	延时模仿	情景迁移
低功能组	0.35	0.15	0.00
中偏低组	1.70*	1.30*	0.12
中偏高组	1.20	1.40*	0.12

注：此表的发生次数以每10秒为一个单位计算。时间总长为600秒。此处平均值的 T 检验，均为中功能组与低功能组的比较。* $p < 0.05$。

通过对表7-6的结果分析，我们可以得出这样的结论：不管功能如何，自闭症谱系障碍儿童的三种装扮行为的发生率都不高，前面所呈现的各类型儿童之间的差距在 $p < 0.001$ 的显著水平上相比，三种功能之间的差距就小很多，最多也只是在模仿能力上，中功能的儿童略优于低功能儿童（$p < 0.05$）。说明自闭症谱系障碍儿童整体上都较缺乏象征能力，验证了

先行研究的结论。但是,中功能组的儿童,无论偏低抑或偏高,都有较高的"延时模仿"平均发生率,特别是两组还都有"情景迁移"的行为发生,这对自闭症儿童不具象征能力之说是个反证。

综合上述的各个研究结果,初步勾勒出低功能组、中偏低组和中偏高组三类儿童的游戏特征。

在自由游戏中,从交流发起、交流形式和交流内容三个方面对三种功能儿童进行了观察分析。结果归纳如下:

从交流发起特点来看,功能越低,主动交流和被动交流的频率就越少,其中主动性的差距是最显著的。

交流形式获得口头言语和非口头言语两种结果。在口头言语交流中,低功能的儿童更多的是跟说,几乎没有主动发言。功能越高的儿童,其应答性和主动发言的频率就越高。在表情语言中也呈现了相同的趋势,但在肢体语言交流中,这样的趋势并不明显。

交流内容也分为个体自身与他人互动两个层面来加以分析。所获结果表明,功能越低,个体自身的探究和创造性语言就愈少,在与他人互动中,消极响应要远多于积极报告。功能高的儿童,却有较多的积极报告。

在装扮游戏中,从游戏状态、玩具使用和与装扮游戏有关的模仿及迁移能力进行了比较分析,其结果归纳如下:

对游戏状态分析结果表明,随着功能的提高,其游戏兴趣、持久和情绪安定度也随之提高。

对玩具使用的结果分析表明,功能越低,其破坏性行为越多,能够理解玩具的象征意义进行游戏的发生频率越少,用发散性思维利用玩具进行装扮游戏的发生率为零。

对装扮行为的分析结果表明,尽管三类功能儿童的装扮行为发生率都很低,但即使是低功能儿童,他们也还有实时模仿能力。随着功能的提高,其延时模仿能力也越强。

综上所述,要提高整体自闭症谱系障碍儿童的游戏水平,特别是装扮游戏的水平,不仅仅是教会他们认识玩具,知道玩具的功能和玩法,更为重要的是让自闭症谱系障碍儿童在游戏中,与同伴和教师乃至家长之间有更多的共同注意行为,有更多的共同活动意识,有更多的语言和非语言的交流。与此同时,对不同功能的自闭症谱系障碍儿童也要有针对性的游戏治疗,对低功能儿童,特别需要注重他们能主动与他人交往的意识,能在游戏中感受到更多的快乐,能对玩具的象征意义有更多的理解,在加强他们实时模仿能力的同时,更要关注他们的延时模仿能力。对中功能的儿童,除了要关注上述与低功能儿童相似之点外,还需通过游戏,来提高他们的表征能力。

❂ 第3节　自闭症谱系障碍儿童游戏治疗之实施

在第2节中对自闭症谱系障碍儿童的游戏特征做了具体分析,这些研究结果表明了这样的事实,由于自闭症谱系障碍儿童受其智力发展、语言发展、社会性发展等局限,在自由游戏和装扮游戏中表现了自主探索不足、与他人互动欠缺、象征能力较为低下的共同特征。然而,由于功能的不同,在每个游戏中所体现的心理水平也呈现了各个功能组的特征。在本节中,我们将聚焦于提高自主探索意识、加强社会互动意愿、提高象征能力三个方面,具体阐述游戏治疗目标的制定、游戏治疗策略的形成、游戏治疗的实施步骤和对游戏治疗绩效之检验。

一、实施目标的制定

通过游戏,让自闭症谱系障碍儿童学会关注他人,能够择优接受外界的信息刺激,妥善处理与他人的关系,最后获得独立生活能力,是游戏治疗的主要目标。为此,在实施游戏治疗之初,我们应按照自闭症谱系障碍儿童的功能水平,将这一主要目标加以分解,为他们制定各个切实可行的具体目标。

(一)不同功能自闭症谱系障碍儿童的游戏治疗目标

自闭症谱系障碍,恰如其名称所示,是一种光谱性的系列障碍。这些儿童虽然同属一类,但由于发展障碍程度的不同,其功能间的水平差异很大,因而在制定游戏治疗目标时,首先要从自闭症谱系障碍儿童的功能特征出发。

1. 低功能自闭症谱系障碍儿童的游戏治疗目标

低功能自闭症谱系障碍儿童,是指其智力水平严重滞后的自闭症谱系儿童。他们的主要特征是同时具有重度智力发展迟缓、语言障碍、情绪障碍和社会性发展障碍。这类儿童约占自闭症谱系障碍儿童的75%。因其集多重障碍于一身,因此,运用游戏对他们进行全面干预是一项至为艰难的工作。在制定目标时,当首先通过纷繁复杂的表面现象关注他们的主要问题,攻其一点,兼顾其余。具体来说,可先从激发他们的共同注意和实时模仿两方面来制定目标。因为共同注意是他们能够与别人分享信息的重要前提,而实时模仿则是他们获得延时模仿乃至象征能力的基础。

(1)聚焦共同注意

在游戏治疗中,从共同注意着手,使自闭症谱系障碍儿童能发展视线对视、注视、追视等行为。这些在普通儿童中不需关注的视线问题,对低功能自闭症谱系障碍儿童而言却颇需下番苦功。下面通过两个案例,来介绍如何根据低功能自闭症谱系障碍儿童的特点,来制定促进其共同注意的游戏治疗之具体目标。

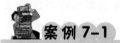 **案例 7-1**

3岁半的L,几乎没有与人的视线接触,即使是扳着他的脸,要他看别人,也最多是2秒以内的一瞥,随即目光马上就会游移。

游戏治疗师或训练教师为他实施游戏治疗之前,按照L的视线行为基线水平,设立了近期、中期和长期目标。

近期目标:每次与人目光对视能够保持在5~6秒。

中期目标:当别人用言语或动作让其看某人或某物时能响应,和别人一起看同一物体或与对方视线对视,并能坚持在30秒或以上。

长期目标:能主动唤起别人的注意,并能与他人一起共同长久注视某一个物体,或与对方视线对视长达1分钟以上。

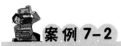 **案例 7-2**

已有4岁的N,几乎从来没有用食指的指点行为来引起别人的注意。当要唤起他人注意时,总是直接去拉别人的手,或抱住别人。

游戏治疗师或训练教师为他实施游戏治疗之前,先设立了相应的近期、中期和长期目标。

近期目标:能服从指令伸出手指。

中期目标:会用手指的指点行为指点客观物体。

长期目标:会用手指的指点行为来唤起他人的注意。

比起案例7-1,案例7-2的目标更关注指点行为的功能强化,这是因为共同注意理论研究发现,指点行为在人的共同注意中与视线一样具有重要意义。

(2)聚焦实时模仿能力的获得

皮亚杰在对儿童的认知发展进行研究后发现,实时模仿在儿童的思维发展中具有里程碑的作用,因为儿童的象征能力获得,恰恰是通过从实时模仿到延时模仿的路径。但大量研究表明,自闭症谱系障碍儿童,特别是低功能儿童的共同特点是几乎没有现时现地(just here and just now)的模仿,就是实时模仿之能力。我们通过研究发现,低功能自闭症谱系障碍儿童缺乏实时模仿能力,主要源于他们对物的注视远远高于对人的注视,他们不能与人保持超过2秒以上的视线对视。为此,对他们进行游戏治疗时,有必要将实时模仿能力作为主要的目标之一。

通过游戏治疗,对低功能自闭症谱系障碍儿童的实时模仿能力进行训练时,应根据每个儿童的特征来制定具体目标,下面也介绍两个案例。

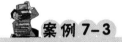 **案例 7-3**

4岁的L喜欢注视旋转的物体,但看人的时候往往转瞬即过,让他模仿任何动作都毫无反应。

近期目标:当拿着旋转物体时,能在注视物体的间隙,看游戏治疗师或训练教师的时间达到10秒或以上。

中期目标:当游戏治疗师或训练教师拿着旋转物体做出某动作时,能注视动作长达30秒以上。

长期目标:在没有旋转物体的伴随下,能实时模仿游戏治疗师或训练教师的动作。

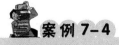 **案例 7-4**

5岁的M能较长时间看着别人,但由于感觉运动能力发展较差,即使很简单的动作也很难模仿。

近期目标：能坚持 30 秒以上注视游戏治疗师或训练教师做"石头"、"剪子"、"布"三个动作。

中期目标：能实时模仿游戏治疗师或训练教师做的"石头"动作。

长期目标：能实时模仿游戏治疗师或训练教师做的"石头"、"剪子"、"布"三个动作。

从上述两个案例来看，为低功能自闭症谱系障碍儿童制定的游戏治疗目标尽管都聚焦于实时模仿能力，但由于造成这两个儿童实时模仿能力欠缺的原因不同，因此在为他们制定游戏治疗的目标时侧重点当有所不同。

2. 中功能自闭症谱系障碍儿童的游戏治疗目标

中功能自闭症谱系障碍儿童是指智力发展水平比其实际年龄有部分领域滞后的儿童。中功能自闭症谱系障碍儿童虽然具备了一定的言语能力，也有一定的自理能力，但他们在社会交往方面仍有许多欠缺，语言发展明显滞后。因此，对他们实施游戏治疗时，其目标可以设定在促进社会交往、提高接受性语言能力和表达性语言上。

在此，以提高社会交往的基本技能为例。

社会交往的基本技能可分为知道基本的礼仪、了解基本的生活规则、学会识别他人的基本情绪。中功能自闭症谱系障碍儿童在基本礼仪上缺乏与人自觉打招呼的意识、接受别人的服务后不会说谢谢等。而在生活规则上，他们往往不懂得要轮流等候、排队等。对他人的喜怒哀乐很难识别。为此，我们在为中功能自闭症谱系障碍儿童实施游戏治疗之际，有必要将基本的社会礼仪和生活规则作为教育干预的主要目标之一。通过游戏治疗，加强中功能自闭症谱系障碍儿童的社会交往技能和语言表达能力，下面介绍两个案例。

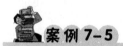 **案例 7-5**

　　C 是个一看见人就扭转头，从不会主动跟别人打招呼的中功能自闭症谱系障碍儿童。不管别人为他做了什么事情，他都不知道说"谢谢"。

为改变这一情形，在实施游戏治疗之际，游戏治疗师或训练教师为他制定了以下具体目标。

近期目标：能够坚持 1 分钟以上的时间，注视游戏治疗师或训练教师。

中期目标：一看到游戏治疗师或训练教师，就能主动用口头语言说"你好"。

长期目标：当每一次游戏治疗结束后，都能主动向游戏治疗师或训练教师等熟悉的人说"谢谢"、"再见"。

我们可以看到，在这个案例中，目标的设置是从加强中功能自闭症谱系障碍儿童的共同注意着手，并从其有基础的言语能力出发，让 C 儿童能用语言从简单的打招呼，到能自觉地向别人道谢，把社会礼仪的过程贯穿到整个游戏治疗过程中。这种目标可能易于被中功能自闭症谱系障碍儿童所接受。

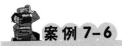 **案例 7-6**

J 已有 6 岁,虽然有一定的言语能力,但无法弄清人称代词中的"你"和"我",经常把"请你吃"说成"请我吃",并把"我要吃"说成"你要吃",使人不知所云,在幼儿园常遭到同伴的讥笑。

在实施游戏治疗之际,游戏治疗师或训练教师为他制定了以下具体目标。

近期目标:能用动作指着自己表示"我",指着别人表示"你"。

中期目标:能用句子表达自己所想要的"我要……""我想……"

长期目标:能用句子表达给予别人的意思,如"请你……""你要……吗?"

这个案例的目标主要是强调通过言语训练,让中功能自闭症谱系障碍儿童区别出"我"和"你",加强其自我与他人的分化认知。从此案例中可以看到,在设定游戏治疗的目标时,应该抓住每一个儿童的独特问题,有的放矢地制定相应目标。

3. 高功能自闭症谱系障碍儿童的游戏治疗目标

高功能自闭症谱系障碍儿童是指智力发展水平与其实际年龄相等,个别领域的智力发展甚至超过实际年龄的儿童。尽管高功能自闭症谱系障碍儿童在智力发展上没有滞后甚至超常,但他们在社会交往和语言交流上仍然存在一定的欠缺,如从不顾及场合和别人的心情,只按自己的意志行事,虽然言语能力很强,十分流畅,但说话时和别人没有形成有意义的衔接,对他们实施游戏治疗时,其目标设定当锁定在他们的社会交往技能和语言交往技能上。

下面以一个案例来说明:

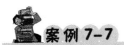 **案例 7-7**

儿童 J,能用较流畅的言语表达,接受能力较强,但就是常常显得自信心不足。每次游戏治疗师或训练教师拿来新的玩具,J 的第一句话就是"我不会玩",每次有新的训练任务布置下来,他的第一句话就是"我不会的"。

面对这样一个自信心缺乏的高功能自闭症谱系障碍儿童,为他设定的目标如下。

近期目标:在擅长的语言游戏中,可以达到吟诵 3～5 首诗篇的目标。

中期目标:在不擅长的音乐领域,能学会吟唱 2～3 首儿童歌曲。

长期目标:能够较有信心地接受新事物。

对高功能自闭症谱系障碍的儿童来说,培养他们的思维和言语能力固然十分重要,但是如果没有自信和自尊,即使有很强的接受新事物的能力,却可能被自卑绊住自主探索的脚步,所以列举上述尚不成熟的一个案例,以此引起读者对高功能自闭症谱系障碍儿童情感发展的更大关注。

(二)游戏治疗课题的选定

课题如何确定?根据本章第 2 节所陈述的系列实验研究的结果,我们选定了游戏治疗课题。确定游戏治疗课题的原则是全面干预,因人侧重。

1. 游戏治疗共同课题

所谓游戏治疗共同课题，是指对每一个自闭症谱系障碍儿童同时进行的游戏治疗内容。

首先，根据研究结果，将游戏治疗共同课题定为"让自闭症谱系障碍儿童与同伴和教师乃至家长之间有更多的共同注意行为，有更多的共同活动意识，有更多的语言和非语言的交流"。

其次，将提高整体自闭症谱系障碍儿童的游戏水平，特别是装扮游戏的水平作为游戏治疗共同课题。

2. 因人侧重课题

由于三组自闭症谱系障碍儿童在认知发展、言语发展上水平各异，在确立游戏治疗课题时要做到因组而异，甚至是因人而异。

根据其实际发展水平，为三组自闭症谱系障碍儿童确定了不同的游戏治疗课题。

（1）对自闭程度高、发展水平低的低功能自闭症谱系障碍儿童，以增强共同注意、加强模仿意识、提高接受性语言能力为主要的游戏治疗课题。

（2）对自闭程度略高、发展水平略为滞后的中功能偏低自闭症谱系障碍儿童，除了增强共同注意、模仿意识之外，还加强了提高表达性语言能力的内容，同时加入一些简单的装扮游戏内容，以增强他们的象征能力。

（3）对自闭程度略低、发展水平接近实际年龄的中功能偏高自闭症谱系障碍儿童，则以提升自主装扮能力，以此强化其社会交往技能为主要的游戏治疗课题。

二、实施策略的形成

在游戏治疗过程中，主要可使用个别化支持策略，教师和同伴参与策略。

（一）个别化支持策略

个别化支持策略就是为每一位自闭症谱系障碍儿童度身定做游戏治疗计划。根据自闭症谱系障碍儿童参与游戏的兴趣度及反应的准确性，每周为他们制订一次游戏治疗计划。

1. 个别化支持策略内容

每周一次的个别化游戏治疗计划，可由 6 个方面，即视线行为、五官、躯体、性别、情绪和社会指令构成。在游戏治疗中期，对发展水平较好的自闭症谱系障碍儿童则可分别提高游戏治疗课题的难度。

每份计划中的内容都由教师的指导表（共 12 张表）构成。

2. 个别化教育计划表

为了做到真正的个别化，在指导表中为每一个自闭症谱系障碍儿童都列举了不同的游戏治疗短、中、长三个时期的目标以及不同的游戏治疗做法。与此同时，配有一份记录自闭症谱系障碍儿童在接受游戏治疗时的反应和兴趣的评估表。

表 7-7 是计划表的样本。这是为一名低功能自闭症谱系障碍儿童所制订的个别化游戏治疗计划，其中包含了有关五官认知的指导。

3. 个别化游戏治疗策略实施

家长和教师按照这份游戏治疗计划，根据实际情况，每天对自闭症谱系障碍儿童进行 20～40 分钟的游戏治疗（各种活动形式交错进行），每周汇总一次，由游戏治疗师或教师在此基础上进行微调，制订新的游戏治疗计划。

表 7-7 低功能自闭症谱系障碍儿童教育训练计划

指导者：　　　训练时间＿＿＿年＿＿＿月＿＿＿日＿＿＿时＿＿＿分＿＿＿＿＿＿时＿＿＿分

内　　容	自我认知
单元主题	认识五官
目　　标	● 长期目标：听到指令，可以准确指出自己的五官。 ● 中期目标：能指认图片、照片和镜子中的人（自己）的五官。 ● 短期目标：能跟着模仿、玩"认识五官"的游戏。
材料准备	接受游戏治疗儿童本人的照片、人物图片、镜子
活动步骤	1.【照镜子】 准备活动：拿出小镜子放在桌上，跟接受游戏治疗儿童坐在一起。 　　　　　　邀请接受游戏治疗儿童一起来玩照镜子的游戏。 进行活动：边说"这是眼睛、这是鼻子……"边指自己的五官； 　　　　　　让接受游戏治疗的儿童模仿自己的动作（一开始可以把着接受游戏治疗儿童的手做）。 　　　　　　重复 5 次（每个器官都说 5 次，顺序可以打乱）。 活动结束：表扬接受游戏治疗儿童，并适当给予鼓励（可以是物质上的）。 2.【看照片】 (1) 让接受游戏治疗儿童看自己或与别人合影的照片。 (2) 分别告诉接受游戏治疗儿童"这是眼睛、这是鼻子……"让接受游戏治疗儿童跟着指导者用手指来指认照片中的五官。 (3) 询问接受游戏治疗的儿童，并让其指出照片中的五官的正确位置。 3.【玩游戏】 (1) 和接受游戏治疗儿童面对面坐或站着。 (2) 发"指出眼睛"、"捏鼻子"、"抓耳朵"等指令，让接受游戏治疗儿童模仿着做。 (3) 当接受游戏治疗的儿童能完全模仿后，让接受游戏治疗的儿童和自己互相指出对方的五官。 (4) 让其他小朋友一起玩认识五官的游戏（在幼儿园）。 ＊在活动中，凡涉及接受游戏治疗儿童部分的，都要说接受游戏治疗儿童的名字，如"这是某某的眼睛"等。

（二）教师参与性策略

教师参与性策略主要有三个方面：

1. 诱导进入游戏治疗策略

此策略用于游戏治疗开始之际，其主要方法是用食物或玩具进行诱导。当游戏治疗开始之时，自闭症谱系障碍儿童很难接受训练。因此，在游戏治疗前期，可让他们所在的托幼机构教师对自闭症谱系障碍儿童参与游戏治疗，并拿出接受游戏治疗儿童最喜欢的食物或玩具以吸引他们参与游戏治疗。

2. 情感支持游戏治疗策略

此策略贯穿于游戏治疗始终。主要方法是"表扬鼓励"、"亲吻拥抱"和"体验成功"。

不管自闭症谱系障碍儿童是否达到所需要求，都要求游戏治疗师或教师说"你真棒"，以微笑和翘起大拇指进行表扬鼓励，以此激发自闭症谱系障碍儿童接受游戏治疗的兴趣。

当自闭症谱系障碍儿童在游戏治疗过程中，表现出一定的积极反应，教师就会去抱一抱、亲一亲以资鼓励。如果自闭症谱系障碍儿童表现出消极情绪，教师也会把自闭症谱系障碍儿童抱在怀里,以示抚慰。

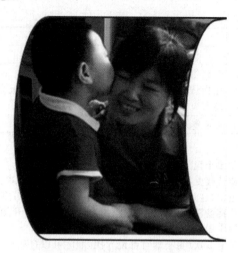

图 7-8 接受游戏治疗儿童亲吻的训练教师将笑意写在脸上

让自闭症谱系障碍儿童在游戏治疗中通过游戏获得成功,或担任小老师等,让其体验到自我效能感。

上述三种方法都会激发自闭症谱系障碍儿童参与游戏治疗的兴趣,从而在游戏治疗过程中能拥有更多的积极情绪。

3. 具体形象游戏治疗策略

此策略用于儿童对自我意识和自他分化认知以及对他人情绪的认知游戏治疗中。主要方法是教师自身成为认知"工具",将抽象的情绪用形体动作使之形象化。

教师自身成为认知"工具",是让自闭症谱系障碍儿童触摸教师的五官或四肢等,强化对他人的认知,用用甩辫子等方法,使自闭症谱系障碍儿童知道不同性别的特征。

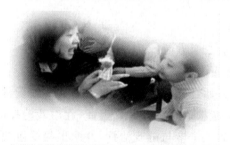

图 7-9 用手偶和自己的表情作为示范的训练教师

形体动作使抽象的情绪形象化,主要是以跺脚、叉腰等表示生气的方法使自闭症谱系障碍儿童对情绪有直观了解。

(三)同伴参与性策略

同伴参与性策略,主要有同伴"一起接受训练"、"共同游戏"、"同伴鼓励"等策略。

1. 一起接受训练策略

一起接受训练策略有两种形式：一是自始至终型，二是部分参与型。

尽管自闭症谱系障碍儿童被认为对他人缺乏交往的意识，但我们的研究发现，即使是低功能自闭症谱系障碍儿童，也会对同伴产生强烈的依恋，游戏治疗时若没有同伴在场，他们会显得情绪不稳定，甚至产生消极情绪。所以，在游戏治疗中，大都是让3～4个自闭症谱系障碍儿童作为同伴自始至终参与所有的游戏治疗。

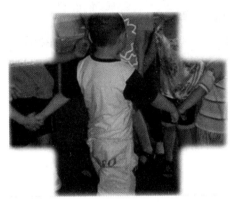

图7-10　手拉手一起接受游戏治疗的自闭症谱系障碍儿童

2. 共同游戏策略

共同游戏策略主要运用于对自闭症谱系障碍儿童的装扮游戏治疗。让普通儿童或已具有装扮游戏能力的弱智儿童与自闭症谱系障碍儿童一起游戏，以便自闭症谱系障碍儿童模仿，以此引发和促进自闭症谱系障碍儿童的装扮行为的出现。

3. 同伴鼓励策略

此策略也贯穿于游戏治疗始终。当自闭症谱系障碍儿童能够按照指令完成一个简单的动作后，教师就会让同伴以翘大拇指说"你真棒"或鼓掌等方法表示鼓励。这一策略的运用，也会激发自闭症谱系障碍儿童的成就感，使之拥有更多的积极情绪。

三、实施的具体方法

创设良好的游戏治疗环境，是使游戏治疗能够实施的重要条件。游戏治疗环境的创设应着力于物理环境和人际环境两个方面。

（一）创设物理环境

可用结构化和内隐性的方法，来创设游戏治疗的物理环境。

1. 结构化的物理环境

结构化的物理环境，指简单并保持一定稳定状态的环境。这种环境易于自闭症儿童捕捉感觉信息。根据自闭症谱系障碍儿童特别喜欢熟悉的环境和在固定时间做某事的行为习惯，从以下几个方面创设结构化物理环境。

（1）游戏治疗场所：自闭症谱系障碍儿童熟悉的家庭和幼儿园。

（2）游戏治疗时间：相对固定。

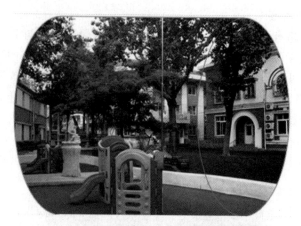

图 7-11　熟悉的幼儿园是最好的游戏治疗场所

（3）作息时间表：图画式作息时间表。

为使自闭症谱系障碍儿童对游戏治疗和其他活动有预知性，为每位自闭症谱系障碍儿童制作两张由图片人物的动作所构成的可视化作息时间表，分别贴在家庭和幼儿园内，以此来进行时间提示。

2. 内隐性视觉环境

内隐性视觉环境的创设，是指把自闭症谱系障碍儿童及其家人的照片挂放在他们视线可及的地方，并每两周一次定期调换。此处的内隐性，是指让自闭症谱系障碍儿童在无意识的情况下，反复接受自己与他人的视觉形象的刺激。其目的在于既不增加自闭症谱系障碍儿童接受游戏治疗的负担，又能加强其自我意识及自我与他人分化的知觉。

（二）创设人际环境

用亲情、友情和爱心创设人际环境，也是游戏治疗的一个重要方面。

由于自闭症谱系障碍儿童一般都具有强烈拒绝环境变化和陌生人的特点，陌生的游戏治疗师要使他们乐意接受游戏治疗其实是一件很困难的事情。因此，在为他们创设人际环境时，要借助教师和同伴，在"情"和"爱"上下工夫。

1. 架构教师支持性鹰架

架构教师支持性鹰架，是指由教师通过语言、行为以及表情等为自闭症谱系障碍儿童的心理发展提供支持性架构，并在良好的师生人际环境中，对自闭症谱系障碍儿童进行游戏治疗。在教师的支持性架构中，教师主要提供情感和认知上的支持。

（1）情感支持

情感支持包括了"亲吻拥抱"、"表扬鼓励"和"体验成功"三种策略。第一种策略旨在使自闭症谱系障碍儿童感受到教师的怀抱是自己的安全基地，第二和第三种策略旨在促进自闭症谱系障碍儿童的自我效能感。

在系列实验中已经发现，积极情绪会给自闭症谱系障碍儿童的共同注意行为、自我认知与自他分化认知、对他人的情绪认知以及游戏行为带来显著的正面影响，因而，情感支持被列为教师的支持性架构中的第一要素。

（2）认知支持

认知支持包括了"把手指认"、"自身工具化"和"抽象概念动作化"三种形式。

这三种形式的运用,旨在将抽象名词化为可视可触摸的感觉刺激,便于自闭症谱系障碍儿童进行认知。这些策略是根据系列实验中发现的结果,即自闭症谱系障碍儿童对直观形象的视觉刺激信息更为敏感的特点而形成的支持构架。

2. 架构同伴支持性鹰架

架构同伴支持性鹰架,是指通过同伴的共同游戏和活动等方式为自闭症谱系障碍儿童的心理发展提供支持性架构,并在有同伴依恋的人际环境中,对自闭症谱系障碍儿童进行游戏治疗的模式。在同伴的支持性架构中,同伴主要提供参与性支持和示范性支持。

（1）参与性支持

参与性支持包括了"共同训练"和"共同游戏"形式。

如前所述,自闭症谱系障碍儿童对同伴已形成泛化性和特定性依恋,与同伴在一起时更容易接受游戏治疗。所以,在游戏治疗中可让同伴一起接受自我认知训练和对他人情绪识别的认知训练。同时,以共同游戏的方式,在社会性互动中,提高自闭症谱系障碍儿童的自他认知水平,以及促发他们产生装扮性游戏的行为。

（2）示范性支持

示范性支持以"同伴示范"形式为主。

"同伴示范",是让普通儿童或心理发展水平高于自闭症谱系障碍儿童的弱智同伴担任小老师。在系列实验中发现,比起教师,自闭症谱系障碍儿童能对同伴投入更多、更长久的注视,因而让同伴担任示范者,能使自闭症谱系障碍儿童更容易接受游戏治疗。

3. 架构家长支持性鹰架

架构家长支持性鹰架,是指由父母通过语言、行为以及表情等为自闭症谱系障碍儿童的社会认知发展提供支持性架构,并在良好的亲子人际环境中,对自闭症谱系障碍儿童进行游戏治疗的模式。在家长的支持性架构中,父母主要提供亲情和交流性支持。

（1）亲情支持

在调查中发现,不少自闭症谱系障碍儿童是由祖父母照顾,父母都因工作忙而疏于与孩子之间进行情感交流。为此,通过让父母每天与接受训练儿童玩15分钟左右的游戏来提高其心理发展水平的方式,让父母与接受训练儿童之间有更多的亲情交融。

（2）交流支持

除要求家长与接受游戏治疗儿童一起以游戏方式来进行游戏治疗外,还要求家长每天记录他们孩子接受游戏治疗的情况以及当天接受游戏治疗的逸事。家长由此为接受游戏治疗儿童提供交流性社会支持。

（三）投放适宜的游戏材料

在游戏治疗中,选用材料为照片、图片、计算机软件及实物。

1. 照片

所用照片有两类,包括自闭症谱系障碍儿童自己的单个照片和家人合影的照片。单个照片用于强化自我认知,大都用于对自己五官和躯体的认知。

单个照片以两种形式呈现:持续挂放和当场呈现。

持续挂放的目的如前所言。将自闭症谱系障碍儿童的单个相片挂放在幼儿园和家庭中幼儿视线可及的地方,让他们在不知不觉的情况下,通过反复看自己的形象,从而对自己有一个内隐性的自我认知。

当场呈现是在教师的引导下,甚至是手把手指认,让自闭症谱系障碍儿童对自己的形象有所了解。

和家人合影的照片,主要用于强化自闭症谱系障碍儿童的自他分化认知。另一个作用是唤起自闭症谱系障碍儿童的自传体记忆。

因为在与家人合影时,往往与某一种特殊情景和情绪事件有着关联,如庆祝生日等。这些照片能激发自闭症谱系障碍儿童对当时情景和情节的回忆,在教师的引导下,对当时的情绪有再认性体验,从而加强对他人情绪的理解。

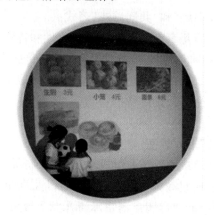

图 7-12　直观的照片有益加强自闭症谱系障碍儿童的社会认知

2. 图片

图片分为两类:一类是手绘的表达情绪的图片,一类是用于链接生活脚本的印刷卡片。前者主要用于对他人情绪识别的认知游戏治疗,而后者则与演绎生活脚本的 3 个目的有关。

3. 计算机软件

计算机软件用于对自闭症谱系障碍儿童的自他分化认知和他人情绪识别的游戏治疗。

4. 实物

游戏治疗中所用的实物主要有镜子、玩具、水壶和手电筒等。

在实验研究中发现,自闭症谱系障碍儿童对镜像自我投入了更多的关注,表现了更多的积极情绪。因此,在游戏治疗中,用镜子为媒介让自闭症谱系障碍儿童强化镜像自我认知。玩具、水壶和手电筒则用于生活脚本的实际演绎。

(四)游戏治疗形式

通过编制社会游戏故事、发出社会性指令和构成生活脚本来实施游戏治疗。

1. 编制社会游戏故事

这种方法主要用于对他人情感识别的游戏治疗中。为了使自闭症谱系障碍儿童对"喜"、"怒"和"悲"等情绪有所了解,在游戏治疗中结合自闭症谱系障碍儿童的亲身体验,编制社会故事。

（1）自传体记忆的唤起

编制社会游戏故事的重要策略是唤起自闭症谱系障碍儿童的自传体记忆。所谓自传体记忆，是指与自己有关的生活经历的记忆。

伯莱维（Brewer，1986）等认为，自传体记忆是对某一事件的混合性记忆，其中包括高度的自我参照。而耐塞（Neisser，1986）则更明确地把自传体记忆看做是一个网状（nested）记忆，因为"回忆一件体验过的事件不是对单一记录的恢复，而是在结构的网状水平做适宜性移动"。

（2）情绪性事件的回忆

根据上述理论，在游戏治疗中用照片及图标作为唤起记忆的刺激，用情绪性事件使自闭症谱系障碍儿童在对过去经历过的某一生活情节的回忆中，重温当时的情感体验。

如当对自闭症谱系障碍儿童进行"开心"的认知游戏治疗时，可将自闭症谱系障碍儿童与家人一起庆祝生日、在外面用餐的照片提示给自闭症谱系障碍儿童，让他们观看照片后，回忆当时的地点和情景，以此强化自闭症谱系障碍儿童对当时的情绪性事件有一个新的认知。

与此相似的是用图示法画出一个正在医院打针的同伴，让自闭症谱系障碍儿童了解"他哭了"的情绪。因为自闭症谱系障碍儿童都有过相同的经历，所以当他们通过时间组织搜索到以前某一时点曾有过的相似情节的信息，对"悲"的情感就有切身体会了。

2. 发出社会性指令

社会性指令，是指用于社会交往的一些祈使句。研究者们将自闭症谱系障碍儿童对社会指令的理解和服从看做是自我认知的一个标志。

在游戏治疗中，可根据自闭症谱系障碍儿童所处的环境或所发生行为的时机，顺势提出3～5个社会指令。

指令的类型大致分为"授受型"、"行为型"和"规范型"三类。

"授受型"社会指令，主要有"把某物给我（他）"、"拿某物过来"等，以此强化"自己—对象物—他人"的三者认知。

"行为型"社会指令，主要是"跳起来"、"把脚放好"和"把积木放好"等唤起行为的指令，以此强化自闭症谱系障碍儿童对自我的意识。

"规范型"社会指令，则主要是"坐下来"、"跟小朋友一起排队"等指令，以此强化自闭症谱系障碍儿童的社会规范和集体意识。

3. 构成生活脚本

所谓生活脚本（script），指生活场面中所蕴涵的各种知识。在生活脚本中有一个共通的要素，就是生活的"印象图式"（image schema）。

这种生活脚本的构成方法主要用于对"自己—对象物—他人"的三者认知以及象征性游戏行为的游戏治疗中。按照生活脚本进行游戏治疗，也使自闭症谱系障碍儿童在接受游戏治疗时感受到更多的乐趣。

（1）生活脚本构成步骤

在游戏治疗中，生活脚本一般可按图 7-13 所示步骤进行。

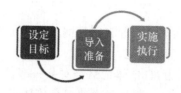

图 7-13 构成生活脚本的步骤

所设定的目标都蕴涵在实施执行的步骤中。在实施过程中,用各种类似表 7-8 的样式,对自闭症谱系障碍儿童进行观察和评估(此表为实施生活脚本中的一个内容的核实表)。

表 7-8 击鼓场面的生活脚本核实表

设　定	目　标: 1. 使接受游戏治疗儿童感到愉快 2. 对快乐情绪的认知		目标达成情况记录		
	材料: 小鼓和鼓槌		接受游戏治疗儿童对材料喜爱度的记录		
	方法: 教师和接受游戏治疗的儿童轮流敲鼓		接受游戏治疗儿童对方法喜爱度的记录		
实　施	1. 教师击鼓 2. 告诉游戏规则(鼓声停人停) 3. 缓急交错,声音大小相间 4. 接受游戏治疗儿童击鼓		接受游戏治疗儿童在实施过程中的具体反应记录		
			接受游戏治疗儿童反应	兴趣度	情绪表现
确　认	开始部分		1 2 3 4 5	1 2 3 4 5	1 2 3
	教师击鼓		1 2 3 4 5	1 2 3 4 5	1 2 3
	幼儿击鼓		1 2 3 4 5	1 2 3 4 5	1 2 3

注:接受游戏治疗儿童反应:无反应,1;能看着指导者,2;能跟从指导者做几下,3;能跟着指导者从头到尾做,4;能独立并正确地做,5。

兴趣度:没有丝毫兴趣,1;有点好奇地做,2;有兴趣地部分跟着做,3;有兴趣地全部跟着做,4;数次重复要求做,5。

情绪表现:消极情绪,1;中性情绪,2;积极情绪,3。

(2)生活脚本构成内容

游戏治疗过程中,从以下三个方面着手构成生活脚本。

增强积极情绪的生活脚本。为使自闭症谱系障碍儿童在游戏治疗中感受到有趣和快乐,构成了三个生活脚本:"吹泡泡"场面、"击鼓"场面、"打保龄球"场面。

加强"自我—对象物—他人"三者认知的生活脚本。为强化自闭症谱系障碍儿童对自我与他人的分化认知,通过对象物的媒介作用,构成了"给花浇水"和"堆放积木"以及"寻找我的小汽车"三个生活脚本。

激发装扮游戏行为的生活脚本。为使两名社会认知发展水平相对较高的自闭症谱系障碍儿童能产生装扮游戏行为,构成了"我是小医生"、"我是小司机"和"我是小厨师"三个生活脚本,通过让自闭症谱系障碍儿童与普通儿童同伴和已具装扮游戏行为的弱智同伴一起游戏的方式,来演绎这三个生活脚本。

 本章小结

　　本章围绕自闭症谱系障碍儿童的游戏治疗这一课题,分别探讨了游戏治疗在自闭症谱系障碍儿童心理发展中的作用;以准实验的研究方法,通过与其他类型儿童之间的组间比较、同类儿童的不同功能类型的组内比较方式,探索了自闭症谱系障碍儿童游戏治疗的特点;与此同时,还阐述了如何根据这些游戏特点,为自闭症谱系障碍儿童制定合适的游戏治疗目标、形成适宜的游戏策略和游戏治疗的具体方法。

 思考与练习

　　1. 游戏治疗对自闭症谱系障碍儿童心理发展主要起到哪些作用?

　　2. 不同功能的自闭症谱系障碍儿童的自由游戏主要特征是什么?

　　3. 不同功能的自闭症谱系障碍儿童的象征游戏主要特征是什么?

　　4. 如何根据自闭症谱系障碍儿童的游戏特点实施有效的游戏治疗?

 本章导读

　　1. 荫山英顺. 自闭症儿童的精神统合疗法[J]. 华东师范大学学报(教育科学版),1994. No.1：81-94.

　　2. 周念丽. 自闭症幼儿的社会认知——理论、实验及干预[M]. 教育出版社,2006.

　　3. 毛颖梅,等. 应用游戏治疗提高孤独症儿童社交能力的个案研究[J]. 中国康复理论与实践,2007,13(9)：826-828.

　　4. 黄炎. 自闭症儿童的游戏治疗[J]. 现代特殊教育,2008(3)：35-36.

参考文献

［1］Ammann, R. Healing and transformation in sandplay: Creative processes become visible (2nd printing; W. P. Rainer, trans.) ［M］. La-Salle, IL: Open Court Publishing, 1993.

［2］American Psychiatric Association. Diagnostic and Statistical Manual of Mental Disorder. 3rd ed, ［M］. Washington, DC: APA, 1980.

［3］Axline, V. M. Play Therapy［M］. Philadelphia, PA: Churchill Livingstone, 1989.

［4］Baron-Cohen, S. Charman, T. Brief Report: Prompted Pretend Play in Autism［J］. Journal of Autism and Developmental Disorders, 1997.

［5］Brown, R. , Hobson, R. P. , Lee, A. Autism and Congenital Blindness［J］. Journal of Autism and Developmental Disorders, 1999,29,1: 45-56.

［6］Campbell, J. D. , Trapnell, P. D. , Heine, S. J. , Katz, I. M. , Lavallee, L. F. , &.Lehman, D. R. (1996). Self-concept clarity: Measurement, personality correlates, and cultural boundaries［J］. Journal of Personality and Social Psychology, 70: 141-156.

［7］Carl Jung. Archetypes and the Collective Unconscious［M］. Princeton. Princeton University Press, 1977.

［8］Carolyn Zerbe Enns, Makiko Kasai, Hakoniwa: Japanese Sandplay Therapy［J］. The Counseling Psychologist,2003,31: 93.

［9］Cousins, S. D. Culture and self-perception in Japan and the United States［J］. Journal of Personality and Social Psychology, 1989.

［10］Dora Kalff. Foreword. In Katherine Bradway. Sandplay Studies: Origins,Theory &. Practice［M］. Boston: Sigo Press, 1990.

［11］Dora M. Kallf. Sandplay: A psychotherapeutic approach to the psyche［M］. Boston: Sigo Press, 1980.

［12］Edinger, E. The ego and the archetype: Individuation and the religious function of the psyche［M］. Boston: Shambala,1992.

［13］Friedman, H.. "Advanced sandplay workshop: Deeping understanding of the child's psyche."Presented at the 14th Annual Association for Play Therapy International Conference, ［C］Orlando, FL. 1997.

［14］Harris E. Comparison of Auditory Stimulus Processing in Normal and Autistic Adolescents［J］. Journal of Autism and Developmental Disorders, 1981.

［15］Janet W. Lerner. Learning Disabilities: Theories, Diagnosis, and Teaching Strategies. 9th Edition[M]. Houghton Mifflin Company，2003.

[16] J. D. McKlnney. Research on Conceptually Derived Subtypes of Specific Learning Disabilities，In M. C. Wang，M. C. Reynolds & H. J. Walberg（Eds.）Handbook of Special Education Research and Practice［M］. New York：New York Pergram on 1988.

[17] Ji，L. J.，Peng，K.，Nisbett，R. E.. Culture，control，and perception of relationships in the environment[J]. Journal of Personality and Social Psychology，2000.

[18] Jordan，R.，Libby，S.，Messer，D.，Powell，S. Imitation of Pretend Play Acts by Children with Autism and Down Syndrome[J]. Journal of Autism and Developmental Disorders，1997.

[19] Jung，C. G. The structure and dynamics of the psyche［M］. New York：Pantheon. 1960.

[20] Jung，C. G.. The transcendent function[C]. In H. Read，M. Fordham，& G. Adler（Eds.），& R. F. C. Hull（Trans.），The collected works of C. G. Jung（Vol. 8)[M]. New York：Pantheon Books. （Original work published 1916），1960.

[21] Kawai，H. The Japanese mind as reflected in their mythology[J]. Psychologia，1985，28：2.

[22] Kitayama，S.，Markus，H. R.. Culture and the self：Implications for cognition，emotion，and motivation[J]. Psychological Review，1991.

[23] Landreth，G.. Play Therapy：The art of the relationship［M］. PA：Accelerated Development Inc. 1991：13-15.

[24] Landreth，G.. Innovation in play therapy：Issues，Process，and special population. ［M］. Philadelphia，PA：Brunner-Routledge，2001.

[25] Lebra，T. S.. Self in Japanese culture[C]. In N. R. Rosenberger（Ed.），Japanese sense of self. New York：Cambridge University Press，1992：105-120.

[26] Leslie，A. M. Pretending and believing，Issues in the theory of ToMM[J]. Cognition，1994，50：211-238.

[27] Louid H. Stewart. Sandplay and Jungian Analysis[M]//In Murray Stein. Jungian Analysis. Chicago：Open Court，1995.

[28] Matsumoto，D.. Culture and self：An empirical assessment of Markus and Kitayama's theory of independent and interdependent self-construals[J]. Asian Journal of Social Psychology，1999.

[29] Morena，G. D.. The wisdom of Oz：Reflections of a Jungian sandplay therapist[M]. Berkeley，CA：Frog. 2001.

[30] Paul H. Dworkin：Learning and Behavior Problems of Schoolchildren［M］. W. B. Saunders Company，1985.

[31] Pearson，M.，Wilson，H. Sandplay and symbol work：Emotional healing and personal development with children，adolescents and adults[M]. Melbourne：Australian

Council for Educational Research, 2001.

[32] Perner, J. Exploration of the Autistic Child's Theory of Mind: Knowledge Belief and Communication[J]. Child Development, 1989.

[33] Rogers, S. J., Rutherford, M. D. Cognitive Underpinnings of Pretend Play in Autism[J]. Journal of Autism and Developmental Disorders, 2003.

[34] Shaia, A.. Sandplay's unitive view[J]. Journal of Sandplay Therapy, 2001, 10(2): 83-99.

[35] Sue, D. W., Sue, D.. Counseling the culturally different: Theory and practice (3rd ed.)[M]. New York: Wiley. 1999.

[36] Vaz, K. M.. When is a sandplay psychotherapy process completed? [J]. International Journal of Action Methods, 2000.

[37] Weinrib, E. L., Images of the self[M]. Boston: Sigo Press.

[38] Weisz, J. R., Rothbaum, F. M., Blackburn, T. C.. Standing out and standing in: The psychology of control in America and Japan[J]. American Psychologist, 1984, 39: 955-968.

[39] Wing. L. Asperger's Syndrome: A clinic account[J]. Psychological Medicine, 1981.

[40] Widaz, R. S. Intervention for Language Handicapped and Bilingual Children,[J] Journal of Division for Early Children, 1981. No. 4.

[41] World Health Organization. Manual of the international statistical classification of diseases, injuries and auses of death (9th rev. Vol. 1)[M]. Geneva: World Health Organization, 1977.

[42] Barbara Labovitz Boik, E. Anna Goodwin. 沙游治疗：不同取向心理游戏治疗师的逐步学习手册[M]. 陈碧玲，陈信昭，译. 台北：心理出版社，2001.

[43] 陈丽丽.沙箱游戏疗法对攻击性儿童的鉴别与干预研究[D].上海：华东师范大学学前教育与特殊教育学院，2008.

[44] 陈少华.人格心理学[M].广州：暨南大学出版社，2004.

[45] 曹中平，蒋欢.游戏治疗的历史演变与发展取向[J].中国临床心理学杂志，2005,4：489-491.

[46] 查尔斯·斯查尔夫，唐纳·卡戈罗斯.游戏治疗技巧[M].何长珠，译.台北：心理出版社，1999.

[47] Dennis Coon. 心理学导论——思想与行为的认识之路[M].郑钢等，译.北京：中国轻工业出版社，2004.

[48] 杜亚松.儿童心理障碍治疗学[M].上海：上海科学技术出版社，2005：247.

[49] 方富熹，方格，林佩芬.幼儿认知发展与教育[M].北京：北京师范大学出版社，2005：68-69.

[50] 方俊明.当代特殊教育导论[M].西安：陕西人民教育出版社，1998.

[51] 傅宏.儿童心理咨询与治疗[M].南京：南京师范大学出版社，2007：116-117.

[52] 盖瑞·兰爵斯.游戏治疗——建立关系的艺术[M].高淑贞，译.台北：桂冠图书公

178

司,1994.

[53] E. Gil. 游戏在家庭治疗中的应用[M].卓纹君,蔡瑞峰,译.台北：心理出版社,1994.

[54] 何长珠.游戏治疗 国小辅导实务[M].台北：五南图书出版公司,1998.

[55] 黄炎. 自闭症儿童的游戏治疗[J].现代特殊教育,2008(3)：35-36.

[56] H. G. Kaduson,C. E. Schaefer.儿童短程游戏心理治疗[M].刘稚颖,译.北京：中国轻工业出版社,2002.

[57] Kaduson,Heidi. 游戏治疗 101[M].陈志鹏译.成都：四川大学出版社,2005.

[58] 卡迈克尔. 游戏治疗入门[M].王瑾 译.北京：高等教育出版社,2007,232-235.

[59] 寇延.幼儿自闭症游戏治疗个案研究[D].河北大学 2005 年硕士学位论文.

[60] 梁培勇.游戏治疗的理论与实务[M].北京：世界图书出版公司,2003.

[61] 廖凤池.儿童咨询团体理念与方案[M].北京：世界图书出版公司,2003.

[62] 刘敏娜,黄钢,章小雷结构式集体游戏治疗对 10～11 岁学习困难儿童的心理干预研究[J].中国儿童保健杂志 2007,15(5)：491-493

[63] 刘耀中.建造心灵的宇宙[M].东方出版社,1996.

[64] 毛颖梅. 游戏治疗的内涵及其对智力障碍儿童心理发展的意义[J].中国特殊教育,2006,10：36-39.

[65] 钱铭怡.心理咨询与心理治疗[M].北京：北京大学出版社,2004.

[66] 邱学青. 游戏治疗在我国特殊儿童教育实践中的运用[J].中国特殊教育,1996,3：37-38.

[67] 全国 22 城市协作调查组. 儿童行为问题影响因素分析——22 城市协作调查 24013 名儿童少年报告[J].中国心理卫生杂志,1993,7：13-16.

[68] 荣格.集体无意识的概念[M].//冯川编,译.荣格文集.北京：改革出版社,1997.

[69] 荣格.人及其象征[M].张月,等译.北京：中国国际广播出版社,1989.

[70] R. S. Sharf 博士.心理治疗与咨询的理论及案例[M].胡佩诚等,译.北京：中国轻工业出版社,2000：215.

[71] 生沢雅夫.新版 k 式発達検査法[M].第 2 版.ナカニシヤ出版,2005.

[72] 太田昌孝. 永井洋子.認知発達治療の実践マニュアル[M].日本文化科学社,1992.

[73] 韦布.游戏治疗与危机处理[M].梁培勇,译. 台北：心理出版社,1998.

[74] 王树洲.弗洛伊德及其精神分析学说[J].无锡教育学院学报,1995(1).

[75] 王顺妹,游戏在弱智儿童心理康复与行为矫正中的作用[J].中国临床康复,7(27)：3740-3741.

[76] 徐光兴. 儿童游戏疗法心理案例集[M].上海：上海教育出版社,2007.

[77] 荫山英顺.自闭症儿童的精神统合疗法[J].华东师范大学学报（教育科学版）,1994,1：89.

[78] 瞿理红. 学前儿童游戏教程[M]. 上海：复旦大学出版社,2006.

[79] 张日升.箱庭疗法[M].北京：人民教育出版社,2006.

[80] 钟向阳.沙箱游戏疗法及其在幼儿心理教育中的实效研究[D].华南师范大学教育科学学院,2002 年硕士学位论文.

［81］周念丽. 自闭症幼儿社会认知——理论、实验与干预［M］. 教育出版社,2006.

［82］朱家雄,周念丽. 学前儿童心理卫生与辅导［M］. 长春：东北师范大学出版社,2002.

http：//www. crisispsy. cn/NewsDetail. aspx? id＝372.

http：//www. confuchina. com/10％20lishi/taiji％20wuxing. htm. 2010 年 7 月 12 日.

http：//www. greenspirit. org. uk/resources/NativeAmerica. shtml. 2010 年 5 月 4 日.

http：//www. happyonline. com. cn/n1982c34. aspx. 2008 年 10 月 26 日.

http：//images. google. com/hosted/life. 2008 年 8 月 20 日.

http：//www. kbes. tnc. edu. tw/～school/html/p9/9-7. ppt♯284,2, 2008 年 5 月 11 日.

http：//www. ourfeeling. com/news. php? id＝3582.

http：//psy. buu. edu. cn/bigclass. asp? typeid＝14&bigclassid＝8.

http：//www. psychcn. com/enpsy/200107/234938. shtml. 2008 年 6 月 4 日.

http：//www. psyharbin. com/showcourse. asp? id＝12.

http：//www. sussex-academic. co. uk/sa/titles/psychotherapy/LowenfeldSelected. htm.

北京大学出版社

教育出版中心 精品图书